Lächeln ist die beste Art,
dem Krebs die Zähne zu zeigen

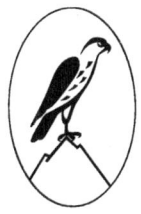

1. Auflage 2019

Copyright © Edition Falkenberg, Bremen
ISBN 978-3-95494-205-3

www.edition-falkenberg.de

Titelabbildung: ©fotolia

Ute Mahler-Leddin

Lächeln ist die beste Art, dem Krebs die Zähne zu zeigen

Ein Tagebuch über die wohl schwerste Zeit im Leben einer Frau

Edition Falkenberg

Für meine beiden Mädels Daria und Tabea, die viel zu früh erwachsen werden mussten, aber immer stark waren und mit mir geweint, gelacht und gehofft haben. Ich liebe euch beide von ganzem Herzen und hoffe, dass wir noch viele Jahre zusammen durch dick und dünn gehen dürfen.

Für meinen Mann Frank, der mich und meine Launen mit seiner Engelsgeduld aushält.

Ich danke meinen »Herzensmädels« für ihre Unterstützung während der wohl schlimmsten Zeit meines Lebens – Danke Heike, Hella, Isabell, Manu und Beate, dass ihr immer für mich da gewesen seid.

Inhalt

Warten ... immer wieder warten 7

Phase 1 - Diagnose 7

Phase 2 - Chemotherapie 21

Phase 3 71

Phase 4 89

Phase 5 - Erholung ... oder der Weg zurück ins normale Leben? 114

Nachwort 220

Selbst getestete Überlebenstricks 222

Warten … immer wieder warten

Das Jahr 2018 sollte eigentlich ein ruhiges Jahr werden - ein Jahr zum Durchatmen und zum Genießen. Mit meinem neuen Job und einer damit verbundenen spannenden und abwechslungsreichen Aufgabe. Für meine kleine Tochter sollte der Schulwechsel von der Grundschule zur weiterführenden Schule entspannt verlaufen und meine große Tochter hatte tolle Pläne mit ihren Freunden und mit ihren Hobbies. Gemeinsam hatten wir einen Sommerurlaub auf Spiekeroog und anschließend noch Herbsturlaub auf Ibiza geplant und ein schönes Hotel gebucht. Meine Schwester wollte zu ihrem Freund nach Österreich ziehen und gern hätten wir den Umzug unterstützt und sie dort besucht … So war unser Plan für 2018.

Und dann kam alles anders.

Phase 1 – Diagnose

Am 22. Januar hatte ich einen ganz normalen Kontrolltermin bei der Mammographie. Ich bin zwar noch keine 50, aber meine Frauenärztin wollte auf Nummer sicher gehen, da ich vor einigen Jahren ein komisches Gefühl hatte und meinte, da wäre etwas. An diesem regnerischen Montag im Januar hätte ich eigentlich nachmittags arbeiten und das Protokoll bei einer Versammlung führen müssen, aber meine Chefin sagte »Gesundheit geht vor - Sie gehen zur Mammographie und ich führe das Protokoll.« Also saß ich mit vielen weiteren Frauen im Wartezimmer der Klinik Dr. Hancken in Stade und wartete auf meinen Aufruf. Endlich war es soweit und ich dachte mir: »Okay - nun schnell die Untersuchung und dann nach Hause. Auf dem Heimweg nebenbei den Einkauf erledigen und überlegen, was es am nächsten Tag zu Essen geben soll.« Nach der kurzen, bekannterweise nicht so angenehmen Prozedur, sollte ich kurz im Wartezimmer Platz nehmen - für das anschließende bzw. abschließende Arztgespräch.

Es kam anders als erwartet. Der Radiologe rief mich zu sich und sagte, dass noch ein Ultraschall gemacht werden müsse - irgendwas sei auf den Bildern nicht so wie vor zwei Jahren. Auch zu diesem Zeitpunkt habe ich mir noch nichts gedacht. Leider bestätigte sich die Ahnung des Fachmannes und er entdeckte einen Tumor in meiner linken Brust. Der Arzt fackelte nicht lange und mir wurde eine sofortige Stanzbiopsie empfohlen. Der Doktor erklärte mir das Gerät und führte mir das bei dieser Prozedur zu erwartende Geräusch einmal vor. Da musste ich doch glatt schmunzeln, denn das hörte sich fast so an, wie ein Bolzenschussgerät aus der Viehwirtschaft. Als ich das erwähnte, nutzte die Arzthelferin die Vorlage und verwickelte mich in ein Gespräch über Landwirtschaft, um mich so von der doch so langsam aufsteigenden Nervosität abzulenken. Drei oder vier Stanzproben (ich musste immer weiter an das Bolzenschussgerät denken, das ich bei einem Besuch auf dem Bauernhof meines Onkels in der praktischen Anwendung bei einem Rind miterlebt hatte, und bekam entsprechendes Kopfkino) entnahm das Team, die eingeschickt werden sollten. Das Stanzen war unangenehm, zwar wegen der Betäubung nicht schmerzhaft, aber es war ein Druck in der Brust und man wusste, da wird was aus meinem Körper entnommen. Zudem hörte sich das Geräusch des Bolzenschussgerätes, äh der Stanze, komisch an. Das Überbleibsel war eine kleine Narbe – die erste in dieser Geschichte. Nun hieß es warten. Eine Woche warten, denn der nächste Termin in der Klinik Dr. Hancken zur Befundbesprechung war der nächste Montag.

Eine Woche kann ganz schön lang sein. Immer wieder sagt man sich, noch sieben Tage warten, noch sechs Tage warten, noch fünf Tage warten ... bis man bei Stunden anlangt. Nun verstehe ich die Kinder wieder, die in der Vorweihnachtszeit oder vor ihrem Geburtstag so ungeduldig und aufgeregt sind und sagen: »Die Zeit vergeht gar nicht«. Und sich »normal« zu verhalten, ist in diesem Fall gar nicht so einfach. Die Gedanken fangen an zu kreisen: Was, wenn doch? Was ist, wenn es doch Krebs ist? Was, wenn es mich erwischt hat? Nein, das kann nicht sein, das darf nicht sein. Sich abzulenken und mit Terminen vollzustopfen ist auch nur bedingt möglich.

Aber irgendwann war zum Glück auch diese Woche vergangen und ich versuchte, den nächsten Montag im Betrieb so gut wie möglich über die Bühne zu bringen. Meine Kollegin hatte Geburtstag und versuchte meine Nervosität mit kleinen Leckereien und einer großen Tasse Kaffee zu vertreiben. Ich war aber viel zu abgelenkt und nicht bei der Sache, um ihren Geburtstag wirklich zu würdigen, und eine richtige Unterhaltung wollte nicht aufkommen. Ich glaube und hoffe, dass sie mir deswegen nicht böse ist, denn auch sie hat mit mir mitgefiebert.

Gegen 10 Uhr machte ich mich dann auf den Weg, um mir mein Ergebnis abzuholen. Der etwa 20 Kilometer lange Weg von Bremervörde nach Stade zog sich wie ein altes Kaugummi und die Zeit im Wartezimmer schlich nur so dahin. Dann. Der Aufruf – in den dunklen und freundlichen Augen des Arztes war nichts zu erkennen – was kommt auf mich zu, wie ist der Befund? Nachdem die Tür des Arztzimmers geschlossen war, schaute mich der Arzt an und brachte es auf den Punkt. Der Befund war nicht gut – der Tumor in der linken Brust ist BÖSARTIG! Das Gedanken-Karussell begann sich zu drehen und die Worte rauschten an mir vorbei. Worte, die ich hörte, aber nicht verstand. Worte, die über Leben und Tod entscheiden. Worte, die wie ein Hammer auf mich einschlugen und die ich wie im Nebel hörte, aber nicht aufnehmen konnte.

Bösartig – was bedeutet das?

Ich weiß es nicht, was kommt auf mich zu? Meine Kinder sind doch noch so klein, war mein erster Gedanke. Ich bin noch keine 50 - warum ich? Ich darf »es« doch noch gar nicht bekommen, Frauen dürfen doch eigentlich erst ab 50 Jahren zur Mammographie. Dann kann man es doch nicht vorher haben, all diese Gedanken schossen mir durch den Kopf. Doch - leider. Auch mit 46 Jahren kann man an Brustkrebs erkranken.

In aller Ruhe versuchte der Arzt mir den Zusammenhang zwischen den Hormonrezeptoren und den ganzen Werten in meinem Befund darzulegen. Fünf Monate Chemotherapie, teilweise mit Antikörpertherapie, eine anschließende OP, Bestrahlung, nochmal Antikörpertherapie, Antihormontherapie, Reha ... Ich fühlte mich wie in Watte gepackt - ich hörte, aber verstand nicht, worum es ging. Das, was ich verstanden habe, war - es wird voraussichtlich alles gutgehen, aber der Weg dahin wird lang, schwer, unplanbar und hart. Für mich und für meine Familie.

Es wurde nicht lange gefackelt und ich wurde direkt ins CT geschickt. Wieder warten! Über eine Stunde warten, für eine Behandlung von zwei Minuten. Das Aufwendigste war das Setzen des Zugangs für das Kontrastmittel. Ein komisches Gefühl, wenn das Kontrastmittel durch den Körper läuft - alles wird warm, wirklich alles! Zum Glück hatte mich die Arzthelferin vorgewarnt, sonst hätte ich das Gefühl gehabt, in die Hose gemacht zu haben, denn genauso fühlte sich das Kontrastmittel an. Eine anschließende Kontrolle meinerseits ergab: tatsächlich nur das beschriebene Gefühl - und keine beginnende Inkontinenz.

Im Anschluss ging es direkt zur nächsten Station - die Nuklearabteilung wartete schon auf mich und suchte mich bereits in den unzähligen Wartezimmern der Klinik Dr. Hancken. Da ich so lange beim CT hatte warten müssen, bis ich drankam, brachte das den Zeitplan der nächsten Abteilungen durcheinander und die Arzthelferinnen hatten wohl schon Angst, ich sei stiften gegangen. Ich bekam eine Skelettszintigrafie und mir wurde eine radioaktive Substanz injiziert, die zwei Stunden einwirken musste. Zum Glück hatte man den Zugang gleich drin gelassen, so dass man mich nicht noch einmal stechen musste. Wieder zwei Stunden warten - und dann diese aufregende Untersuchung unter einem Ungetüm von Gerät in einem kalten Raum. Sollte der Krebs bereits gestreut haben?

Warten - mal wieder warten - auf die Auswertung und dann zurück zu meinem Arzt - und darauf warten, welches Urteil nach diesen Untersuchungen gefällt werden würde. Zum Glück hatte der Krebs, nach dieser Untersuchung zu urteilen, nicht gestreut.

Nach dem Gespräch wurde ich von einer weiteren Ärztin über den Weg aufgeklärt, der vor mir lag – die nächsten Termine in der Brustsprechstunde im Elbe Klinikum und bei meiner Frauenärztin wurden gleich von den Mitarbeiterinnen vereinbart und ein umfangreich ausgestatteter Ordner sollte mein Wegbegleiter für die nächsten Monate sein. Da stand ich nun nach einem über sechs Stunden dauernden Untersuchungsmarathon in der Klinik mit meinem blauen »Klinik Dr. Hancken-Stoffbeutel« samt dickem Ordner etwas verloren und immer noch total geschockt auf dem Parkplatz. Emotionen – die waren nicht da. Ich war wie erstarrt und versuchte rational an die Sache heranzugehen. Ich bin ein absoluter Planungsmensch und möchte immer die Kontrolle über jede Situation haben. Aber – wie sollte ich das? Ein Jahr, ohne dass ich wusste, was mit mir geschieht. Ohne das ich beeinflussen konnte, was ich möchte. Ich war durcheinander.

Wie ich nach Hause gekommen bin, weiß ich nicht so genau. Man spult einen Automatismus ab. Kennt die Verkehrsregeln und hält sie ein – trotzdem ist man neben der Spur. Ich bin dann zu meiner Freundin gefahren, um meine kleine Tochter dort abzuholen, die direkt von der Schule aus hingefahren war und dort Mittag gegessen und Hausaufgaben gemacht hatte. Meine Freundin hat meinem Gesicht natürlich sofort angesehen, dass etwas nicht stimmte und fragte sofort, was los sei. Zum Glück spielten in dem Moment die Kinder oben. So sind wir schnell in die Küche geflitzt und ich habe eine kurze Zusammenfassung von dem wiedergegeben, was ich noch in meinem leeren Kopf hatte. Wir haben kurz zusammen geweint und dann sagte ich zu ihr »Jetzt Kopf hoch – ich habe noch keine Zeit zum Sterben«. Da ich als Sternzeichen Zwilling bin (die mit den zwei Gesichtern – ein gutes und ein besseres), kann ich schnell mein lachendes Gesicht aufsetzen, und wer nicht genau hinschaut oder mich durchschaut, merkt gar nicht, wie es in mir drin aussieht. Also schnell die »lächelnde Ute« aufsetzen und mit meinem Kind nach Hause gefahren.

Meinen beruflichen Ausflug zum Fachtag ins Ministerium nach Hannover am nächsten Tag musste ich absagen – dabei hatte ich mich so auf dieses Event in Hannover gefreut. Aber der Kopf machte nicht mit.

Was aber in meinem Kopf sofort anfing zu rotieren: Deine Probezeit im neuen, bis Ende 2018 befristeten Job ist erst in einer Woche vorbei!!! Eine weitere schlaflose Nacht lag vor mir, denn ich musste ja mit meiner Chefin über meine voraussichtliche Ausfallzeit sprechen. In diesem sehr langen Telefongespräch äußerte ich auch die Angst, dass meine Probezeit ja noch nicht vorbei sei – und, siehe da: ein Lichtblick. Meine Chefin kroch fast durch den Hörer vor Empörung – für sie war klar: »Werden Sie in aller Ruhe gesund und dann arbeiten wir weiter zusammen. Wir wollen auch für 2019 und 2020 ein gemeinsames Projekt bearbeiten.« Das tat so gut und war so beruhigend für mich. Jemand, der ohne Wenn und Aber hinter einem steht und signalisiert – Du machst Deinen Job gut, Dich wollen wir behalten.

Bereits am nächsten Tag bekam ich den Anruf mit dem Termin für die Brustsprechstunde im Elbe Klinikum Stade, der bereits zwei Tage später stattfinden sollte.

01.02.2018

Die zuständige Ärztin im Elbe Klinikum Stade nahm sich viel Zeit, um mich noch einmal in Ruhe kennenzulernen, die Anamnese aufzunehmen und mit mir den Verlauf der Behandlung erneut durchzugehen. Der OP Termin für das Setzen des Ports und die Kontrolle der Wächterlymphknoten sollte bereits Anfang der kommenden Woche sein. Wächterlymphknoten – Port ... immer diese Fremdwörter. Aber zum Glück erklärte mir die Ärztin, was ein Wächterlymphknoten ist. Lymphknoten sind wie an einer Kette aneinandergereiht und teilen sich irgendwann. Sollte der erste Knoten »ohne Befund« sein, sind im Normalfall auch die nachfolgenden gesund. Dazu müsste aber der Wächterlymphknoten erstmal in einer weiteren Untersuchung markiert werden. Der Port ist eine Art Stöpsel, genauer gesagt, ein zentralvenöser Katheter, über den dann die Chemotherapie verabreicht wird. Sinn und Zweck ist, dass die Venen nicht bei jeder Chemo neu punktiert, also angestochen werden müssen, um Schmerzen und Entzündungen zu vermeiden.

Leider sei die Ärztin zum OP-Termin im Urlaub, aber ihre Kollegin sollte sich um mich kümmern, während der Chefarzt die OP vornehmen würde. Darum war die Kollegin auch bei den Untersuchungen und dem Vorgespräch dabei. Damit schon die ersten Voruntersuchungen gemacht werden konnten, sollte ich direkt zum EKG gehen und auch in der Aufnahme alles klären. Also wieder unterwegs und die verschiedenen Stationen im Krankenhaus abgeklappert. Auch danach hieß es wieder warten – warten bis die Ärztin Zeit für mich hatte. Aus dem angekündigten zwei bis drei Stunden-Termin im Krankenhaus wurden dann vier anstrengende und nervenaufreibende Stunden.

Da der OP-Termin schon für den kommenden Dienstag festgelegt wurde, musste ich den für Montag angelegten Termin bei meiner Frauenärztin vorverlegen. Zum Glück war es ein langer Donnerstag, und ich durfte abends um 18 Uhr noch zu meiner Ärztin fahren. Meine Frauenärztin nahm sich viel Zeit für ein Gespräch und befreite mich zum Glück auch etwas von Aufregung und Angst. Mit der

Gewissheit, mich jederzeit erneut an meine Frauenärztin wenden zu dürfen, fuhr ich nach einem super anstrengenden, extrem langen Tag aufgewühlt nach Hause.

Den eigenen Befund bzw. die Diagnose zu verstehen und in eigene Worte zu fassen, ist gar nicht so leicht. Aber ich versuche es mal. Ich muss aber an dieser Stelle gestehen, dass ich mich erst etwas später mit dem Thema beschäftigt und die Information hier eingefügt habe, da sie die anschließende Therapie erklärt.

Am Anfang war alles wie ein Rausch – die Fremdwörter, die man zwar in dem Moment des Erklärens verstand, die man aber nicht in eigene Worte fassen konnte. Als ob eine Blockade im Kopf ist. Ich höre, aber ich verstehe nicht.

Der Originalbefund lautet: Ich habe ein »mäßig differenziertes invasives Mamma-Ca (NST), li bei 2 Uhr cpT1b cN0 M0, G2, Hormonrezeptor positiv (IRS 12/12), Proliferationsrate 30% (Ki67), Her-2 Score 3+ – so wurde es vor der OP diagnostiziert.

Diese merkwürdigen Worte zu verstehen, ist nicht einfach. Zum Glück kann man tatsächlich ein paar verständliche Erklärungen im Netz bekommen. Diese Informationen habe ich mir aus meiner Facebook-Gruppe und aus meiner Lektüre beim Arzt zusammengestellt und versucht, sie in einfachen Worten auszudrücken. Ich habe mich in meiner geschlossenen Facebook-Gruppe nochmal vergewissert, dass ich alles richtig verstanden habe.

Die TNM Klassifikation dient der Einteilung von malignen Tumoren in verschiedene Stadien.

T steht für die Größe und örtliche Ausdehnung des Tumors. Meiner hatte die Tumorgröße 1 bis 2 cm.

N zeigt das Ausmaß des Lymphknotenbefalls an, die dann Rückschlüsse darüber geben, wie weit die Erkrankung fortgeschritten ist. Bei mir zum Glück 0 – auch nach der OP des Wächterlymphknotens blieben meine Werte bei 0.

M soll Aufschluss über eine mögliche Metastasierung der Erkrankung geben. Zum Glück hatte ich auch hier eine 0, das heißt, es wurden keine Fernmetastasen festgestellt.

Mit dem Grading (G) wird das Ausmaß der Entartung der Tumorzellen durch den Pathologen beurteilt. Bei mir war ein mäßig differenzierter Tumor festgestellt worden (G2). Je mehr die Zellen ihrem Ursprungsgewebe ähneln, desto weniger aggressiv und wachstumsstark sollen sie sein. Je höher also die Zahl hinter dem Buchstaben G ist, umso schneller kann der Tumor wachsen.

Hormonrezeptorstatus (ER / PR) – die Hormone Östrogen und Progesteron können das Wachstum von Brustkrebszellen beeinflussen. Sie docken an den Rezeptoren der Zelle an, die das Wachstumssignal an das Zellinnere weiterleitet. Wenn der Tumor hormonabhängig ist, kann und muss man das Wachstum durch

Hormonentzug verlangsamen oder stoppen. Hier kommt dann u.a. die Antihormontherapie (Tamoxifen) zum Tragen. Die Einteilung erfolgt von IRS 0 (Rezeptor negativ) bis IRS 12 (Rezeptor positiv, starke Expression). Meine Werte waren ER: IRS 12 und PR: IRS 12.

HER2/neu Status

Der HER2/neu ist wie der Östrogen- oder Progesteron-Rezeptor ein Eiweiß, das auf manchen Brustkrebszellen vorhanden ist. Bei 15 bis 20% der Brusttumoren wird dieses verstärkt gebildet und man spricht von HER2/neu-positiven Tumor. Es können verschiedene Antikörper zum Einsatz kommen. Bei mir wurde der Antikörper Trastuzumab geplant, der sollte die Bindungsstelle blockieren und das Tumorwachstum hemmen. Wegen meines HER2/neu 3+ bekam ich nach dem ersten Durchgang von vier Chemotherapien auch den Antikörper Herceptin (Trastuzumab) und Perjeta (Peruzumab) für ein Jahr. Hieß bei mir, von Mai 2018 bis voraussichtlich Mai 2019.

Proliferationsrate 30% (Ki67) – Das Antigen Ki-67 ist ein Protein, das zur Markierung von sich teilenden Zellen geeignet ist. Ein hoher Wert (mehr als 20 Prozent) zeigt, dass die Krebszellen schnell wachsen und sich häufig teilen. Ein Befund ist mit 30% als schnellwachsender Tumor einzustufen.

Auch wenn ich nun schwarz auf weiß meine Diagnose in normalen Worten niedergeschrieben hatte, war es immer noch schwer zu begreifen, dass ich tatsächlich Brustkrebs habe.

05.02.2018

Der nächste Montag war wieder ein aufregender Tag. Ich musste zur Aufnahme auf die Station 6A ins Stader Krankenhaus. Pünktlich um 9 Uhr meldete ich mich im Schwesternzimmer, und, wie sollte es anders sein, es erklang ein »Guten Morgen, bitte warten Sie noch ein wenig. Wir haben Ihre Akte noch nicht hier – sie ist verloren gegangen«. Okay – warten kennen wir ja schon. Scheinbar war meine Akte sehr gut versteckt, denn erst nach über einer Stunde tauchten meine Unterlagen auf und ich konnte zum Vorgespräch mit der Stationsschwester. Von dort ging es dann mit meiner Akte unter dem Arm zum Narkosegespräch und im Anschluss zum Herzultraschall. Dort wurde festgestellt, dass mein Herz noch ok ist. Die Betonung lag auf NOCH, denn die Chemo und anschließende Bestrahlung kann das Herz angreifen. Na prima, Krebs besiegt, aber Herz kaputt, waren meine Gedanken.

Zurück zur »Breast care nurse« – so heißen die Pflegeexperten für Brusterkrankte heutzutage – in den sechsten Stock. Sie hatte viele Informationen, viele

Tipps und versuchte, *diese Krankheit als normal anzusehen*. Normal, was ist das? Für mich war im Moment gar nichts mehr normal. Aber, die Stationsschwester bemühte sich wirklich um mich und gab mir Tipps für Perücke, Kopftuch und den Aufenthalt im Krankenhaus.

Anschließend ging es rüber zur Klinik Dr. Hancken, um dort die Wächterlymphknotenmarkierung über sich ergehen zu lassen. Hier greift eine bestimmte Aufnahmetechnik - die sogenannte Gammakamera - deren Untersuchung etwa 20 Minuten dauerte. Anschließend wurde mir eine radioaktive Substanz gespritzt, die erneut einwirken musste. Also - wieder warten! Ausnahmsweise schien die Sonne und ich hatte das dringende Bedürfnis, an die frische Luft zu gehen. Ich bin ein paar Schritte durch die Stadt gegangen - ein komisches Gefühl. Für einen selbst stürzt die Welt zusammen und doch dreht sich selbige immer noch wie vorher. Sieht denn niemand, was mit mir los ist? Jeder hastet durch die Straßen, auf dem Weg zur Arbeit oder in die Mittagspause, zum Einkauf oder zum netten Plausch mit Freunden. Aber für mich ist gerade nichts nett, nichts normal. Ich fühlte mich, als würde ich mich und meine Diagnose aus der Vogelperspektive betrachten. Alles empfand ich fremd und unwirklich und ich bin nur ziellos durch die Straßen gelaufen, um die Zeit zu überbrücken. Nach dieser Stunde hieß es wieder »ab auf die Liege«, der Oberkörper wurde in eine Manschette eingepackt und die tolle Gammakamera durfte wieder mehrere, langwierige Aufnahmen von mir machen. Man lernt tatsächlich neue Ausdrücke aus der Medizin - aber eigentlich möchte man das alles gar nicht. Man möchte gesund sein und wundert sich, warum es so viele verschiedene Techniken, Maschinen, Medikamente gibt - aber immer noch so viele kranke Menschen.

06.02.2018

Am nächsten Morgen hat mich mein Mann zu halb acht ins Krankenhaus gebracht - die OP war um Viertel vor neun für etwa eine Stunde angesetzt. Mein Bett war direkt am Fenster und ein schöner, farbintensiver Sonnenaufgang machte mir Mut. Mut, diesen Kampf aufzunehmen. Nach dem Anziehen der hübschen, sexy OP-Kleidung und Einnahme der »Scheiß-egal-Tablette« wurde ich von einer netten jungen Dame in den OP-Bereich geschoben. Hier wurden nochmal die persönlichen Daten abgeglichen und ich durfte auf die OP-Trage. Scheinbar war ich zu früh, denn ich wurde kurzerhand in eine Ecke geschoben, und wieder hieß es »warten« und die Gespräche des Personals mithören. Nach einiger Zeit holte man mich tatsächlich ab und schob mich durch die langen Gänge des OP-Bereichs. Ohne Brille und ohne Kontaktlinsen konnte ich leider nicht viel sehen, ich kann mir vorstellen, dass dieser Bereich sehr spannend ist.

Eine Schwester bereitete mich für die OP vor und entschuldigte sich mehrmals für ihre kalten Hände und die Erfolglosigkeit beim Zugang legen. Zum Glück kam noch ein Kollege mit warmen Händen, der resolut und flott den Zugang in meinen Arm hinbekam. Meine Venen verschwinden allzu oft und ich bin nicht immer ein gern gesehener Patient bei der Blutabnahme und so. Aber, der Kollege mit den warmen Händen hat sich auf das Gelernte aus dem Anatomiebuch verlassen und zielsicher den richtigen Punkt getroffen. Waidmannsheil.

Freundlich bat er mich, in diese komische Maske zu atmen, und ich bin mir sicher, dass ich nicht mal mehr bis zehn zählen konnte, bis ich »weg« war.

Gegen 12 Uhr hat man mich aus dem Aufwachraum wieder nach oben auf Station 6A in mein Zimmer geschoben und bis 14 Uhr alle halbe Stunde meine Werte kontrolliert. Mein Blutdruck war für meine Verhältnisse ungewöhnlich hoch, aber das schien niemanden zu stören, denn bis abends erfolgte keine weitere Kontrolle und kaum Nachfrage, wie es mir geht. Ich bekam einen Kaffee gebracht und einen Joghurt - leider musste ich beides gegen halb fünf hochkant wieder ausspucken und mich mehrmals übergeben. Auch hier war keiner zur Stelle - zum Glück hatte ich es aber noch ins Bad geschafft und konnte mich anschließend trotz frischer OP-Narben in der linken Achselhöhle (Wächterlymphknoten) und rechter Schulter (Port) selbst umziehen. Als mir das Abendessen gebracht werden sollte, sagte ich nochmal Bescheid, das ich gespuckt hatte. Der einzige - nicht gerade freundliche - Kommentar dazu war: »Na, dann kriegen sie nun nur einen Zwieback und Pfefferminztee.« Einen Zwieback konnte ich tatsächlich essen und bei mir behalten.

Abends besuchte mich meine Schwester. Sie war sehr traurig, weil sie nach Österreich ziehen würde und mir dann nicht mehr so zur Seite stehen könnte, wie sie es gerne wollte. Ich wusste und weiß aber, dass ich mich immer auf sie verlassen kann, und sie mir auch auf diese Entfernung immer eine Stütze sein würde. Dieses Gefühl ist viel wert. Zum Glück hatte und habe ich ganz viele liebe Menschen um mich herum, die mir ihre Unterstützung anbieten und immer da sind, wenn einer von uns Hilfe braucht. Da meine Kinder auch noch auf Hilfe angewiesen sind, freut mich das ganz besonders.

Die Nacht im Krankenhaus war nicht schön - die Wunde tat etwas weh und jedes Mal, wenn ich mich umdrehte, wachte ich auf. Meine neu eingelieferte Bettnachbarin bekam noch zweimal eine Infusion - natürlich wurde man davon auch wach. Morgens, nach der Visite, hieß es dann, ich dürfte nach Hause. Da ich keinen Wundschlauch hatte und die Narben nicht nachbluteten, war alles ok. Ich musste aber noch bis mittags bleiben, damit ich die Physiotherapeutin sehen konnte und auch die Mitarbeiterin vom Entlass-Management kam vorbei. Die Physiotherapeutin erklärte mir, wie ich mich in den nächsten Tagen und Wochen mit dem Port verhalten müsste (die einzig gute Nachricht – Fensterputzen und Schränke aufräumen war in den nächsten Wochen nicht drin), ermunterte mich aber auch, so schnell wie möglich die Beweglichkeit wiederherzustellen. Das musste ich sowieso, da ich seit einigen Jahren an Fibromyalgie erkrankt bin. (Eine chronische Faser-Muskel-Erkrankung, bei der sich in meinem Fall unter anderem die Muskeln zusammenziehen). Die freundliche Dame vom Entlass-Management stellte für mich einen Verschlechterungsantrag für den Schwerbehinderungsausweis. Eine Sorge weniger für mich. Etwas irritiert musste ich feststellen, dass meine Zunge nach der OP taub war. Auf Nachfrage sagte die Ärztin in der Visite, dass dies schnell passieren kann, wenn die Zunge während der OP an den Tubus kommt. Sollte aber in wenigen Tagen weg sein. Mal sehen ...

Die Ärztin, die sich als Urlaubsvertretung um mich kümmern sollte, habe ich nicht einmal gesehen. Irgendwie war ich enttäuscht vom Aufenthalt im Stader Krankenhaus. Die Betreuung hätte besser sein können und wenn man weder seine Ärztin noch die Vertreterin zu Gesicht bekommt, ist das sehr enttäuschend und verunsichernd. Auch fühlte ich mich nach der OP ziemlich alleine gelassen, keine Breast Care Nurse, die vorbeikam und versucht hätte, meine Angst und Nervosität zu mindern.

Zuhause merkt man doch, dass so eine Operation und die Narkose nicht ohne ist. Ich war schlapp, müde und kaputt und natürlich kreisten die Gedanken um so vieles, was noch zu tun war.

Ich bin ehrenamtlich sehr engagiert im Ort. Zum Glück habe ich eine tolle, große Tochter (14 Jahre), die bereits einiges von meinen Ämtern kurzfristig übernehmen bzw. mal einspringen konnte. Natürlich nicht auf Dauer. Auch die Freizeitaktivitäten der Kinder mussten geplant werden. Wir wohnen sehr ländlich und egal zu welcher Aktivität die Kinder wollen, sie müssen gefahren werden. Zum Glück konnte ich mir dank ganz lieber Freunde und einer tollen Familie ein Netzwerk aufbauen, das auch hier einsprang, wenn es nötig war.

Schwer ist, die Familie und die Freunde über die Diagnose zu informieren. Leider haben viele bereits mit einer Krebserkrankung in der Familie zu tun oder zu tun gehabt, so dass ich manchmal das Gefühl hatte, mich für diese Nachricht entschuldigen zu müssen. Was für ein Quatsch, aber die Hilflosigkeit, das Nichtwahrhabenwollen und das Unverständnis in den Augen des anderen zu sehen, tut sehr weh. Dankbar war und bin ich für jeden, der sich traut, offen zu reden. Interessierte Fragen stellt und dabei vorher vorsichtig anfragt, ob es angebracht ist. Ja, es ist angebracht. Ehrliches Interesse an mir, meiner Krankheit und dem Verlauf ist ok. Womit ich ein Problem habe, ist wenn man im Beisein meiner Kinder davon berichtet, dass die eigene Tante oder wer auch immer ja auch an Brustkrebs gestorben ist. DAS brauche ich nicht. Das tut mir weh und verunsichert meine Kinder ungemein.

Die Diagnose den Kindern mitzuteilen war ziemlich grausam. Zuerst habe ich in Ruhe mit meiner großen Tochter gesprochen, die mit ihren 14 Jahren schon ziemlich verständnisvoll reagiert hat, ansonsten aber eher verschlossen ist. Hier musste ich ein wachsames Auge haben. Schwer war es, mit meiner kleinen Tochter zu sprechen. Die Lütte ist erst 9 Jahre alt, sehr emotional und sehr fantasievoll. Hier hat meine Große die schwere Aufgabe übernommen und hat ihrer Schwester in kindgerechten Worten von der Krankheit berichtet. Beide waren und sind sehr aufgewühlt.

Ich habe meiner Kleinen versucht zu erklären, dass KREBS nicht gleich KREBS ist (ihr Opa ist an Magenkrebs gestorben). Ich habe erklärt, dass der Krebs wie ein Apfel ist. Da gibt es auch viele verschiedene Sorten - Elstar, Jonagold, Gala, Braeburn, Jonagored und so weiter -, es gibt große Äpfel und kleine Äpfel, süße und saure, harte und weiche. Und diese Äpfel können auch mal eine Stelle haben, aber häufig ist so eine kleine Stelle gar nicht schlimm und man kann den Apfel trotzdem essen. Wenn die Stelle größer ist, dann ist der Apfel vielleicht nicht mehr so lecker, aber der Hase freut sich noch darüber. Aber es gibt auch Äpfel, deren Stelle so schlimm ist, dass man ihn nicht mehr gebrauchen kann. Und so ist es mit dem Krebs. Diesen Vergleich habe ich als Beispiel genommen, da ich von einem Obsthof komme und ich auch ein kleines Hoflädchen mit Äpfeln und anderen Erzeugnissen meines elterlichen Betriebes habe. Daher kennen meine Kinder Apfelsorten und wussten, was ich meinte.

Die Lütte hat viel geweint und musste die erste Nacht, nachdem sie es erfahren hatte, bei uns im Bett verbringen. Die ganze Nacht habe ich ihre kleine, warme Hand in meiner Hand gespürt. Die Große konnte im Moment nicht wirklich darüber reden. Ich versuchte, über die Krebsnachsorge einen Gesprächstermin für beide bzw. für die ganze Familie zu bekommen.

11.02.2018

Heute hatte meine große Tochter ihren Trainee-Einführungsgottesdienst. Sie hat nach der Konfirmation die Fortbildung zum Trainee bzw. Teamer bei der Kirche gemacht, um auf Jugendfreizeiten als Aufsichtsperson mitzufahren. Das Ganze endete mit einem festlichen Gottesdienst in der Kirche in meinem Heimatort. Eine sehr emotionale Feierlichkeit, denn durch meine Diagnose war ich doch sehr nachdenklich und auch nah am Wasser gebaut. Ich freute mich aber sehr für meine Tochter, dass sie sich in dieser Gemeinschaft wohl und gut angenommen fühlt.

12.02.2018

Montag schien ein markanter Wochentag im Jahr 2018 zu werden. Am Montag, den 12. Februar, zwei Wochen nach der Diagnose – hatte ich den Gesprächstermin bei meiner behandelnden onkologischen-Gynäkologin in der Klinik Dr. Hancken. Erst einmal erneut Blutabnehmen und dann wieder einmal warten auf das, was kommt. Es kam eine nette, sympathische, junge Ärztin, die sich viel Zeit nahm, um mit mir in Ruhe die anstehende Therapie zu besprechen und meine Fragen zu beantworten.

Schonungslos offen zählte die Ärztin auf, welche Nebenwirkungen unter der Chemo auf mich zukommen könnten. Beginnen wollte sie oben. Wie befürchtet steht der Haarverlust an erster Stelle (Perückenverordnung wurde direkt ausgestellt), gefolgt von trockenen Augen, trockener Nase und Mundschleimhäuten, Übelkeit, Erbrechen, Durchfall, Verstopfung, Blutbildveränderungen, Blutarmut, Infektanfälligkeit und den Nebenwirkungen wie Nervenschädigungen, Kribbeln, Taubheit in den Fingern, Nagelveränderungen, Hautirritationen und brennende Hände. Müdigkeit und Vergesslichkeit stehen ebenfalls groß auf der Liste der zu erwarteten Folgen. Wie bereits im Elbe Klinikum angekündigt, sprach auch die Ärztin von einer Veränderung des Herzmuskels – ich musste in Zukunft alle drei Monate zur Kontrolle zum Kardiologen. Oh je – eine große Menge Nebenwirkungen, die mir da offenbart wurden. Im Vorfeld hatte ich mir noch ein paar Fragen notiert. Da man beim Arztgespräch immer sehr nervös ist, habe ich mir angewöhnt, meine Fragen und Gedanken immer zu notieren, damit ich nichts vergesse. Zu meinen Punkten gehörten die Frage nach einer Sportbefreiung für den Februar (mit je einer mehrere zentimeterlangen Narbe an der rechten Schulter und unter der linken Achsel ist nicht an Sport zu denken), die zu befürchteten Einschränkungen wegen meiner Fibromyalgie (keine Ahnung, was passieren könnte) und die erhöhte Gefahr, an Osteoporose zu erkranken. Mein Vater ist leider an einer Form von Blutkrebs erkrankt (Plasmozytom oder auch Multiples Myelom genannt) und hat zudem noch einige Begleiterscheinungen, wie Polyneuropathien. Da ich bedingt durch einen HWS-Bandscheibenvorfall ein Titanimplantat habe, leide ich bereits unter Taubheitsgefühlen in den Fingern und Armen. Ich hatte Angst, dass sie noch stärker werden. Sowohl mein Neurologe als auch die Onkologin wollten der Sache zeitnah auf den Grund gehen und ich durfte zu den ganzen Terminen auch noch ein MRT von der HWS und ein MRT vom Kopf (mit Kontrastmitteln) machen lassen.

Zusammen mit der Ärztin haben wir gleich einen Starttermin für die Chemotherapie gemacht. Wie sollte es anders sein – es ging wieder an einem Montag los. Am 19. Februar würde ich die erste Chemo bekommen. Morgens um 7 würde das Taxi vor der Tür und mich abholen. Wie lange es dauern sollte und wie es mir dann gehen würde, wusste keiner. Und das machte mich geradezu total kirre. Nicht wirklich zu wissen, was auf einen zukommt. Nicht planen zu können. Nicht zu wissen, ob man für die Kinder da sein kann, oder nicht. Hat man einen Gips, weiß man, was man kann oder nicht - aber unter der Chemo? Ich war ratlos.

Das einzige, was mich im Moment beruhigte, war eine Aussage meiner Ärztin. Im Vorgespräch fragte sie mich, ob ich Kinder hätte und wie alt die seien. Ich sagte, 14 und 9 Jahre alt, und meine jüngste Tochter habe gesagt, sie solle mich wieder gesund machen. Da guckte mich Frau Dr. ernst an und meinte, das würde sie machen. Und wenn meine Tochter möchte, könne sie auch gerne vorbeikommen, dann würde sie es ihr auch persönlich sagen. Das fand ich in diesem Moment sehr beruhigend und hat mir doch etwas den Druck genommen.

Am Dienstag, den 13. Februar, musste ich wieder mal nach Stade - eine Tour sind übrigens über 40 Kilometer - und zum MRT mit »Clipmarkierung«. Bei diesem MRT bekam ich Kontrastmittel und musste 20 Minuten in dem hammermäßig lauten Gerät auf dem Bauch liegen. Durch diese Bilder hat man festgestellt, dass es noch zwei kleine Veränderungen gab, die mit behandelt werden und anschließend mit entfernt werden sollten. Das Setzten der Clipmarkierung war zwar nicht schmerzhaft, aber unangenehm, und hinterließ zu den Narben noch einen saftigen blauen Fleck. Mit einer dünnen langen Nadel wurde der Clip an die Stelle des Tumors gesetzt, damit man diesen besser dokumentieren kann. Davor und danach wurde eine erneute Mammographie gemacht und ein Ultraschall. Hier war die Ärztin erst nicht genau mit der Lokalisierung des Tumors durch den Kollegen einverstanden, aber nachdem auch er nochmal geschallt hat, konnten sich die beiden einigen und den Clip an die richtige Stelle setzen.

Mittwoch, 14. Februar - natürlich musste ich wieder nach Stade, diesmal zum MRT der HWS. Zum Glück ohne Kontrastmittel. Die Untersuchung ist so schon nicht einfach - stillliegen in einer engen Röhre und trotz der Kopfhörer ist das Geräusch unangenehm laut. Als ich gerade wieder *zuhause* war, rief mich das Krankenhaus an, um mich für Donnerstag zur Wundkontrolle einzubestellen. Oh man, hätte man das nicht vorher machen können? Oder mir den Termin direkt am Entlassungstag mitgeben können, dann hätte ich vielleicht alles verbinden können. Nun musste ich auch den vierten Tag hintereinander zum Arzt nach Stade fahren.

15.02.2018

Na gut, also am Donnerstag erstmal zum Friseur und die Perücke aussuchen. Zum Glück war meine Friseurin so nett, und bestellte ein paar mehr zur Ansicht, denn eine Entscheidung nur aus dem Katalog zu treffen, ist sehr, sehr schwer. Das Aussuchen und sich mit dem Thema zu beschäftigen, macht die Sache noch realer, die Diagnose noch wirklicher. So langsam kam ich auch aus der »Vogelperspektive« heraus und landete tatsächlich in der Krankheit. Trotzdem war das ganze immer noch extrem unfassbar für mich und machte mir wahnsinnige Angst. Angst - denn ich wusste nicht, wie die Kinder darauf reagieren, mich ohne Haare zu sehen, Angst - denn ich wusste nicht, wie ich selbst damit klarkommen würde, mich ohne Haare zu sehen.

Nachmittags ging es zur Wundkontrolle ins Krankenhaus nach Stade. 45 Minuten hin - 45 Minuten zurück für eine Untersuchung und ein Gespräch von 3,5 Minuten. Naja, aber ich habe immerhin die Ärztin gesehen, die mich ja eigentlich während meines Aufenthaltes im Stader Krankenhaus begleiten sollte. Zum Glück waren die Narben zufriedenstellend verheilt und in einer Woche durfte ich anfangen, sie vorsichtig mit einer Creme zu bearbeiten. Das Taubheitsgefühl an der Zunge sollte in den nächsten Tag auch verschwinden. Ich hoffte es zumindest, denn es war ziemlich unangenehm.

Vier Tage in Folge bei den Ärzten - nun hatte ich für den Freitag noch nichts auf dem Plan. Konnte es wohl einen erholsamen Tag für mich geben? Ich war ganz schön kaputt, und das zuzugeben, war nicht einfach für mich.

Am Samstagmorgen konnte ich mir die Perücken anschauen. Eine sah wirklich sehr gut aus und wirkte wie mein eigenes Haar - nur leider war das Kopfteil zu klein. Aber meine Friseurin wollte mir eine größere Perücke für meinen Dickschädel bestellen.

Meine Zunge war übrigens immer noch etwas taub. Nicht mehr so stark, wie am Tag nach der OP, aber mir fehlte immer noch ein wenig Gefühl im vorderen Bereich der Zunge.

Die Narben schienen zu heilen - teilweise juckte es ein wenig, so wie man es kennt, wenn eine Wunde verheilt. Ich nahm zwischendurch immer mal wieder Arnica und Apis mellifica und bildete mir ein, dass mir das gut tut.

Abends waren wir noch zum 50. Geburtstag meiner angeheirateten Cousine eingeladen. Es war schön, alte Freunde, ehemalige Nachbarn und die Familie wiederzusehen, und ich habe mich tatsächlich gut ablenken können. Mein Bruder hat mir noch eine riesige Freude gemacht, und mit mir nach meinem Lieblingslied (*Hey little girl* von Icehouse) getanzt. Wir haben vor über 20 Jahren mal »richtig« in der Tanzschule getanzt, und zu solchen Liedern kann ich mit meinem Bruder immer noch besser tanzen, als mit meinem Mann. Mit ihm habe ich später auch noch getanzt - es war also ein schöner Abend. Gegen Mitternacht sind wir nach Hause gefahren, ich war langsam groggy.

Der Tag vor der ersten Chemo (Sonntag, 18. Februar 2018) war ganz schön aufregend. Zum Glück hatte ich einiges auf dem Plan und konnte mich damit gut ablenken. Ich befürchtete aber, die nächste Nacht nicht wirklich schlafen zu können.

Meine kleine Tochter macht sich übrigens viele Gedanken. Zu ihrer besten Freundin hatte sie gesagt, dass sie mich nicht mit irgendeinem Virus oder Schnupfen anstecken darf, da ich sonst sterben würde. Oh man, sie machte sich echt voll den Kopf.

Mit den Lehrern der beiden Mädels hatte ich auch schon gesprochen. Ich hoffte, dass sie in der Schule keine Auffälligkeiten zeigen. Jedenfalls war es mir lieber, wenn die Lehrer vorgewarnt waren und reagieren, bzw. mich informieren konnten, wenn Handlungsbedarf entstand. Die beiden Klassenlehrer waren ziemlich geschockt, signalisierten mir aber Unterstützung.

Die Nacht von Sonntag auf Montag verlief wider Erwarten relativ gut. Ich konnte ein paar Stunden schlafen, was sicherlich daran lag, dass der Sonntag so voller Termine und somit auch anstrengend war.

Phase 2 – Chemotherapie

19.02.2018

Morgens um kurz vor sieben stand das Taxi vor der Tür. Der Fahrer war nett, etwas sabbelig, aber das war in dem Moment für mich ganz okay und lenkte von der aufkommenden Nervosität ab. Ich bin eigentlich ein super schlechter Beifahrer und sitze selten auf der rechten Seite eines Autos. Aber auch das wird wohl öfter auf mich zukommen. Vielleicht lerne ich es ja noch, Beifahrer zu sein.

Viertel vor acht meldete ich mich dann bei der hämatologisch-onkologischen Ambulanz. Dort nahm mich dann eine der dienstältesten Schwestern in Empfang, die mich am ersten Tag begleiten sollte. Nach dem ersten Blutabnehmen zeigte sie mir die Etage und erklärte mir den Ablauf, der mich erwarten würde. In der ganzen Abteilung gibt es 23 Plätze. 18 gemütliche Ruhesessel, die man individuell einstellen und in denen man sich auch in eine Wolldecke einwickeln und eventuell etwas schlafen kann. Fünf weitere Plätze sind im sogenannten »blauen Salon«, in dem es im Normalfall ruhiger zugeht. In dem anderen Bereich wird viel geredet, Besucher sind da, es gibt Kaffee, Tee und kalte Getränke und auf Wunsch auch Kekse. Mittags ein Süppchen mit Brot. Es kommt auch mal ein Arzt oder jemand von der Krebsnachsorge zum Gespräch vorbei. Wer dort also seine Ruhe möchte, muss entweder gut abschalten können oder sich über mitgebrachte Kopfhörer seine Auszeit nehmen.

Das Blutbild wird im Schnelltest für die Ärzte vorbereitet. Die geben dann ihr ok und erst daraufhin wird die Tagesdosis in der MEDEUM-Apotheke nebenan hergestellt. Es kann also zwischen Blutabnahme und Anlegen des ersten Infusions-beutels viel Zeit vergehen. Bei mir waren es am ersten Chemo Tag gut 1,5 Stunden, bevor es losging.

Los ging es mit einer Kochsalzlösung und Cortison. Dazu kam dann Grani-setron, Dexamethason, Doxurobicin, Mesna und Cyclophospamid. Das Mesna bekam ich in Tablettenform für zuhause mit, da musste ich noch zwei Tabletten jeweils im Abstand von drei Stunden einnehmen. Ich habe mir gleich den Handy-wecker gestellt, sonst hätte ich es total vergessen, und der Zeitpunkt der Tabletten-einnahme ist sehr wichtig, hieß es.

Zwischendurch kam noch eine Schwester zu mir, die bei mir »Anschluss« (also den Port) suchte - ich meinte nur trocken »Also, Anschluss finden sie bei mir nicht - ich bin verheiratet.« Das sorgte für einen kleinen Lacher in unserer Abtei-lung. Tja, ich glaube, solange es mir gut geht, werde ich den Laden dort mit meinem Humor aufmöbeln.

Die Infusionsbeutel liefen nacheinander durch. Bei der einen Dröhnung, Doxurobicin - die sah aus wie Aperol, hatte aber nicht die gleiche Wirkung - durfte ich nicht aufstehen, sondern musste still sitzenbleiben. Von Viertel nach neun bis um 12 liefen die Infusionen nonstop - jedes Mal, wenn eine durchge-laufen war, piepte das Gerät, und eine Schwester gab die nächste Infusion frei. Bei der letzten durfte ich dann mein Taxi für den Heimweg bestellen. Kurz danach kam eine Schwester, und meinte, ich solle anschließend noch zu meiner Onko-login zum Gespräch. Als ich entgegnete, dass ich bereits mein Taxi geordert hatte, suchte sie sofort nach einer Lösung und bat die Onkologin, zu mir raufzu-kommen. Zum Glück passte es zeitlich und wir konnten kurz miteinander spre-chen. Es ging ja nicht um ein Therapiegespräch, sondern nur um die Freigabe der genetischen Untersuchungen, die bei mir gemacht werden sollten, da in meiner Familie bereits Eierstockkrebs vorlag. Hier waren viele Papiere auszufüllen, was wir aber schnell erledigen konnten. Unter anderem konnte ich einwilligen, dass über-flüssiges und nicht mehr für meinen Gentest benötigtes Blut zu Forschungszwe-cken bei der Medizinischen Hochschule Hannover (MHH) verbleiben könnte. Da meinte ich mit meinem für mich absolut typischen schwarzen Humor: »Na klar, ich brauche das restliche Blut nicht zurück« und sorgte damit erneut für einen herzlichen Lacher bei meinen Sitznachbarn. Nach der Chemo sollte ich noch kurz ins Zimmer 18, um dort noch einmal Blut für den Gentest und einen Abstrich aus der Wangenschleimhaut abzugeben. Zum Glück ging das schnell, denn da mein Port noch angestochen war, konnten sie daraus das Blut abzapften und mussten mich nicht neu quälen. Ich kam mit etwa 15 Minuten Verspätung bei meinem Taxi an.

Um 13 Uhr war ich endlich wieder zu Hause und etwas groggy. Mein Mann hat mich nicht begleitet. Er wollte es, ich wollte es aber nicht, denn es hätte mich nervös gemacht, wenn er stundenlang untätig neben mir gesessen hätte. Also war er zuhause und ist mittags zu seiner Spätschicht gefahren. Er hat mir aber noch meine Lieblings-Selter besorgt und einen großen Vorrat an »Milchgeistern«, eine Schaumgummileckerei, die ich gerne nasche. Wenn ich gut drauf bin, kann ich so eine Tüte Milchgeister ganz alleine auffuttern.

Ich aß eine Kleinigkeit und legte mich hin, bis meine Große von der Schule kam. Mein Handywecker erinnerte mich an die Tabletten und später habe ich sogar noch einen Kaffee mit meiner Schwiegermutter getrunken.

Den ersten Tag hatte ich relativ gut überstanden und zum Glück wurde mir nicht übel.

20.02.2018

An diesem Tag kam mein Vater ins Krankenhaus. Leider konnte ich ihn dort nicht besuchen, da ich mich von »freilaufenden Viren« fernhalten sollte. Ich hoffte, dass er schnell wieder heimkäme.

Auch die nächsten Tage überstand ich ohne große Nebenwirkungen. Die einzige wirkliche Einschränkung war, dass ich immer so extrem müde wurde. Abends war ich fast schon vor den Kindern im Bett – gegen 20:45 Uhr lag ich meistens unter der Decke. In der ersten Nacht musste ich oft aufs Klo – das lag sicherlich an den ganzen Infusionen, die ich bekommen hatte.

Der erste Blick morgens ging meistens auf mein Kopfkissen – aber noch zeigten meine Haare keine Auflösungserscheinungen und ich konnte mich in Ruhe auf die Suche nach einer geeigneten Perücke konzentrieren. Zum Glück hatte ich eine gefunden, die nun bei meinem Friseur lag und bei Bedarf für mich geschnitten und angepasst werden sollte.

Eine leichte Veränderung war in meinem Essverhalten zu merken. Bestimmte Sachen sprachen mich nicht an und sogar das abendliche Naschen fiel teilweise ganz weg, stattdessen aß ich gerne einen Apfel. Als ich mir eine Grapefruit schneiden wollte, die ich eigentlich gerne esse, fiel mir ein, dass man diese bei bestimmten Medikamenten nicht essen darf. Ich rief am nächsten Morgen in der Onkologie an und fragte nach. Die Arzthelferin war so nett, meine Ärztin zu fragen und bestätigte mir dann meine Vermutung: KEINE GRAPEFRUIT IN DER CHEMO!

Leider rief mich auch noch die Krebsnachsorge an und sagte meinen Gesprächstermin ab. Die Therapeutin sei krank geworden. Nun versuchte ich, zeitnah einen Termin in Bremervörde zu bekommen.

Durch meine Fibromyalgie hatte ich seit Jahren immer mal wieder Gespräche bei einer Psychologin. Die sollte mich davor bewahren, nicht durchzudrehen, zum Alki oder drogenabhängig zu werden, denn diese Gefahr besteht bei Menschen, die permanent Schmerzen erdulden müssen. Meine Psychologin war ganz geschockt über meine Diagnose - schließlich kannte sie mich und meine Geschichte nun schon seit vielen Jahren. Aber, sie lobte die Art und Weise, wie ich mit der Krankheit umging und auch offen über die Diagnose und den Behandlungsweg redete. Die Art, wie wir unserer kleinen Tochter die Krankheit mit ihren Facetten erklärt hatten (Apfel / Apfelsorten), fand sie sehr gut.

Die Tage nach der ersten Chemo hatte ich eigentlich ganz gut überstanden. Außer einer immerwährenden Müdigkeit, die ich mit diversen Nickerchen kompensierte, hatte ich die erste Woche gut geschafft.

Ich versuchte die Diagnose BRUSTKREBS wirklich als Projekt 2018 zu sehen - eine Aufgabe, die ich meistern musste und *auch meistern werde*. Ich ließ das Ganze aber nicht an mein Herz rankommen, sondern versuchte es abgeklärt zu nehmen.

Die Kinder waren auch noch vollkommen irritiert. Mittags kamen sie aus der Schule und guckten vorsichtig um die Ecke, um erstmal festzustellen, wie es mir geht.

27.02.2018

Nun war die Chemo acht Tage her und ich war immer noch total müde. Weitere Nebenwirkungen hatte ich zum Glück nicht zu vermelden. Und die Taubheit in der Zunge ging endlich langsam zurück.

Gestern war ich zum Blutabnehmen zur Kontrolle beim Hausarzt. Dort hatte man Probleme, Blut zu finden - und irgendwie hatte ich auch Probleme mit dem Pflaster. Ich hatte in der Armbeuge nun einen riesengroßen roten Fleck - entweder eine Allergie auf das Pflaster oder meine Haut war sensibel geworden. Mehrere Anläufe zum Blutfinden waren nötig und ich kann sagen, das ist nicht angenehm.

Zitat aus einer E-Mail an eine Kollegin nach einem Besuch im Büro: »Ich möchte meine Diagnose nicht in den Mittelpunkt meines Lebens stellen und ihr keinen unnötigen Raum meines Lebens liefern (wow, was für ein hochtrabender Satz zu Beginn eines langen Weges). Freue mich daher immer über »normale Gespräche« und neuen Input :-)« - und genauso ist es (noch) - manchmal war es wirklich entspannend mit Menschen zu reden, die nicht wissen, welches Päckchen man zu tragen hat, und sich ganz auf die Probleme und Sorgen der anderen einlassen.

Dann wiederum dachte ich in diesen Gesprächen: »Okay - wenn das alle Sorgen wären, die ich habe, dann wäre ich super glücklich.« Aber ist es nicht genau das, was wir Menschen immer gerne machen - jammern und denken, uns geht es so schlecht, die Kirschen in Nachbars Garten sind größer - süßer - besser? Und sollten wir nicht mit dem zufrieden sein, was wir haben? Ich bin manchmal so hin- und hergerissen und weiß nicht, soll ich dankbar sein, über diese »Prüfung« - oder das Projekt 2018, wie mein Mann es nennt - die mich entschleunigt und mir zeigt, dass es nicht auf die Menge der geleisteten Arbeiten, Zeitungsartikel und Produktivstunden ankommt, sondern darauf, dass man für sich und seine eigenen Bedürfnisse mehr Zeit und Muße hat. Ich für meinen Teil genoss es im Moment noch, viel zu lesen (gut das wir hier eine Fahrbücherei haben), und meine Gedanken hier niederzuschreiben. Was ich mit meinem niedergeschriebenen Gedankenwirrwarr machen wollte, wusste ich noch nicht, aber das Schreiben tat mir gut.

Meine Eltern gingen mit meiner Krankheit übrigens sehr »sportlich« um. Meine Mutter sagte, mein Knie tätschelnd, zu mir, als ich sie über meine Diagnose informierte: »Wir Frauen sind stark, wir schaffen das. Gut, dass du mir das gesagt hast, und ich es nicht über andere Leute erfahren habe.« Bis zu diesem Zeitpunkt - zehn Tage nach der ersten Chemo - hatten sie sich nicht erkundigt, wie es mir ging. Zu sehr waren sie in ihrer eigenen Welt und ihren eigenen Problemen (mein Vater hatte ein Plasmozytom und weitere noch nicht genau diagnostizierte Erkrankungen) gefangen. Ich versuchte so gut ich konnte, meine Eltern zu unterstützen und hatte den ganzen Schreibkram übernommen. Den Kampf gegen die Berufsgenossenschaft zur Anerkennung der Berufskrankheit und auch den elenden Kampf mit dem Versorgungsamt. Mein Vater kann keine zehn Meter mehr gehen, trotzdem weigert sich das Amt, ihm den entsprechenden Grad der Behinderung mit Beiblatt (heißt mit dem erforderlichen Buchstaben, damit er auf einem Behindertenparkplatz parken darf) zu geben. Leider konnte mein Vater inzwischen nichts mehr alleine schreiben und war zu schwach, um einen Ordner zu halten. Es tat mir sehr weh, ihn so zu sehen und ihm nicht helfen zu können.

01.03.2018

Nun war die erste Chemo schon zwölf Tage her und im Moment fühlte ich mich recht gut. Die Müdigkeit war zwar immer noch vorhanden, hatte sich aber etwas gebessert. Leider hatte ich inzwischen das Gefühl, als ob sich die ersten Haare lösen würden. Zwar noch nicht büschelweise auf dem Kopfkissen, aber immer mehr, die überall herumlagen oder beim Kämmen in der Bürste blieben. Irgendwie verteilten sie sich auch im ganzen Haus, ein total blödes Gefühl. Wieder ein Zeichen mehr, das ich tatsächlich Krebs hatte.

Interessant war, wie »Freunde« und Bekannte mit einem umgehen und wer den direkten Kontakt suchte und fragte, wie es uns geht. Leider gab es auch zahlreiche »Freunde«, die sich jetzt schon zurückzogen oder Familienangehörige, die eine Information auf Facebook abfotografierten, um es dann zu anderen Leuten zu schicken. Die sind fast wie »Gaffer« bei einem Unfall, sie gucken nur zu, aber wollen nicht helfen. Sehr traurig und das Verhalten von vielen tat mir sehr weh. Diese Ignoranz, dieses Desinteresse – schmerzhafter als alles andere.

05.03.2018

Heute war die Chemo genau zwei Wochen her und nun war es soweit – die Haare gingen mir büschelweise aus. Beim Haarewaschen und Kämmen heute Morgen hatte ich mega viele Haare in der Hand und auch auf dem Badezimmerboden lagen viel zu viele Haare rum. Ich befürchtete, dass ich wohl in den nächsten Tagen zum Friseur müsste, um meine dort parat liegende Perücke abzuholen. Ein komisches Gefühl, zu wissen, dass die Haare ausgehen werden. Nun wurde das alles noch realer – alles, was vorher noch etwas surreal war, wurde nun Wirklichkeit.

Meine Kondition war jeden Tag unterschiedlich. An manchen Tagen konnte ich eine Stunde auf meiner Zappelmaschine (Crosstrainer) laufen, an manchen Tagen schaffte ich mit Mühe und Not eine halbe Stunde. Heute war so ein Tag – 30 Minuten Crosstrainer, aber noch einiges an Dehn- und Kräftigungsübungen. Ich hoffte, dass ich am Mittwoch endlich mal wieder zu meinem Aerobic-Kurs gehen konnte. Ich versuchte täglich meine 10.000 Schritte zu schaffen – ein kleiner persönlicher Ansporn. Heute hatte ich es geschafft; war aber nicht jeden Tag so.

07.03.2018

Nun kämpfte ich schon drei Tage mit meinem Haarausfall – sollte ich zum Friseur gehen und Tatsachen schaffen oder das langsame Abschiednehmen von meinen Haaren durchziehen? Man war so hin- und hergerissen – aber überall die langen, dunklen Haare rumliegen haben, war auch doof.

Eine Art Abschied auf Raten. Sehr aufwühlend, denn nun wurde das Ganze doch immer realer. Ich glaubte mich bald von meiner Vogelperspektive verabschieden zu müssen, aus der ich mich in meiner Diagnose immer noch sah.

08.03.2018

Heute Morgen hatte ich ein sehr einfühlsames und unterstützendes Gespräch bei der Krebsfürsorge. Ein unabhängiges Angebot für alle Betroffenen und Angehörige. Das hat gutgetan und ich werde bald nochmal hingehen. Die

Mitarbeiterinnen bei der Beratungsstelle wissen genau, wovon sie reden, und können besonders einfühlsam auf meine Situation eingehen. Hier bekommt man Tipps und Hilfen in vielen Bereichen und zu vielen Themen. Von der finanziellen Situation bis zu privaten Problemen. Für meinen Friseurtermin hatte mir die Therapeutin den Tipp gegeben, es als eine Art Party zu zelebrieren. Ich habe dann versucht, meine Schwester anzurufen, ob sie mit mir zusammen zum Friseur fahren würde, aber leider hatte sie schon was vor. Also werde ich das alleine meistern, wie so vieles andere bei meinem jetzigen Werdegang. Zum Glück kannte ich meine Friseurin schon sehr lange und wusste, dass sie super lieb und einfühlsam mit dem Thema umgehen würde. Trotzdem. Ich war ziemlich nervös. Der Gang zum Friseur, um mich von meinen letzten Haaren zu trennen und um meine Perücke abzuholen, war ein schwerer Gang. ... irgendwie hatte ich ganz schön Schiss ... Schiss vor der Reaktion meiner Kinder, aber vor allem vor meiner eigenen Reaktion   ... durch das Verlieren meiner Haare würde das Ganze erst so richtig real und greifbar werden ... bisher war alles noch so weit weg von meinem Herzen. Noch betrachtete ich das ganze aus der Vogelperspektive und dachte nicht wirklich an meine Diagnose. Aber, wenn gleich die Haare weg sein würden, dann konnte ich es auch vor mir selbst nicht mehr verleugnen. Ich nahm mir vor, ein Vorher-Nachher-Bild machen, als Erinnerung für später.

Meine Haare lagen überall herum - im Bad, Schlafzimmer, Wohnzimmer und auf allen Klamotten. Wann immer ich meine Jacke anzog, hatte ich das Gefühl, als ob ich durch einen Wust von Haaren greife - einmal durch die Haare streichen oder kämmen bedeutete ein Abschied von vielen, sehr vielen Haaren. Also - radikal ran an die Geschichte.

Meine Friseurin, Gabi Junge, war übrigens super lieb und einfühlsam. Ich durfte abends, nach den normalen Öffnungszeiten noch vorbeikommen und obwohl kein Kunde mehr im Laden war, ist sie mit mir in einen geschützten Nebenraum gegangen und hat mich gefragt, ob ich dabei in den Spiegel gucken möchte oder lieber nicht. Ihr Geschäft, Haarwerk Junge & Kopf, hatte sie gerade erst ein paar Wochen vorher eröffnet und ich durfte sogar einen Vorbericht schreiben. Und nun saß ich mit meiner Nervosität in diesen Räumlichkeiten, die sonst von frisch gestylten und glücklichen Frauen verlassen werden.

Die verschiedenen Phasen des Haareabschneidens hatten wir mit dem Handy festgehalten. Meine Haare hatte sie mir eingepackt und mitgegeben, ein komisches Gefühl. Fast als hätte mich ein Indianer skalpiert. Leider musste ich diesen Gang alleine gehen. Einer von vielen Gängen, die ich alleine gegangen bin und sicherlich auch noch alleine gehen werde. Auch wenn ich wusste, dass mein Mann mich sicherlich immer begleiten würde, habe ich das meiste alleine durchgezogen. *Mir würde seine Hilflosigkeit neben mir weh tun. Dann bin ich lieber alleine bei den Arztterminen, Chemos und Untersuchungen. Damit bin ich besser zurechtgekommen.*

Als ganz besondere Überraschung war heute ein total süßes Paket von meiner Freundin aus Hamburg angekommen. Was Süßes für jeden von uns, was zu lesen und ganz, ganz liebe Worte. Ich habe mich sehr über diese liebe Geste gefreut. Vor ein paar Tagen hatte ich auch »einfach so« einen schönen Blumenstrauß von ihr geschickt bekommen. Das geht so zu Herzen, zu wissen, dass es Mädels gibt, die an einen denken und mit netten Kleinigkeiten aufbauen. Danke, dass es euch gibt.

09.03.2018

Die erste Nacht ohne Haare war komisch. Ich hatte eine Mütze, denn ohne Haare war es doch sehr kühl am Kopf. Aber man merkte es total - im Nacken war es kühl und ich war gespannt, wie die Kinder morgens auf mein neues Outfit, also ich mit Perücke, reagieren.

Meine kleine Tochter fragte, ob ich beim Friseur war und meinte etwas später nur, dass die neue Frisur gut aussieht. Meine Große hat es kaum kommentiert. Nachmittags waren meine Nichte und Schwägerin aus Lübeck da, die haben auch nichts gemerkt. Weder dass meine Haare weg waren, noch dass ich eine Perücke trug.

Abends, bevor es ins Bett ging, hatte ich meinem Mann und meinen Kindern mit einem komischen, ja fast ängstlichen Gefühl, meinen kahlen Kopf gezeigt. Mein Mann war zwei Tage unterwegs und hatte mich also auch noch nicht gesehen. Zum Glück haben die Kinder toll regiert und waren total lieb. Meine Kleine kam auch noch in mein Bett, um zu kuscheln - auch am nächsten Morgen kamen beide noch zu uns ins Bett - keine Berührungsängste.

10.03.2018

Nachmittags beim Kaffeetrinken hatte ich dann auch meiner Schwägerin und meiner Nichte erzählt, dass ich nun eine Perücke trage. Sie waren ganz erstaunt, denn sie haben es mir nicht angesehen. Das wiederum war ein beruhigendes Gefühl für mich und ich hatte etwas mehr Selbstwertgefühl, als ich das nächste Mal auf die Straße gegangen bin.

11.03.2018

Das Wochenende war soweit ok - auch wenn ich etwas groggy war und nicht so fit, wie ich es gern gewesen wäre. Morgen früh muss ich zu meiner zweiten Chemo. Ich bin gespannt, wie diese läuft und wie ich die vertrage.

12.03.2018

Meine Schwester zieht zu ihrem Lebensgefährten nach Österreich und muss hier ihren gesamten Hausstand auflösen. Leider konnte ich nichts zum Umzug beitragen, aber mein Mann war vor seiner Spätschicht noch bei ihr und hat tatkräftig geholfen. Ist schon ein komisches Gefühl zu wissen, dass sie nun einen neuen Lebensabschnitt anfängt und man sich nicht mehr so oft sehen kann.

Heute Morgen lief es besser bei der Chemo. Die Wartezeiten waren kurz, so dass ich schon kurz nach 12 Uhr zuhause war. Leider hatte ich seit morgens mit Kopfschmerzen zu kämpfen und schon eine Migränetablette und eine Paracetamol genommen, aber es blieb das Gefühl, einen Matsch-Kopf zu haben.

Zu Mittag hatte ich einen Teller Gemüsesuppe gegessen und wartete auf 13 Uhr. Dann durfte ich die erste von den beiden Urometixan Tabletten nehmen - und anschließend versuchen zu schlafen. Ich war total müde. Die Tabletten sollen übrigens ein Blasenschutz sein, die Chemo macht ja alle Zellen im Körper platt und eine der häufigsten Nebenwirkungen zu der Chemo ist wohl eine Blasenentzündung.

Der heutige Tag verging komisch - mein Kopf blieb matschig. Zwar nicht doll genug für eine weitere Tablette, aber auch nicht klar. Die ersten Nebenwirkungen der heutigen Chemo hatten sich schnell gezeigt: dicke Füße und dicke Finger. Hatte das Gefühl, mein Fuß passt noch nicht mal in meinen Hausschuh. Sehr unangenehm, soll aber ja in ein bis zwei Tagen wieder weg sein. Laut Aussage der Chemo-Schwestern kann es durch das Cortison kurzfristig (oder auch langfristig) zu Wassereinlagerungen und einem roten Kopf kommen. Na super, ich hatte das Gefühl, fast alle Nebenwirkungen mitnehmen zu müssen.

13.03.2018

Eine anstrengende Nacht - teilweise nur gedöst und mehrmals zum Klo gewesen. Aber auch darauf hatte man mich vorher hingewiesen.

Auch nach dieser Chemo hatte ich wieder ein knallrotes und heißes Gesicht, zum Glück hatte man mich bei der ersten Chemo vorgewarnt. Heute Morgen hatte ich einiges für meine Eltern zu erledigen, viel Telefonkram - das hat mich ganz schön erschöpft. Konnte kaum etwas zum Mittag essen und hatte mich direkt hingelegt und eine Stunde tief und fest geschlafen. Trotzdem hänge ich heute etwas durch. Ich wollte versuchen, früh schlafen zu gehen und besser zu schlafen als letzte Nacht. Abends hatte ich einen gebackenen Camembert und Salat und zum Nachtisch einen kleinen Quark gegessen. Ich hatte Angst, durch die Medikamente noch mehr zuzunehmen. Ich bin leider sowieso schon zu dick.

Die Tage nach der Chemo waren diesmal echt anstrengend. Ich war sehr müde, brauchte mehrmals meine Auszeit und ich musste mich manchmal zweimal am

Tag hinlegen. Ich hatte auch die ersten vier Tage ein fast permanentes Übelkeitsgefühl, ohne wirklich spucken zu müssen. Sogar mein geliebter Kaffee war in den ersten vier Tagen nach der Chemo nicht mein Freund.

Ein unangenehmes Gefühl machte sich auch in meinem Rachen und in der Speiseröhre breit. Bestimmte Getränke und Speisen lösten ein Brennen aus. Getränke mit Sprudel oder heißer Kaffee waren im Moment nicht so gut. Ich hoffe nicht, dass es schlimmer wird.

14.03.2018

Meinem Vater ging es leider immer schlechter. Seine Kraft wurde immer weniger und ich versuchte, so viel Zeit wie möglich bei ihm zu verbringen. Heute sollte ein Pflegedienst zum Vorgespräch vorbeikommen. Meine Mutter schafft nicht mehr alles alleine und wir müssen mal sehen, wie wir sie entlasten können. Nächste Woche muss er noch zur geplanten Immunglobuli-Therapie ins Krankenhaus, aber danach müssen wir eine Hilfe für meine Mutter organisieren.

20.03.2018

Gestern war ein schöner Tag – die Sonne schien und der Wind war endlich vorbei. Erst haben wir draußen in der Sonne einen Kaffee getrunken, danach habe ich tatsächlich noch eine Weile im Garten gearbeitet und Blätter geharkt. Es tat gut, mal wieder etwas draußen zu schaffen und nicht nur nutzlos zu sein. Heute habe ich wieder eine Runde gezappelt. Etwa 30 Minuten habe ich wieder geschafft und zusätzlich meine Dehnungsübungen gemacht

Morgen versuche ich endlich mal wieder zum Aerobic-Kurs zu gehen. Acht Wochen war ich nicht beim Sport und ich bin gespannt, ob ich es konditionell und koordinationsmäßig schaffe. Die Chemo geht echt auf den Kopf – ich habe manchmal Wortfindungsstörungen und manche Begriffe sind ganz weg. Als ob »du Kopf wie ein Sieb« hast. Als ich gestern bei einer Freundin dieses Loch im Kopf hatte und sagte, Chemo macht dumm, meinte sie nur: »das kann ich auch ohne Chemo«. Auch eine lockere Reaktion.

22.03.2018

Gestern und heute war ich eigentlich ziemlich fit – hatte auch jeden Tag über 12.000 Schritte geschafft und meine Übungen gemacht.

Das einzige was mich so wirklich nervt, ist, dass ich total viel Süßes und Ungesundes in mich hineinfresse. Den ganzen Tag ernähre ich mich gesund und abwechslungsreich – aber abends stopfe ich dann alles, vorzugsweise meine leckeren Milchgeister, in mich hinein. So kann es nicht weitergehen, aber es ist auch schwierig in dieser Situation auch noch Willensstärke aufzubringen. So langsam war mein Level an Baustellen in meinem Leben erreicht und ich fühlte mich, als sei das Fass nicht nur bis zum Überlaufen voll, sondern es ist schon eine große Pfütze drum herum.

23.03.2018

Mein Mann hatte frei und wir konnten einen Ferientag mit unserer kleinen Tochter verbringen. Sie wollte mit uns Shoppen gehen und so sind wir in ein Einkaufszentrum in der Nähe gefahren. Es war ein schöner Tag, da meine Freundin aus Bremen auch dorthin gekommen ist. Abends war ich ziemlich groggy, aber meine Kleine war glücklich. Immerhin etwas. Meine Mutter rief noch an, um mir Bescheid zu geben, dass mein Vater nach der Immunglobuli Therapie wieder aus dem Krankenhaus nach Hause gekommen war. Zwar ziemlich erschöpft, aber glücklich, dass er wieder in seiner gewohnten Umgebung war. Ich hatte noch kurz mit ihm gesprochen, um ihn eine frohe Botschaft zu überbringen. Das Versorgungsamt hatte endlich meinem Antrag stattgegeben und mein Vater hatte nun 100 % GdB plus das passende Beiblatt, um endlich auf einen Behindertenparkplatz parken zu dürfen. Ich hatte aber Angst, dass er es nicht mehr oft nutzen kann, denn er baute immer weiter ab, rasend schnell, sehr erschreckend und beängstigend. Ich wollte doch meinen Papili, wie ich ihn früher gerne genannt habe, nicht verlieren. Ich war schon immer ein Papa-Kind, und ein »Zuhause« ohne Papa ist nicht mehr wirklich mein Zuhause.

24.03.2018

Am nächsten Morgen klingelte um 6 Uhr bei uns das Telefon - meine Schwägerin teilte mir mit, dass mein Vater eingeschlafen sei. Vollkommen unerwartet für jeden von uns. Auch wenn mein Vater schwach war und kaum noch Kraft hatte, so waren wir von dieser schnellen Wendung doch sehr überrascht. Er war doch gestern erst aus dem Krankenhaus entlassen worden, ohne Vorwarnung der behandelnden Ärzte, dass es mit meinem Vater bald zu Ende gehen könnte, sondern sogar noch mit einem neuen Termin für Anfang Mai. Wir sind dann direkt zu meinem Vater gefahren, um uns von ihm zu verabschieden und meine Mutter zu unterstützen.

Ein langer Tag mit vielen Komplikationen, die wir zu bewältigen hatten. Mein Bruder war noch bei der Arbeit in Hannover und musste von meiner Schwägerin abgeholt werden. Meine Schwester und meine große Tochter waren in Österreich - dort hatte ich dann morgens um sieben angerufen, um beiden die Möglichkeit zu geben, nach Hause zu kommen, um sich noch von meinem Vater zu verabschieden. Meine Schwester kam nicht, sie wollte meinen Vater so in Erinnerung behalten, wie bei ihrem letzten Treffen; meine große Tochter blieb dann auch bei ihrer Tante und sie wollten dann zur Beerdigung kommen.

Ich hatte die Zeit genutzt und mich noch lange an das Bett zu meinem Vater gesetzt und Zwiesprache gehalten. Mein Vater sah ganz friedlich aus und ich weiß, dass er nie zu einem Pflegefall werden wollte. Und das wäre nun passiert. Mein Vater konnte kaum noch etwas selbstständig und wäre kurzfristig auf Pflege von Fremden, Rollstuhl und Schnabeltasse angewiesen gewesen. Ich bin froh, dass ihm das erspart geblieben ist.

Der Samstag war lang - abends um halb neun waren wir wieder zuhause und dann musste ich auch noch meiner kleinen Tochter mitteilen, was passiert war. Sie hatte es schon irgendwie geahnt. Ich bin zwar in der letzten Zeit sehr oft und lange bei meinem Vater gewesen, aber nie von morgens bis abends. Zum Glück war meine Schwiegermutter an diesem Tag zuhause gewesen und konnte sich um die Kleine kümmern, die auch noch Übernachtungsbesuch hatte. Aber die Freundin ist wie unser drittes Kind bei uns in der Familie und vollkommen pflegeleicht.

25.03.2018

Sonntags waren wir wieder den ganzen Tag bei meiner Mutter, hatten die Karten vorbereitet und alles Weitere besprochen.

Es war sehr schwer, den passenden Rahmen für die Trauerfeier meines Vaters zu finden. Da wir wussten, dass sich viele Freunde, Weggefährten und Kollegen von ihm verabschieden wollten, war die Friedhofskapelle keine Option, da sie zu klein ist. Nach Rücksprache mit der Pastorin konnten wir dann für Gründonnerstag Nachmittag die Kirche bekommen. Auch ein Lokal für die weit über 100 Trauergäste zu finden, war sehr schwer und wir mussten viel telefonieren.

Nachmittags brauchte ich unbedingt frische Luft und Bewegung - also haben mein Mann und ich einen langen Spaziergang gemacht. Danach habe ich sogar noch auf meinem Crosstrainer gezappelt und ein paar Übungen gemacht. Zum Glück war ich abends so müde und kaputt, dass ich tief und traumlos ein paar Stunden schlafen konnte.

26.03.2018

Am Montagmorgen musste ich wieder zum Blutabnehmen - beim Hausarzt war ich schon zur »Chefsache« erklärt worden, da die Arzthelferinnen es nicht hinbekamen. Der Arzt war sehr einfühlsam, als er merkte, dass etwas nicht stimmte und ich ihm dann von unserem Trauerfall berichten musste. Anschließend hatten meine Mutter, meine Schwägerin und ich den Blumenschmuck und die Kränze für die Beerdigung meines Vaters ausgesucht. Abends hatte ich dann eine meiner langjährigsten Freundinnen aus Hamburg getroffen, die bis jetzt noch nichts von meiner Diagnose wusste. Sie war sehr geschockt - aber auch traurig, weil ich es ihr nicht früher gesagt hatte. Sie hatte aber selbst genug um die Ohren und viele Probleme in der Familie zu bewältigen. Ich weiß, dass sie immer für mich da ist und ich immer auf sie zählen kann, auch wenn sie über eine Stunde entfernt wohnt.

27.03.2018

Die Pastorin hatte sich für morgens zum Gespräch angekündigt und wir hatten ein anstrengendes und aufrührendes Trauergespräch. Anschließend hatte ich noch ein Gespräch mit meiner Psychologin, bei der ich als Schmerzpatientin, die ich ja wegen der Fibromyalgie bin. Sie war auch ganz überrascht - zumal sich das ganze bei meinem Vater nicht so schnell abgezeichnet hatte. Für mich war es nun der sechste Trauerfall in der engeren Familie in vier Jahren. Vor vier Jahren, am 1 April, verstarb meine Oma - am 29. April, knapp vier Wochen später, mein Schwiegervater. Vor zwei Jahren verstarben meine Schwieger-Oma, mein Onkel und meine Tante innerhalb von fünf Monaten - und nun noch mein Vater. So langsam war ich am Ende meiner Kraft, ich bekam schon Beklemmungen, wenn ich an eine Beerdigung dachte.

28.03.2018

Abends konnten wir uns noch einmal von Paps verabschieden. Immer noch wirkte das *ganze* so total unreal auf mich und ich konnte es immer noch nicht glauben. Paps lag so still und friedlich da, fast so als ob er uns zuhörte und immer noch bei uns war. Ich habe, mit Tränen in den Augen, nochmal mit ihm gebetet, so wie er es früher mit uns jeden Abend gemacht hatte. »Lieber Gott, mach mich fromm, das ich in den Himmel komm« - ich wünsche Paps, das er da, wo er nun ist, einen schönen friedlichen Ort gefunden hat, von dem aus er immer zu uns herunterblicken kann.

29.03.2018

Am Tag der Beerdigung kamen meine Schwester, ihr Freund und meine Tochter endlich mit dem Nachtzug aus Österreich. Ich hätte meine Große gerne eher bei mir gehabt, aber das ging ja leider nicht. Gegen 14 Uhr sind wir zu meiner Mutter gefahren, um vor der Trauerfeier noch eine Tasse Kaffee zusammen zu trinken und um gemeinsam zur Kirche zu fahren.

Beim Eintritt in die Kirche wurde mir ganz komisch - die Kirche war sehr, sehr voll. Über 200 Trauergäste hatten sich eingefunden, um sich von meinem Vater zu verabschieden. Wir hatten ein paar Lieder ausgesucht, die vor der Trauerfeier laufen sollten, und zu diesen Klängen kamen wir in das Kirchenschiff. Mein Lieblingsbild von Paps stand neben dem Sarg und er lächelte, so wie er uns immer angelächelt hatte. Aber - er war nicht da, er lag im Sarg, der geschmückt war von weißen Rosen und weißen Lilien. Wir drei Kinder hatten für unsere Kränze alle die gleichen Blumen ausgesucht und das Bild war harmonisch und stimmig.

Die Trauerfeier durch die Pastorin war sehr bewegend, sie hat sehr schön und persönlich über meinen Vater gesprochen und dem Ganzen einen würdevollen Rahmen gegeben. Die Trauersängerin hatte »Mögen Engel dich begleiten« gesungen und ihre beeindruckende Stimme hat die Kirche komplett ausgefüllt. Ich glaube, meinem Vater hätte es sehr gut gefallen. Anschließend mussten wir zum Friedhof rüberfahren - unser Friedhof hat viel alten Baumbestand und ist sehr idyllisch. Ein wahrer Ort zum Friedenfinden. Als mein Vater ins Grab gelassen wurde, haben sich die Tauben auch dem benachbarten Wald zu Worte gemeldet und die Jagdhornbläser hatten sich ihm zu Ehren auch noch versammelt. Die Trauermahlzeit - wir hatten das Lieblingsessen meines Vaters, Hochzeitssuppe, ausgesucht, zumal es auch schon fast 18 Uhr war - war sehr anstrengend. Beim Verabschieden und Beileid bekunden habe ich mich etwas zurückgehalten. Ich wollte nicht so viel Körperkontakt, da es mir mit der Perücke sehr unangenehm war, wenn mich Fremde in den Arm nehmen und vor der aktuell grassierenden Grippewelle wollte ich mich auch schützen.

Anschließend waren wir, die Familie, noch einmal am inzwischen hergerichteten Grab und haben die Kränze, Schalen und Schleife nochmal in Ruhe wahrgenommen. Fast 30 Kränze von lieben Freunden, Nachbarn, Vereinen und Verbänden. Es war schön zu sehen, dass viele an meinen Vater gedacht hatten. Auch die Karten und die liebevollen Worte in den Karten haben uns sehr beeindruckt. Zeigt es doch einmal mehr, dass eine simple Beileidskarte für die Angehörigen viel bewirken kann. Wenige Worte - oder auch ein langer Text - ganz egal, ein Zeichen, dass viele mit uns fühlten und auch an meinen Vater dachten und trauerten.

30.03.2018

Die nächsten Tage waren schwer für mich - einerseits hatte ich Ablenkung, da meine Schwester und Freund bei uns einquartiert waren, andererseits hatte ich gesundheitlich ein weiteres Tief. Bereits vor meiner zweiten Chemo hatte ich mit extrem starken und langandauernden Blutungen zu kämpfen. Nun erneut - starke Blutungen die mich extrem einschränkten und auch schwächten. Diesmal hatte ich wieder eine Woche damit zu kämpfen und meine Frauenärztin hatte mir einen Termin im Krankenhaus gemacht.

Der Kirchgang am Ostersonntag war noch einmal sehr emotional für uns alle, einmal weil wir für unseren Vater in die Kirche gingen, zudem auch noch der vierte Todestag meiner Oma - gleichzeitig war in unserem Gotteshaus eine Taufe und das niedliche »Gebrabbel« des kleinen Täuflings war für uns sehr hilfreich. Man musste unweigerlich schmunzeln und wurde aus den trüben Gedanken herausgerissen.

Auf dem Friedhof haben wir noch einmal die ganzen Kränze bewundert. Zum Glück gab es in den Nächten keinen Frost, so dass die schönen, farbenfrohen Gaben nicht verfroren waren.

03.04.2018

Am Dienstag nach Ostern hatte ich morgens um 7:45 Uhr meine dritte Chemo. Frühmorgens hat mich das Taxi abgeholt, und obwohl es wegen der Osterwoche sehr voll war in der Abteilung, war ich schon um 11 Uhr durch und kurz vor Mittag zuhause. Üblicherweise wird man vor Ort bei der Blutabnahme von den lieben Arzthelferinnen gefragt, wie es einem geht und in der Zwischenzeit ergangen ist. Das war für mich an diesem Tag nicht einfach zu beantworten und mir schossen direkt die Tränen in die Augen. Meine Lieblings-Chemo-Schwester wollte mich trösten und meinte, dass man zwischendurch schon mal einen Durchhänger in der Chemo habe. Ich konnte nur sagen: »Private Familiensache« und sie reagierte schnell, blickte auf mein schwarzes Zeug und meinte: »Wenn es das ist, was ich denke, dann wünsche ich Dir viel Kraft« ... ja, manchmal braucht es nicht viele Worte, und ein liebevoller Blick kann helfen.

Wie die Male davor aß ich nach der Chemo zuhause eine Kleinigkeit und legte mich erstmal hin.

04.04.2018

Heute war meine erste Zwischenkontrolle, das sogenannte »Zwischenstaging«, und ich war ganz schön nervös. Die Ärztin machte Ultraschall und guckte erst nicht so glücklich. Dann meinte sie, dass der Tumor doch etwas kleiner geworden sei ... Der Tumor war in der Voruntersuchung wohl 12x11x5 mm - bei der Kontrolle sei er 9 x 8x 7 mm gewesen. Für mich etwas verwirrend - zwei Werte kleiner, ein Wert größer? Wie soll ich das deuten? Zuhause habe ich in meiner Facebook-Gruppe »Brustkrebs« nach den Erfahrungen der Mitstreiterinnen gefragt - zum Glück war es bei vielen anderen Mädels auch so, dass nicht sofort eine eklatante Veränderung festgestellt wurde. Das hat mich nun doch wieder etwas beruhigt.

In dieser Woche ging es mir nach der Chemo einigermaßen gut - die übliche Müdigkeit, etwas Appetitveränderungen und erneut etwas Probleme mit der Speiseröhre. In dem Fall kochte ich mir dann immer einen Salbeitee zum Gurgeln - der beruhigte die Speiseröhre dann etwas.

09.04.2018

Das nächste Blutabnehmen war diesmal bei meiner Frauenärztin, da ich sowieso die Überweisung für die Untersuchung im Krankenhaus und eine neue AU abholen musste. Wie immer gestaltete sich das Blutabnehmen schwierig, aber die Arzthelferin blieb ruhig und entspannt und legte mir erstmal ein warmes Handtuch auf die Armbeuge. Scheinbar gefiel das meinen Venen und sie konnte tatsächlich beim ersten Versuch Blut finden - und es gab noch nicht einmal einen blauen Fleck.

10.04.2018

Für die Untersuchung wegen der heftigen Blutungen im OsteMed Krankenhaus in Bremervörde sollte ich drei Stunden Zeit einplanen - ich hatte mir sicherheitshalber einen Eiweißriegel eingesteckt, damit ich nicht verhungerte. Der Arzt war natürlich nicht begeistert, eine »Chemo-Patientin« auf eine mögliche OP hin zu untersuchen und zu beraten. Er wollte sich natürlich erstmal ein Bild von meinen Myomen machen, um dann zu entscheiden, ob eine Ausschabung reichen würde. Wie befürchtet, lagen die Myome komplett doof in der Gebärmutterwand und eigentlich müsste diese komplett raus. Dafür hätte ich aber die Chemo unterbrechen müssen und das wollte ich nicht. Also erst eine Baustelle (Chemo) und dann überlegen, wie es weitergeht. Denn nach der Chemo stand ja die OP und die Bestrahlung an - wie sollte dann die zweite OP in den Zeitplan passen? Da hoffte ich nun mal auf ein Beratungsgespräch meiner Onkologin.

14.04.2018

Die letzten Tage und Nächte waren sehr anstrengend - da ich einige Dinge für meinen verstorbenen Vater zu erledigen hatte, war ich etwas angespannt. In seinem Büro, an seinem Stuhl zu sitzen, seine Stifte in der Hand zu haben und seine Notizen ... emotionaler Hardcore. Ich hoffte, dass ich heute eine dieser schwierigen »Baustellen« abhaken und gedanklich etwas ruhiger werden konnte.

Der Postbote fütterte unseren Briefkasten regelmäßig mit tollen Postkarten von meiner ehemaligen Arbeitskollegin und Freundin Heike. Heute bekam ich: »Glaub an dich - du schaffst das.« Danke Heike.

19.04.2018

Heute sollte ich in der OsteMed Klinik Bremervörde ambulant operiert werden. Eigentlich eine kleine OP von knapp 20 Minuten, sagte mir der Arzt und die Narkoseärztin - trotzdem sollte dieser Tag aber noch ziemlich aufregend für mich werden. Morgens um 7 Uhr sollte ich pünktlich und nüchtern im Krankenhaus sein. Da mich keiner fahren konnte, bin ich selbst hingefahren - meine Schwiegermutter und Tante wollten mich dann wieder abholen. Wir waren mit drei Frauen in unserem »ambulanten Wartezimmer« und wurden mit den netten aufbauenden Worten begrüßt: »Bitte auf die Toilette gehen, dann das Flügelhemdchen anziehen und dann ins Bett.« Es hörte sich so an, als ob es jeden Moment losgehen sollte. So lagen wir alle brav in Reih und Glied im Bett und harrten der Dinge, die da kommen - oder auch nicht, wie wir dann in Kürze feststellen mussten. Erst auf Nachfrage der Tochter unserer ältesten Wartedame erfuhren wir, dass sich ein (seit einer Woche geplanter) Kaiserschnitt in den OP-Plan eingeschlichen hatte, und die erste von uns erst um Viertel nach elf auf den OP Tisch kommen sollte. Ich war dann auch erst gegen halb zwölf auf dem Weg in den OP. Diesmal vertrug ich die Narkose wohl besser, ich war relativ schnell wieder bei mir und mir war auch nicht schlecht. Im Aufwachraum war wohl gerade Schichtwechsel oder Mittagszeit - jedenfalls war es ziemlich ruhig. Eine junge Schwester holte sich einen Rat bei einem Arzt, wie sie ein Schreiben für eine gewünschte Gehaltserhöhung aufsetzen sollte. Freundlicherweise diktierte der Arzt der Schwester auch gleich, was sie schreiben soll. Ob es wohl geklappt hat? Als ich gegen halb zwei ins Zimmer zurückkam, war die dritte im Bunde noch gar nicht unter dem Messer und wartete immer noch. Die Schwestern konnten mir nicht genau sagen, wie lange ich noch warten musste, bevor ich meinen Abholer anrufen konnte. Leider lief mir inzwischen die Zeit davon, da meine Schwiegermutter und Tante noch einen anderen Termin hatten. Also musste ich alles umorganisieren und meinen Mann bitten, früher Feierabend zu machen, und jemanden zu finden, der ihn zum Krankenhaus bringt. Als das alles organisiert war, kam schon der Arzt, um die OP mit mir zu besprechen. Zum Glück war alles gutgegangen und es sollen auch keine Komplikationen zu erwarten gewesen sein. Somit war ich dann entlassen und musste nur noch auf meinen Mann warten, der erstmal 40 km nach Hause fahren und dort sein Auto abstellen musste und dann die knapp 20 km zum Krankenhaus zurücklegen musste. Also holte ich mir erstmal ein leckeres Eis und wartete in der Sonne vor dem Krankenhaus auf meinen Chauffeur.

Wenn man bedenkt, dass ich pünktlich um sieben Uhr im Krankenhaus sein sollte - aber eigentlich erst um halb zwölf drankam, dann ist man schon etwas sauer. Da muss dringend an der Organisation gearbeitet werden. Wie man gesehen hat, war ich ja kein Einzelfall - wir waren ja zu dritt, die über vier Stunden vergeblich im »Flügelhemdchen« im Bett gelegen und gewartet hatten.

Hinterher ging es mir eigentlich ganz gut - ich hatte mich zwar noch etwas hingelegt, aber eigentlich war ich ziemlich fit.

Die nächsten Tage waren wieder mal super aufregend, denn das es mal ruhiger bei uns werden würde, ist unvorstellbar.

20.04.2018

Am Freitagvormittag klappte meine Schwiegermutter fast zusammen. Ich musste sie zum Arzt bringen, der sie dann direkt wegen Herzrhythmusstörungen ins

Krankenhaus eingewiesen hat. Also – Krankenwagen rufen, Tasche packen, Arbeitgeber der Schwiegermutter anrufen (sie hätte eine Stunde später zur Arbeit gemusst). Da ich nicht ins Krankenhaus wollte, um mir keine unbekannten, neuen Viren einzuhandeln, habe ich direkt meinen Mann angerufen, der dann zu meiner Schwiegermutter gefahren ist. Im Krankenhaus haben sie einige Untersuchungen gemacht und sie dann am Dienstag erst wieder entlassen. Zum Glück ist alles gutgegangen – war aber mal wieder ein unnötiger Schreck zwischendurch.

22.04.2018

Heute hat meine große Tochter zusammen mit den Hechthausener Ostemusikanten ein Frühjahrskonzert gegeben. Ich wäre gerne hingegangen, aber aus mehreren Gründen schaffte ich das noch nicht. Einerseits war es mir in der Halle dort viel zu voll und zu warm (so eine Perücke ist wie eine Extra-Heizung für den Kopf und den ganzen Körper) und zudem war die gespielte Musik eher die Lieblingsmusik meines Vaters: Blas- und Volksmusik. Und dafür waren die Erinnerungen noch zu stark und zu viel für mich. Also war ich solange bei meiner Mutter und habe mit ihr einen Kaffee getrunken und im Büro meines Vaters einige Dinge abgearbeitet.

23.04.2018

Heute hatte ich meine vierte Chemo. Morgens um acht Uhr musste ich in der Klinik Dr. Hancken sein – da ein akuter Arztmangel herrschte, wurde die Freigabe an die Apotheke nicht gleich vorgenommen. Also hieß es: warten. Nach einer Stunde erfuhr ich, dass ich ein Zwischengespräch bei meiner Onkologin hatte, und reihte mich in die Wartenden vor ihrem Sprechzimmer ein.

Da ich mir immer wieder Notizen gemacht und meine Fragen direkt aufgeschrieben hatte, war ich sogar auf das spontane Gespräch vorbereitet. Wir konnten in aller Ruhe meinen geplanten Therapieverlauf besprechen – also konnte ich in den nächsten Tagen zu meiner Chefin gehen und mit ihr besprechen, wie es weitergehen kann bzw. könnte. Bei der Diagnose »Krebs« einen festen Plan zu machen, ist utopisch.

Die Onkologin war zufrieden mit dem bisherigen Verlauf – der Tumor war kleiner geworden und ich sprach gut auf die Medikamente an. Wie geplant sollte die Chemo ab Mitte Mai im wöchentlichen Rhythmus mit Antikörper bis Ende Juli durchgeführt werden. Dann kurze Erholungsphase, bevor die brusterhaltende OP stattfinden sollte. Anschließend sollte es in die Bestrahlung gehen. Fünf Wochen jeden Tag nach Stade (40 km eine Tour) für die kurze Behandlung. Der Strahlen-Arzt soll dann direkt die AHB in die Wege leiten. So wie es aussieht, sollte ich in diesem Jahr wohl kaum wieder an die Arbeit kommen. Ich wusste in dem

Moment noch nicht, wie meine Chefin reagieren würde, denn mein Arbeitsvertrag war bis Ende des Jahres befristet. Würde sie das Risiko eingehen, mich weiter zu beschäftigen? Ich wusste es nicht. Aber ich konnte mir darüber jetzt keine Gedanken machen. Ich musste erstmal an mich denken, daran gesund zu werden und für meine Kinder da zu sein.

Es gab aber auch noch eine für den Moment gute Nachricht. Das Ergebnis der Medizinischen Hochschule Hannover war da. Nach dem jetzigen Stand der Wissenschaft sieht es so aus, dass ich keine krankheitsverursachende Variante der Gene BRCA1, BRCA2, CHEK2, PALB2 und RAD51C habe. Es ist also davon auszugehen, dass auch Veränderungen anderer Gene für meinen Brustkrebs verantwortlich sein können. Aus diesem Grund kann auch weiterhin eine erbliche Ursache nicht ausgeschlossen werden. Was uns die Zukunft bringt, wissen wir nicht. Für den Moment konnte ich bezüglich meiner beiden Töchter beruhigt sein, aber was in einigen Jahren ist, weiß keiner.

Die Chemo dauerte an diesem Montag bis um zwölf und als ich zuhause war, habe ich mich kurz hinlegen wollen. Irgendwie kam ich aber nicht zur Ruhe. Im Moment habe ich wieder eine Phase, in der ich kaum schlafen konnte - weder nachts, noch am Tage.

Die nächsten Tage hatte ich wieder das komische Gefühl im Oberbauch. Bestimmte Sachen mochte ich kaum essen, anderes dafür umso mehr. Trinken ist momentan auch ein besonderes Thema - ich vergaß das Trinken immer und abends merkte ich manchmal, wie wenig ich getrunken hatte. Also versuchte ich immer, mit leckeren Getränken das Defizit auszugleichen.

26.04.2018

Heute hatte ich wieder ein Gespräch bei der Krebsnachsorge. Es war schon sehr hilfreich mit jemanden zu sprechen, der einen Krebspatienten versteht und sich traut, Fragen zu stellen und auch die richtigen Fragen stellt. Meine Ansprechpartnerin hatte wieder ein paar gute Anregungen im Gepäck und ich versuche, diese umzusetzen. Ziel ist, die Seele und eigene Kraft als Kuchen zu sehen und die Energieräuber zu minimieren oder auszulöschen. Auslöschen war nicht so einfach für mich, da ich meinem Vater versprochen hatte, meiner Mutter bei der ganzen Abwicklung und dem Schreibkram zu helfen. Und das ist eine emotionale Sache, die ging auch jetzt, vier Wochen nach seinem Tod, immer noch extrem an die Substanz.

27.04.2018

Heute war ich beim Zahnarzt. Ich hatte professionelle Zahnreinigung und Kontrolle. Habe auch gleich mit der Zahnarzthelferin über die Chemo gesprochen und sie hatte die Reinigung gleich darauf eingestellt. Auch die Zahnärztin hat darauf geachtet und sogar ihren Mundschutz die ganze Zeit angelassen. Es war ein gutes Gefühl, sicher aufgehoben zu sein und zu wissen, dass man sich jederzeit mit einem Problem oder einer Frage melden kann. Für die Mundschleimhaut hat sie mir eine spezielle Zahncreme empfohlen. Zendium. Die soll ganz mild sein und die Mundschleimhaut und das Zahnfleisch besonders schonen und pflegen.

28.04.2018

Meine Familie war früh morgens Richtung Berlin aufgebrochen. Ich hatte Karten für das open Air PUR Konzert gewonnen - leider war ich nicht fit genug für dieses Mega-Event. Also blieb ich alleine zuhause. Mein Mann und meine Kinder hatten also bei herrlichstem Wetter Berlin unsicher gemacht und die Stadt erkundet. Das Konzert am Abend fand bei super Wetter und, wie mir die kleinen Filmchen nachher zeigten, bei super Stimmung statt.

Das Wochenende war sehr anstrengend. Am Sonntag hätte mein Vater Geburtstag gehabt - wir haben den Tag ausgesucht, um die Danksagungskarten zu schreiben und um vom Testamentsvollstrecker den letzten Willen meines Vaters verlesen zu lassen. Als ich morgens Richtung Heimat gefahren bin, überkam mich ein kleiner Zusammenbruch. Das Wissen, den »letzten Willen« meines Vaters zu hören, seine Worte, seine Gedanken und sein Vermächtnis zu hören - das war auf einmal zu viel für mich. Mit einem in Blüte stehenden Kirschzweig und einem Apfelzweig bin ich erstmal zum Friedhof gefahren und habe am Grab Zwiesprache gehalten. Anschließend bin ich noch zum Ostedeich gefahren und habe auf das Wasser geschaut. Mein Vater hatte dort immer sein Boot liegen und ich habe viel Zeit mit ihm auf dem Deich und im Apfelhof verbracht. Ich konnte noch nicht zu meiner Mutter fahren, ich musste noch Zeit für mich und für meinen Abschied von meinem Vater haben.

Von meiner Freundin kam wieder eine Mutmach-Postkarte - »Es ist mal wieder Zeit für einen Mut Ausbruch.« Danke Heike, dass du immer an mich gedacht hast.

07.05.2018

Heute Morgen war ich zur Kontrolluntersuchung bei meiner Frauenärztin - es war alles ok nach der Ausschabung. Auch die Histologie war ohne Befund! Nun muss ich erst wieder im September zur Kontrolle. Meine Ärztin fragte auch, ob meine Familie hinter mir steht und ob ich Unterstützung habe - zum Glück erfuhr ich viel Unterstützung durch meine Familie und einige wenige Freunde.

Trotzdem merkt man, wie sich so langsam die Spreu vom Weizen trennt. Viele »Freunde« melden sich gar nicht mehr, wenn man sich zufällig begegnet hieß es:

»Du siehst aber gut aus, man merkt dir gar nichts an.« Aber, ist das nicht gerade ein Trugschluss? Sollte ich nur noch heulen und blass aussehen, nur damit andere sehen, dass ich krank bin? Sollte ich mir ein Schild umhängen, auf dem steht: ja, ich bin müde, ja ich habe Magenschmerzen, ja mir tun die Finger weh, ja ich könnte permanent heulen, weil ich nicht weiß, ob ich den Teufel besiege und ob ich meine Kinder aufwachsen sehen werde. Was erwarten die Leute? Ich versuchte stark zu sein, mich nicht gehen zu lassen - die Chemo anzunehmen, als Mittel den Teufel in meinem Körper zu besiegen. Mit der großen Portion Cortison kamen auch ein paar extra Pfunde auf die Waage - und natürlich auch von der großen Portion Nervennahrung. Aber - lieber ein paar Kilo mehr auf der Waage als totaler Kraftverlust.

In den letzten Tagen hatte ich angefangen, auch mal außerhalb meiner vier Wände ein Tuch zu tragen. Zwar noch nicht unter Leute, wie man so schön sagt, sondern erstmal nur im Garten und so. Es haben mich aber auch schon einige so gesehen. Ist gar nicht so einfach, und ich bräuchte im Moment noch etwas mehr Selbstbewusstsein.

Mit der Krankheit änderte sich auch meine Einstellung gegenüber vielen Dingen. Ich dachte mehr darüber nach, bestimmte Wünsche nicht mehr auf die lange Bank zu schieben, sondern sie bald anzugehen. Ganz oben stand natürlich meine Liebe zu Südafrika - da dies aber finanziell nicht so einfach zu wuppen ist, fangen wir doch etwas kleiner an. Ich hoffe, dass ich im nächsten Frühjahr ein paar Tage mit den Kindern und meinem Mann »raus«komme - vielleicht nach Amsterdam oder nach Cornwall? Das wäre schön. Aber ganz so lange warten brauche ich nicht - diese Woche geht es für uns ein paar Tage nach Spiekeroog. Da mein Mann aktiver Rettungsschwimmer ist und wir auch beide aktiv im DLRG-Vorstand unserer Ortsgruppe sind, die dort für die Sicherheit am Strand sorgt, konnten wir bei dem offiziellen Wachleitertreffen und Anbaden dabei sein. Für mich bedeutete es - drei Tage raus aus meinem Trott, Nordseeluft schnuppern und mal etwas anderes sehen und hören. Darauf freute ich mich sehr - auch wenn die Wetteraussichten nicht so prickelnd waren, so waren es doch die lieben Menschen, die man dort trifft, die alles andere wettmachten.

Eine liebe Freundin hat mir heute wieder ein kleines Päckchen geschickt. Mit einem kleinen selbstgebauten Tagebuch. Für jeden Tag zwei Seiten, die sie liebevoll gestaltet hat, und wo ich meine Gedanken, Gefühle und Ereignisse eintragen kann. Eine andere Freundin schickte mir immer wieder liebe Postkarten mit aufmunternden Sprüchen und Bildern. Es war total schön zu wissen, dass es doch noch Freunde gibt, die an einen denken.

08.05.2018

Heute Morgen war ich zur Kontrolle beim Kardiologen. Durch die Chemo kann das Herz angegriffen werden (eine der Nebenwirkungen, die keiner sieht). Also sollte ich alle drei Monate zum Herzultraschall. Zum Glück war alles in Ordnung und ich brauche erst wieder im August hin.

Es war ein komisches Gefühl zu wissen, das ab nächste Woche die wöchentliche Chemo losgeht – auch wenn alle sagten, dass diese Chemo einfacher zu vertragen ist, blieb die Angst und das komische Gefühl. Für Montagmorgen hatte ich schon mal mein Taxi bestellt - noch 12-mal Chemotaxi. Noch 12 Wochen (wenn alles gutgeht, und ich keine außerplanmäßige Pause machen muss). Und dann geht es weiter mit der nächsten Baustelle. Dann darf ich mir Gedanken über die OP machen ... Und die anschließende Bestrahlung.

Ich merkte, wie sich meine Haut an bestimmten Stellen veränderte - besonders empfindlich waren die Fußsohlen geworden. Gerade jetzt, wo es warm wurde und ich auch mal barfuß in den Schuhen laufen wollte. An manchen Abenden konnte ich kaum noch laufen - egal ob mit oder ohne Socken, ob mit oder ohne Schuhe - alles tat weh. Auch die Haut an der Außenseite der Augenwinkel tat weh und war extrem empfindlich. Meine Sehstärke schwankte auch von Tag zu Tag - an manchen Tagen klappte es mit den Kontaktlinsen - an anderen Tagen war alles verschwommen. Ich hoffte, dass sich dies nach der Chemo normalisiert.

Das Wochenende auf Spiekeroog war schön - endlich mal was anderes sehen und hören. Alte Freunde wieder getroffen und neue Eindrücke gewonnen. Schade, dass ich im Sommer nicht mit meiner Familie nach Spiekeroog kann, aber dann müsste ich zwei Mal die Chemo ausfallen lassen, und das möchte ich nicht.

14.05.2018

Meine erste neue Chemo mit Taxol - die würde ab jetzt jede Woche fällig sein. Dieser Chemo-Tag war ganz anders, als die Male davor. Erst bekam ich ein Antiallergikum und noch eine andere »Dröhnung«, die mich total müde machte. Irgendwie hatte ich schon gleich von Anfang an vor mich hingedöst. Frühstück fiel auch mager aus - ich hatte zwar Brot, Tomaten und Banane mit, aber irgendwie hatte ich keinen Hunger. Auch auf die Tagessuppe (Bärlauch) hatte ich keinen Appetit. Und irgendwie war die Vorstellung, bei fast 28 Grad eine Suppe zu löffeln, auch nicht so klasse ... Als dann später das Taxol kam, sollte ich die Hände kühlen. Da bekam ich Kühlhandschuhe - mega kalt und echt heftig. Dieser Chemo-Tag war sehr lang. Morgens kurz nach halb sieben holte mich das Taxi ab und um Viertel vor drei war ich wieder zuhause. Ich habe dann eine Kleinigkeit gegessen und erstmal wieder eine Stunde geschlafen. Nach dem Abendessen habe ich dann wieder geschlafen – irgendwie konnte ich die Augen kaum offen halten.

Die Nacht war etwas kürzer als sonst – erst konnte ich nicht einschlafen, dann war ich öfters wach. Wieder die Nacht nach der Chemo und der Cortison Gabe. Das kannte ich inzwischen schon.

15.05.2018

Der Tag nach der Chemo war eigentlich okay. Ich mochte sogar morgens meinen Kaffee trinken und war kaum noch müde.

Seit ein paar Tagen verschwanden auch meine letzten Haare – meine Augenbrauen. Ich weiß gar nicht, wie ich so ganz ohne Haare aussehe. Wieder ein deutlicheres Zeichen für »Krebs«.

Meine beiden Mädels hatten heute einen Gesprächstermin bei der Krebsnachsorge. Ich wollte ihnen die Möglichkeit geben, sich mit jemanden zu der Situation auszutauschen und Fragen stellen zu können, die sie bei mir nicht stellen mögen. Das Gespräch war wohl ganz okay, und wie mir die Beraterin hinterher signalisierte, bestand kein akuter Handlungsbedarf, da beide Kinder sich gut in der Familie aufgehoben fühlen. Da fiel mir wirklich ein Stein vom Herzen. Ich hatte schon Angst, dass sich bei den Mädels Ängste, Sorgen und Verlustängste aufstauen würden. Meine kleine Tochter hatte sich kindgerechtes Informationsmaterial mitgenommen und möchte zu dem Thema ein Referat in der Schule halten. Ich war gespannt, ob sie es wirklich macht.

19.05.2018

In den letzten Tagen hatte sich mein Geschmackssinn verändert. Mein Mund fühlte sich an, als hätte ich zehn Mal Zähne geputzt und mit einer Flasche Mundwasser gespült. Das Essen schmeckte komisch – teilweise ekelig und teilweise konnte ich kaum etwas Heißes trinken oder essen. Ich versuchte meinen Mund so oft es geht mit Salbei-Tee zu spülen, in der Hoffnung auf Linderung.

Meine Finger und Füße hatten inzwischen Formen angenommen, bei denen ich Elefanten echt Konkurrenz machen konnte. Meine Fußsohlen brannten, als hätte ich einen Sonnenbrand und meine Oberschenkel fühlten sich an, als wäre ich mit Arnold Schwarzenegger verwandt. Uff – das nach der ersten Anwendung von dem Paclitaxel (Taxol), dem Trastuzumab (Herceptin) und dem Pertuzumab (Perjeta).

Trotz aller Müdigkeit und Erschöpfung quälte ich mich täglich mit einem kleinen Sportprogramm. Ich versuchte täglich auf meinen Crosstrainer zu gehen und zwischen 10 bis 45 Minuten zu trainieren. Anschließend versuchte ich noch, meine Muskulatur zu dehnen und ein paar Kräftigungsübungen zu machen. Auch wenn es mich jeden Tag wieder eine große Portion Überwindung kostete, zog ich das Programm durch und versuchte, meine Beweglichkeit zu halten. Aber, gerade jetzt wo sich immer mehr Wasser in meinem Körper einlagerte, wurde jede normale Bewegung, jeder Spaziergang und meine täglichen Übungen zu einer Quälerei.

20.05.2018

Es ist Pfingstsonntag und ich saß mit meinem Laptop draußen im Schatten. Mein Mann baute mit den Kindern ein Zelt auf und die beiden freuten sich darauf, das erste Mal in diesem Jahr draußen übernachten zu dürfen. Meine kleine Tochter war zwar ziemlich erkältet und hatte es gerade mit den Worten »ist doch gut, wenn ich draußen schlafe, dann bin ich weit weg von dir und kann dich nicht anstecken« kommentiert. Oh man, die kleine Maus war erst 10 Jahre alt und musste schon an so vieles denken. Ich versuchte immer, den beiden Mädels so viel Normalität wie möglich zu ermöglichen, aber ich befürchte, das ganze wird die beiden schon sehr belasten. Ich hoffe, dass sie es mir nie übelnehmen, dass ich - das meine Krankheit - ihnen ein Jahr unbeschwerte Kindheit geklaut hat.

Meine Fußsohlen brannten wie wild - ich wusste gar nicht, wie ich später Schuhe anziehen sollte. Ich glaube, ich werde am Dienstag mit der Ärztin sprechen und fragen, was ich dagegen tun kann.

In den letzten Tagen musste ich verstärkt über die unterschiedlichen Reaktionen von Freunden, Familie und Nachbarn denken. Es gab so viele Sprüche, auf die man (Frau) wirklich verzichten kann, und ich hatte vor kurzen Mal von einem »Brustkrebs-bullshit-bingo« gelesen, da konnte ich wirklich alle Sprüche bestätigen. Schön war immer: »Hey, du siehst aber echt (noch) gut aus«, oder »Man sieht dir gar nichts an«. Ja, bitte liebe Leute, was erwartet ihr. Brustkrebs ist eine heftige Diagnose - aber, die Therapie und Behandlung greift den Körper von innen her an. Manchmal wünschte ich mir »nur« einen Beinbruch - dann gibt es ein Gipsbein und jeder weiß, was los ist. Eine Krebsdiagnose ist schon schlimm genug, aber die Sprüche. Es geht aber auch noch schlimmer in der Kategorie Unsensibilität: »Hey, stimmt es, was ich gehört habe? - Du bist stark, du schaffst das!« Äh, ganz ehrlich. Nicht mal zu warten, was ich antworte, um zu hinterfragen, was damit gemeint sei. Meinte diese ach so sensible junge Dame etwa tatsächlich meine Diagnose, oder den kürzlichen Tod meines Vaters? Egal - pauschal heißt es, ich sei stark und würde es schaffen. Aber, woran erkennt man die Stärke eines Menschen? Ich sah vielleicht immer »stark« aus, da ich, wie man so schön im neudeutsch sagt, »wohlgenährt« bin. Aber dadurch war ich doch nicht stark. Ich war und bin ein ganz normaler Mensch mit Gefühlen, Ängsten, Sorgen, Schmerzen und Erschöpfung.

Wenn man in der Chemotherapie ist, ist jeder Tag anders. Sogar jede Stunde kann anders sein. Schmeckte mir noch das Mittagessen, konnte es schon nachmittags sein, dass ich keinen Kaffee sehen mochte. War ich gerade noch fit und energiegeladen, konnte ich eine Stunde später wie ein ausgetrockneter Marienkäfer auf dem Sofa liegen. Gutgemeinte Ratschläge, »schlaf doch einfach mal« waren zwar prima, aber dank des Medikamenten-Cocktails konnte ich teilweise trotz Müdigkeit nicht schlafen.

Der Spruch, die Haare wachsen ja wieder, war sicherlich nett gemeint, aber von jemanden, der frisch vom Friseur kommt, braucht man diese aufbauenden Worte nicht. Eine Perücke war zwar ganz nett und half über die erste Zeit hinweg – aber gerade im Sommer, beim Sport oder wenn man eine Jacke anzieht oder einen Schal umhat, nicht wirklich eine optimale Lösung.

Ich hatte es nun, etwa zwei Monate, nachdem ich meine Haare verloren hatte, endlich für mich geschafft, ohne Perücke, sondern nur mit Kopftuch nach draußen zu gehen. Auch hier gab es die unterschiedlichsten Reaktionen, aber langsam gewinnt man an innerer Stärke diesbezüglich dazu.

21.05.2018

Morgen geht es zur nächsten Chemo im Wochenrhythmus und ich bin gespannt, wie es wird. Durch den Feiertag fehlt ja der Pfingstmontag, daher wird es morgen sicherlich sehr voll und hektisch werden.

Heute war meine kleine Tochter leider krank geworden. Seit heute Morgen liegt sie flach mit Fieber, Husten und Schnupfen. Ich hoffe ja, dass ich mich nicht angesteckt hat und morgen meine Chemo wahrnehmen kann.

Pünktlich wie ein Uhrwerk habe ich wieder eine Postkarte von meiner Freundin bekommen. »Mein Schutzengel fragte mich: Was ist dein Wunsch? Ich antwortete: Pass gut auf den auf, der gerade diese Zeilen liest.« – Danke liebe Heike, dein Schutzengel hat bis jetzt einen super Job gemacht.

22.05.2018

Heute hatte ich die zweite der wöchentlichen Chemos und musste diesmal, wegen des feiertagsbedingt verlegten Chemo-Tags, erst um 11:15 Uhr da sein. Da mein Taxi gut durchkam, war ich schon um 11 Uhr da. Nach der Blutentnahme sollte ich dann erstmal zu meiner Onkologin. Trotz der Anmeldung aus der

Chemo-Ambulanz und der Tatsache, dass mich die Ärztin sehen wollte, musste ich noch fast eine Stunde warten, um ein vier Minuten Gespräch zu führen. Es ist ja schön, dass die Ärztin einen zwischendurch sehen möchte, aber wenn die Termine von der Klinik vergeben werden, wäre es schön, wenn sie eingehalten werden. Als ich zurück in die Chemo-Ambulanz kam, hatte man mich schon gesucht, denn meine Infusion war zwischenzeitlich aus der Apotheke geliefert worden.

Die Wartezeit bei den Ärzten ist teilweise unkalkulierbar. Ich hatte mit anderen Patienten gesprochen, die ebenfalls lange Stunden in der Klinik Dr. Hancken verbracht haben. Sehr unverständlich war auch, dass alle Mitarbeiter aus dem Labor gleichzeitig zu Tisch gehen. Dann wird ein wichtiger Koordinationsraum – das sogenannte Zimmer 18 – einfach für eine Stunde zugemacht. Keine Rezepte, Überweisungen oder Anmeldungen bei den Ärzten sind dann möglich. Wenn man also zufällig gerade dann einen Termin bei einem der Ärzte hat, wenn die Damen Mittag machen, muss man warten, bis endlich wieder jemand auftaucht und man dann weiterkommt. So ging es mir an einem meiner ersten Tage in der Klinik Hancken.

Um 12:40 Uhr ging es tatsächlich endlich los und ich bekam meine Pre-Medikamention. Dexamethason, Ranitidin und Clemastin und anschließend das Taxol mit den Kältehandschuhen. Um 14:45 Uhr war ich endlich fertig und konnte nach Hause. Wie voriges Mal habe ich die meiste Zeit gedöst und geschlafen.

Durch das Taxol fingen meine Hände und Füße an zu brennen und meine Ärztin hatte mir Hand und Fuß Creme mit Urea empfohlen. Die werde ich heute Abend direkt ausprobieren. Soll es kostengünstig auch bei einem der großen Discounter geben.

23.05.2018

Wieder eine kurze Nacht. Nach knapp vier Stunden lag ich wach und hörte dem Kuckuck, der sich in diesem Jahr besonders anzustrengen schien, zu. Dann musste mein Mann raus aus dem Bett, da er Frühschicht hatte, und der Nachbar belädt morgens um kurz vor fünf seinen Maurerwagen mit irgendetwas, was Krach macht. Ausschlafen auf dem Dorf – nicht möglich. Da hatte ich damals in der Stadt besser schlafen können.

Zum Sport war ich heute Morgen nicht gefahren – ich glaube, das wird zu viel nach der Chemo gestern. Ich absolvierte aber wenigstens einen Teil meiner täglichen Übungen und versuchte, mich gegen die Fibromyalgie durchzusetzen.

24.05.2018

Heute hatte ich das erste Mal seit Langem mal wieder einen Yoga-Kurs mitgemacht. Nur eine Stunde, aber es tat gut. Ich versuchte zwar immer wieder viele Übungen in meinen Tag einzubauen, aber es ist nicht das gleiche, wenn man mit anderen zusammen Yoga macht. Und das ganze sogar noch unter freiem Himmel bei schönem Sommerwetter.

25.05.2018

Es war seit Langem sehr warm bei uns und inzwischen lief ich viel mit Tüchern rum. Unter der Perücke war es kaum auszuhalten. Durch meine Fibromyalgie schwitzte ich sowieso sehr schnell, und dann noch eine Perücke. Zum Glück reagierten eigentlich alle ganz cool auf mein neues Outfit. Einige Kinder guckten noch etwas überrascht, aber im Großen und Ganzen blieb alles im grünen Bereich.

So langsam veränderten sich die Fußnägel bei mir – teilweise wurden sie braun. Ich hoffe, dass sie nicht ausfallen.

28.05.2018

Wieder ist Montag, Chemo-Tag. Wie immer war ich morgens um 8 Uhr in der Chemo-Ambulanz und war super überrascht. Alle 18 »gemütlichen« Plätze waren schon belegt und ich musste auf dem Zwischenplatz warten, wo eigentlich nur die »neuen« Patienten sitzen. Über eine halbe Stunde dauerte es, bis mir endlich Blut abgenommen wurde. Echt komisch, denn eigentlich werden die Patienten in der Chemo-Ambulanz nur mit Termin behandelt. Naja, also wieder warten, wie so oft bei dieser Krankheit. Nach der Blutabnahme fand ich ein Plätzchen im »Blauen Salon«, der den Namen wegen seiner blauen, etwas unbequemen Stühle hat. Eigentlich ist das eine Art Ruheraum, aber an diesem Tag war es nicht ruhig. Erst haben wir eine neue Chemo-Patientin aufgemuntert und ihr Kraft zugesprochen, dann war eine Dame in Begleitung ihres Mannes dort, der immer wieder Nachrichten und Anrufe auf seinem Handy erhielt. Das war schon nervig. Zum Glück ist er irgendwann rausgegangen – hat wohl meinen genervten Blick bemerkt. Um halb zwölf durfte mich das Taxi abholen. Wieder ein Chemo-Tag geschafft.

01.06.2018

Wir hatten gerade die extremste Hitzewelle seit Menschengedenken. Der heißeste Mai seit über 100 Jahren. Für alle ist das Wetter kein Geschenk mehr, tagsüber Temperaturen von über 30 Grad – nachts keine Abkühlung, sondern auch noch über 20 Grad. Die Häuser sind inzwischen aufgeheizt und an Schlaf ist nicht mehr zu denken. Ich wühlte mich nachts im Bett von links nach rechts und fühlte mich dabei wie ein Schnitzel in der Pfanne. Mit der ganzen Chemo-Chemie im Körper hatte ich schon Kopfkino: Was, wenn die Chemie anfängt zu kochen? So wie früher im Chemie Unterricht, bei dem bei Experimenten der Chemie-Cocktail zu blubbern anfing. Scherzeshalber habe ich meine Kinder schon gefragt, ob ich aus den Ohren oder der Nase Blubber-Blasen werfen würde? Zum Glück war noch nichts zu sehen. Aber anstrengend war das ganze schon.

Meine kleine Tochter hatte zwischenzeitlich tatsächlich ihr Referat zum Thema Brustkrebs in der Klasse gehalten. Wohlgemerkt in der 4. Klasse. Sie hatte sich vor die Klasse gestellt und all das erzählt, was sie wusste, hat dann noch das Infomaterial ausgelegt und einige Fragen beantwortet. Wie mir ihre beste Freundin sagte, hatte sie zwischendurch zwar Tränen in den Augen, habe es aber wohl sehr souverän gemacht. Ich war so stolz auf meine Tochter, dass sie das geschafft hatte. Wahnsinn. Ich glaube nicht, dass ich mich mit zehn Jahren getraut hätte, über Brustkrebs zu reden, geschweige denn gewusst hätte, was das ist. Ich fand es nur schade, dass mich die Klassenlehrerin im Anschluss daran nicht über das Referat informiert hat, um mir von ihrem Eindruck zu berichten. Es war ja schließlich kein Referat über Eichhörnchen, sondern über eine für die eigene Mama lebensbedrohliche Krankheit. Aber vielleicht erwartete ich auch zu viel Empathie von den Lehrern.

04.06.2018

Heute hatte ich die vierte von den wöchentlichen Chemos und die achte von den insgesamt 16. Also sozusagen Halbzeit. Der Tag stand aber unter keinem guten Stern. In der Chemo-Ambulanz gab es eine Umstrukturierung und scheinbar auch ein neues Computersystem. Zum ersten Mal wurde mir der Sitzplatz zugewiesen – sonst hatten wir immer freie Platzwahl. Auch die Reihenfolge der Blutabnahme schien inzwischen willkürlich zu sein, jedenfalls wurde vor mir bei einer Patientin Blut abgenommen, die nach mir angekommen war. Die für meinen Bereich zuständige Schwester musste scheinbar jetzt neu jeden einzelnen Arbeitsschritt eintragen. Und das System schien einigen nicht geläufig zu sein. Jedenfalls dauerte es an diesem Tag extrem lange. Ich war um 7:45 Uhr in der Ambulanz und meine erste Medikation bekam ich tatsächlich erst um 9:45 Uhr. Sonst wurde früher schon mit der Pre-Medikation angefangen, heute ging es damit erst los, als die kompletten Medikamente aus der Apotheke da waren. Ich hoffte, dass sich die Ablauforganisation noch verbesserte, sonst würde es die nächsten acht Male noch nervig werden.

Nachmittags um halb zwei war ich dann endlich wieder zuhause. Hatte eine Kleinigkeit gegessen und mich dann hingelegt. Diese Chemo hatte mich ziemlich gepackt - ich hatte das Gefühl als ob ich total dicke Arme, Beine, Finger und Füße habe. Meine Schwägerin begrüßte mich abends ganz charmant mit den Worten: »Du siehst ja scheiße aus heute« - tja, so fühlte ich mich auch. Abends konnte ich nicht zur Ruhe kommen und auch nachts war schlafen echt schwer. Ich glaube, ich habe in der Nacht nur zwei, drei Stunden geschlafen.

Nachts musste ich natürlich wieder mal gefühlte zwanzigmal aufs Klo - wie immer nach der Chemo. Die ganze Flüssigkeit möchte ja wieder raus.

05.06.2018

Heute Morgen fühlte ich mich, trotz einer schlaflosen Nacht, etwas besser. Mein Gesicht glühte zwar wie immer am Tag nach der Chemo, aber ansonsten war ich einigermaßen fit. Ich konnte sogar ein paar Übungen machen und war 20 Minuten auf meinem Crosstrainer - das tat immer ganz gut und gab mir das Gefühl, doch noch Chef meines Körpers zu sein.

06.06.2018

Der zweite Tag nach der Chemo fing noch ganz gut an - ich war optimistisch einen schönen Tag und Abend zu haben. Abends wollte ich mit meiner Tochter zu einem Open-Air-Konzert einer »Tribute to Genesis«-Band am See gehen. Im Laufe des Tages ging es mir dann immer schlechter - die schwere, schwüle Luft war zu viel für mich und ich hatte so schwere Beine, dass ich kaum noch laufen konnte. Ich bin abends nur kurz zum Konzert gefahren, um meine Tochter hinzubringen. Zum Glück war meine Schwiegermutter auch auf dem Konzert und hat meine Tochter danach mit nach Hause genommen. Ich lag schon um halb zehn im Bett und versuchte, meine Beine wieder zum Leben zu erwecken. Mir fiel ein, dass mir früher Pferdebalsam geholfen hat - also cremte ich meine Beine damit dick ein. (Ich bildete mir auch ein, dass es geholfen hat, denn am nächsten Tag konnte ich einigermaßen fit aus dem Bett kommen. Wie heißt es so schön, Einbildung ist auch eine Bildung.)

07.06.2018

Heute ist mein Geburtstag, den ich zwar nicht groß feiern wollte, sondern eher einen Tag der *offenen* Tür hatte. Gleich morgens kam eine Freundin auf eine schnelle Selter vorbei und ab zehn Uhr ein paar Nachbarinnen. Eine gemütliche kleine Runde, bei der wir zwei Stunden nett zusammengesessen haben. Nachdem ich eine Kleinigkeit gegessen hatte, habe ich mich erstmal eine Stunde hingelegt und sogar kurz geschlafen. Nachmittags ging es weiter und ein paar Freunde kamen zum Kaffee trinken vorbei. Meine Schwiegermutter und meine Nichte hatten mir sogar super leckeren Kuchen (Erdbeerbienenstich und Donauwellen) gebacken, so dass ich keine Arbeit hatte. Schwer war der Moment, als meine Mutter das erste Mal ohne meinen Vater zu meinem Geburtstag kam. Wie sie alleine aus dem Auto stieg, und man eigentlich dachte, gleich geht auch noch die Beifahrertür auf. Aber nein, leider nicht. Mein Vater war vor zweieinhalb Monaten gestorben und es war immer noch alles so frisch und schmerzhaft. Vieles war immer noch surreal und die Trauerarbeit wird noch lange dauern. Wir hatten dann erstmal ein paar Tränen gemeinsam verdrückt und uns tapfer dem Tag gestellt.

Den ganzen Nachmittag und Abend kamen und gingen Freunde ein und aus, sogar meine Chefin und Arbeitskollegin kamen vorbei, um mich zu besuchen. Bis nach halb elf haben wir draußen zusammengesessen und uns sehr schön unterhalten. Ein langer, anstrengender, aber dennoch schöner Tag mit der Familie und Freunden.

10.06.2018

Das Wochenende war schon ziemlich anstrengend. Die Kondition baut ab und alles wird anstrengender. Meine Fußsohlen brennen und meine Fußnägel fangen an, immer doller weh zu tun. Nachts wurde es immer schwerer, vernünftig zu schlafen – meine Beine taten weh und ich bin innerlich total unruhig. Ich möchte aber keine Medikamente zusätzlich nehmen.

11.06.2018

Heute habe ich Chemo Nr. 9 von 16, also mehr als die Hälfte geschafft. Für meine Chemo-Schwestern in der Ambulanz hatte ich einen Pellwormer Bienenstich mit Erdbeeren gemacht. Die Schwestern haben sich gefreut. Ich war schon um halb 8 in der Ambulanz und an diesem Tag ging es tatsächlich mal schnell. Zwischen Blutabnehmen und der ersten Infusion lag nur knapp eine Stunde – ich war dann tatsächlich schon um halb elf fertig und konnte mit dem Taxi nach Hause. Dort machte ich mir eine Kleinigkeit zu essen und versuchte zu schlafen. War nicht so einfach, zur Ruhe zu kommen, aber dann klappte es und ich konnte doch ein wenig schlafen. Wieder ein Tag geschafft.

Und wieder eine tolle Postkarte im Briefkasten vorgefunden (Hey, wer schreibt mir, wenn ich wieder gesund bin?) – »Alle Träume können wahr werden, wenn wir den Mut haben, ihnen zu folgen.« Ja, Heike, dass mache ich.

12.06.2018
Wieder ein Tag nach der Chemo - wieder schlecht geschlafen, wieder oft aufs Klo gerannt und wieder ein knallroter Kopf. Meine Beine waren total schwer und irgendwie war mir jeder Schritt zu viel. Ich versuchte ein paar Minuten auf meiner Zappelmaschine zu zappeln, aber das war nicht einfach und wurde dann von mir wegen Erfolglosigkeit abgebrochen.

13.06.2018
Mittwochs ist immer mein Lieblingskurs im Fitnessstudio. Der Kurs war eine Wahnsinnsüberwindung - ich hatte immer wieder das Bedürfnis aufzuhören, aber ich habe mich durchgekämpft und tatsächlich die Dreiviertelstunde durchgehalten. Das Gefühl hinterher war total klasse - geschafft! Nicht kapituliert! Durchgekämpft! Durchgebissen! Hard core! Unbezahlbar.

16.06.2018
Der Samstag war ein anstrengender Tag. Einiges auf dem Zettel und abends hatte mein Mann noch das obligatorische Grillen mit der Feuerwehr und mich gebeten, mitzukommen. Lust hatte ich eigentlich gar keine, aber ich habe mich abends noch aufgerafft, und bin zum Essen kurz rübergegangen. War ja zum Glück nur über die Straße. Das kostete mich aber schon ein wenig Überwindung, wenn man so kaputt und erschöpft ist und der Blick in den Spiegel die nackte Wahrheit spricht. Und man genau weiß, dass die anderen Mädels gut gestylt und mit Top-Figur dort sind. Am liebsten würde ich mich dann in der Anonymität einer Stadt aufhalten.

Ich hatte das Gefühl, mein Gesicht sei total aufgequollen und würde wie ein typisches Cortison-Gesicht aussehen. Mein Körper wurde immer unförmiger und wabbeliger. Ich hatte Angst, dass ich nun total zunehme und bald wie ein Walross durch die Gegend laufe. Wenn ich noch ein Jahr zur Antikörpertherapie muss und dann jedes Mal Cortison bekomme, dann sehe ich schwarz. Das machte mir Angst.

Meine Füße nervten mich auch schon wieder. Das Gehen tat weh und sie waren nicht nur dick und voller Wasser, sondern auch noch voller kaputter Stellen an den Fußsohlen. Wieder eine Kleinigkeit, die einem aber das Leben zur Qual machen kann.

18.06.2018
Heute hatte ich die 10/16 Chemo und es lief vor Ort ganz gut. Ich musste eigentlich um halb zehn dort sein, das Taxi kam aber sehr gut durch, und ich war schon

kurz nach neun dort. So konnte man mir schon früher Blut abnehmen und die heutigen Infusionen kamen recht schnell aus der Apotheke. Wieder mit einem lieben, aufgemalten Gruß meiner Freundin, die an dem Tag in der Steril-Abteilung der Apotheke gearbeitet hat, und nicht rauskommen konnte. Alles zusammen war ich schon um 12:15 Uhr durch, hatte aber keine Antikörper-Therapie, die ist erst nächste Woche wieder dran.

Die heutige Chemo hat wieder viel Müdigkeit hervorgerufen, sowohl bei der Chemo als auch zuhause. Auch meine Finger, Füße und Beine waren wieder extrem stark angeschwollen und voller Wasser. Ich habe versucht, ein paar Minuten auf der Zappelmaschine dagegen anzukämpfen, aber das war nicht einfach. Ich habe mich auf meinen Sessel verkrochen, die Füße hochgelagert und versuchte noch ein wenig wachzubleiben, in der Hoffnung, dass ich in der nächsten Nacht schlafen kann.

Meine Freundin erzählte mir, dass ihre beiden Kinder (10 und 14 Jahre alt) ganz traurig fragten, ob es mir nicht gut gehen würde, weil ich ein Tuch tragen würde. Ich erklärte ihr und den Kindern, dass es mir an den Tagen, an denen ich Tuch statt Perücke trage, eher besser gehen würde. Dann musste ich keine »heile Welt« vorspielen, sondern könne stark meine derzeitige Situation zeigen.

20.06.2018

Zwei anstrengende Tage und Nächte lagen hinter mir. Nachts konnte ich kaum schlafen, denn das Cortison hatte mich wieder mal aufgeputscht. Das Schuljahr neigte sich dem Ende entgegen und die Kinder hatten ihre Abschlussfeste. Gestern Abend war ich aber gut drauf und konnte die Feier genießen. Die Klasse bzw. die Eltern waren super lieb, und ein paar hatten sich getraut und sich interessiert nach meiner Diagnose bzw. dem Stand der Dinge erkundigt.

Heute Morgen wollte ich eigentlich zu meinem üblichen Mittwochskurs ins Fitness-Studio, aber ich hatte das Gefühl, mir eine Erkältung eingefangen zu haben. Ich habe nur ein paar Kräftigungsübungen gemacht und bin wieder nach Hause gefahren. Der Tag war auch weiterhin eine Quälerei. Mittags wollte ich mich gern ein klein wenig hinlegen, aber meine Nachbarin meinte, in der Mittagspause den Rasen mähen zu müssen. Gerade als ich eingeschlafen war. Also gleich wieder hoch vom Sofa. Wäre ja auch zu schön gewesen, wenn ich kurz hätte schlafen dürfen. Ruhezeiten gibt es auf dem Lande eben nicht.

Nachmittags ging das Klassenfest meiner kleinen Tochter los. Sie wechselte nach den Sommerferien von der Grundschule auf die weiterführende Schule. Wir hatten mit den Kindern erst den Nachmittag zusammen verbracht und ein Museum bei uns im Ort besucht, in dem sie zuerst Brötchen backen, sogar alte Exponate anfassen und eine alte Tracht anziehen konnten.

Abends haben wir zusammen gegrillt - ein schöner, aber langer und sehr anstrengender Tag. Am Ende des Tages taten mir die Füße ganz schön weh und meine Beine konnten denen eines Elefanten Konkurrenz machen. Also hieß es wieder meine Beine dick mit Pferdesalbe und Eisgel eincremen und die Fußsohlen mit der Urea-Fußcreme.

Interessant war die Fragestellung von denjenigen, die sich trauten, mich anzusprechen. Für die meisten sind die einzigen Nebenwirkungen der Haarausfall und das Spucken. Ich werde immer ganz erstaunt angeschaut, wenn ich sage, dass ich nicht spucken muss. Die anderen Nebenwirkungen wurden ganz gern vergessen oder vernachlässigt.

Morgen heißt es: Zwischenstaging Nummer 2 - ich war ganz aufgeregt und hoffte, dass ich nachts schlafen konnte.

21.06.2018

Heute war mein zweites Zwischenstaging und ich war schon ein wenig nervös. Ich war rechtzeitig in der Klinik Dr. Hancken und hoffte, dass ich nicht so lange warten und zittern musste. Zum Glück musste ich tatsächlich nicht allzu lange warten und die Mitarbeiterin bei der Mammografie war super nett und verständnisvoll. Da ich in den letzten Tagen hin und wieder ein Druckgefühl in der rechten gesunden Brust hatte, fragte ich nach einer Kontrolle. Bei der Mammografie konnte sie es nicht machen, aber anschließend im Ultraschall war die Ärztin lieb und verständnisvoll und hat gleich die rechte Brust geschallt und zum Glück nichts festgestellt.

Dann suchte die Ärztin den Tumor in der linken Brust und hatte Probleme, den Tumor zu finden. Dank der Clipmarkierung konnte die betroffene Stelle genau lokalisiert werden, aber siehe da - kein Tumor zu finden. Wie nannte es die Ärztin so schön, nur noch eine »Architekturstörung«. Das heißt, das Gewebe war noch etwas unklar, aber der Tumor war nicht mehr messbar.

Eine riesige Erleichterung zu wissen, dass die Chemo genau da wirkte, wo sie wirken sollte und genau das gemacht hatte, was sie sollte. Nun wusste ich, dass ich die letzten sechs Chemos auch noch schaffe und auch den weiteren Weg mit der OP und Bestrahlung.

Vor lauter Freude habe ich dann meine kleine Tochter von der Schule abgeholt und sie ganz doll an mich gedrückt. Ich hoffte und betete, dass ich meine beiden Mädchen aufwachsen sehen werde, sie durch die Schulzeit begleiten und vielleicht irgendwann auch mit ihnen das Hochzeitskleid aussuchen und meine Enkelkinder in den Arm nehmen kann.

23.06.2018

Ich war in dieser Woche ganz schön groggy – auch wenn ich durch das Zwischenstaging eine gute Nachricht erfahren hatte, fühle ich mich ganz schön schlapp. Vielleicht waren es auch die ganzen Arzttermine, die in dieser Woche auf dem Plan standen. Heute hatte ich dann die Reißleine gezogen und mich bei einem Termin rausgezogen und meinen Mann mit meiner Tochter allein nach Lüneburg geschickt. Ich schlief erstmal eine Stunde tief und fest und machte anschließend meine Übungen. Meine Fibromyalgie war im Moment wieder sehr deutlich zu spüren und ich versuchte, an zwei Fronten zu kämpfen und mich nicht unterkriegen zu lassen. War nicht so einfach, denn abgesehen davon, dass die Übungen anstrengend und zeitintensiv sind, deprimiert es mich, jeden Tag wieder von vorne anfangen zu müssen. Wenn ich denke, nun hast du die Beweglichkeit wieder gut hergestellt und kannst Socken anziehen, ohne heulen zu müssen, dann kommt der nächste Tag und es ist wieder alles so wie gestern vor den Übungen. Aber wenn ich sie nicht machen würde, dann wäre ich wohl bald ein Fall für den Rollator oder Schlimmeres.

Meine Beine fühlten sich immer schwerer und dicker an. Ich versuchte zwar immer, die Beine zwischendurch mal hochzulegen, aber das Cortison schien mich echt umzuhauen. Schlaflose Nächte, Wassereinlagerungen und ein Cortison-Gesicht ... und das Ganze noch einige Wochen und Monate. Was für Aussichten.

Ich hoffte, dass sich der Geschmack wieder bessern würde. Teilweise hatte ich einen metallischen Geschmack im Mund und Getränke mit Kohlensäure oder heißer Kaffee waren immer noch schwierig zu trinken.

24.06.2018

Heute war ein kalter Sommertag, so kalt, dass wir sogar den Kamin angemacht haben. Bei meiner Mutter hatten wir den letzten Spargel gegessen und ich hatte mich danach eine halbe Stunde hingelegt und geschlafen. Leider kann ich nachts nicht schlafen. Nicht, weil ich nachdenken muss, sondern weil ich innerlich unruhig bin. Meine Beine juckten, kribbelten und ich kam einfach nicht zur Ruhe. Zum Glück schaffte ich es an manchen Tagen mich zwischendurch hinzulegen und etwas Kraft zu tanken.

Heute bekam ich sogar noch eine ganz liebe E-Mail von einer Mutter aus der Klasse meiner großen Tochter, die ich wegen ihrer Besonderheit veröffentlichen möchte.

Hallo Ute,
ich hoffe, es war auf dem Klassengrillen ok, dass ich dich auf deine Krankheit angesprochen habe. Ich habe noch oft darüber nachgedacht.

Unsere Freundin haben wir die letzten zwei Jahre ihres Lebens intensiv begleitet. Ich habe in dieser Zeit viel gelernt. Aber unter anderem auch, dass es nie einfach ist, die richtigen Worte zu finden. Es gibt Situationen, da passt es einfach nicht, in anderen Momenten hätte man sich vielleicht mehr Redezeit erhofft. Es gibt Menschen, mit denen passt es nicht, ... manchmal ist es schwierig, darüber zu sprechen, manchmal möchte man vielleicht gar nicht darüber reden, manchmal ja ...

Was ich dir eigentlich sagen möchte, ist, dass ich hoffe, dass unser Gespräch am Dienstag nicht unangenehmen war. Ich hätte es nicht richtig gefunden, nicht darüber zu sprechen, wo ich unmittelbar danebenstand. Ich weiß aber von meiner Kollegin, dass nicht jedes Gespräch in der Öffentlichkeit angenehm war.

Ich hatte den Eindruck, es war ok für dich, darüber zu reden. Lass es mich wissen, wenn dieser Eindruck getäuscht hat. Ich lerne dazu ...

Ich hatte aber auch den Eindruck (und ich glaube, das hat nicht getäuscht), dass du sehr offensiv mit deiner Krankheit umgehst, nicht mit deinem Schicksal haderst (vielleicht manchmal), es aber annimmst, akzeptierst und kämpfst! Du hast dabei eine sehr positive Ausstrahlung und bist mental sehr stark. Von meiner Freundin weiß ich, dass die Psyche eine große Rolle spielt. Wenn man sich der Krankheit stark entgegenstellt, Kampfgeist und Optimismus mitbringt, hat der Krebs weniger Chancen ...

Ich wünsche dir von ganzem Herzen immer viel Kraft, auch in doofen Momenten, die es sicherlich auch oft geben wird, eine baldige Genesung und viel Gelegenheiten zum Lachen ...

K.

Diese E-Mail habe ich natürlich gerne gelesen und gerne beantwortet.

Liebe K
ganz lieben Dank für deine E-Mail – ich habe mich sehr darüber gefreut.

Du hast recht mit Deiner Einschätzung – ich versuche immer offen mit meiner

Krankheit umzugehen, sie aber nicht in den Mittelpunkt zu stellen und ihr nicht allzu viel Raum zu geben.

Ich persönlich habe kein Problem damit, wenn mich jemand fragt, wie es mir geht oder mit mir über meine Krankheit spricht. Ich weiß, dass viele Angst haben, über das Thema Krebs zu sprechen, weil sie Angst haben, das darüber sprechen ansteckend ist.

Ich nehme die Herausforderung Brustkrebs an und bin mir sicher, dass ich es schaffen werde. Um dir eine schöne Nachricht mitzuteilen - ich hatte am Donnerstag eine Zwischenuntersuchung und die Ärzte waren begeistert. Der Tumor ist quasi weg und die Chemo hat genau das gemacht, was sie tun sollte ... Trotzdem steht noch OP und Bestrahlung an, aber die Zeichen stehen sehr sehr gut.

Ich danke dir für deine Anteilnahme und habe auch kein Problem damit, wenn du dich zwischendurch meldest - oder einfach mal auf einen Kaffee (Tee) anhältst oder vorbei kommst - Ich wünsche dir und einer Familie schöne Sommerferien und eine schöne Zeit.
Liebe Grüße
Ute

26.06.2018
Gestern hatte ich wieder Chemo - die 11 von 16. So langsam geht es in den Endspurt. Nach der Blutabnahme hatte ich noch einen Termin bei meiner Onkologin. Ich hatte mir wieder ein paar Fragen notiert und wollte sie gerne »abarbeiten«. Zum Glück konnte ich direkt zur Ärztin gehen, so dass ich die Wartezeit zwischen Blutabnahme und Lieferung der Medikamente aus der Apotheke gut überbrücken konnte.

Meine Onkologin war ganz begeistert vom Ergebnis des Zwischenstagings, die Ärztin vom Ultraschall hatte sie am Donnerstag direkt angerufen und die gute Nachricht übermittelt. Nun wussten wir, dass die Chemo richtig wirken würde und wir nun genau im Plan waren. Alles Weitere sollte dann auch so laufen, wie bisher.

Ich hatte mein Wunschkrankenhaus für die OP angegeben und meine Onkologin wollte mich dort schon mal auf den Terminplan setzen.

Zu der Problematik der Wassereinlagerungen hatte mir die Ärztin eine Wassertablette verschrieben, die ich bei Bedarf nehmen sollte. Ich wusste noch nicht genau, ob ich sie nehme, aber ich wollte die nächsten Tage abwarten - es sollte ja wieder warm werden. Ich werde mir die Sache nochmal überlegen, denn jede weitere Chemie im Körper belastet noch mehr. Mein Vater hatte durch die Wassertablette einen Natriummangel bekommen und wurde tüddelig.

Bis die Medikamente aus der Apotheke kamen, dauerte es leider wieder zwei Stunden. Dort waren urlaubs- und krankheitsbedingt nur vier statt der üblichen acht PTA in der Steril-Abteilung anwesend. Also dauerte es extrem lange, bis ich diesen Chemo-Tag überstanden hatte.

Da ich meine Antihistaminika schon früh bekam, schlummerte ich die meiste Zeit vor mich hin, was auch gut war, da mir gegenüber eine Dame saß, die leicht verwirrt erschien. Sie sprach die ganze Zeit von Gott und Jesus, von ihrem Fahrradunfall, den sie nur so gut überstanden hatte, weil Gott ihr Hilfe geschickt hat. War schon ein wenig spuki, die Dame.

Nach gut fünf Stunden war ich durch und konnte mein Taxi nach Hause ordern. Den ganzen Nachmittag hing ich gewaltig durch. Ich habe ziemlich viel geschlafen und war ganz schön maddelig. Zum Glück war meine kleine Tochter bei meiner Freundin und wurde mir abends zurückgeliefert. Die große war schon ziemlich selbstständig und kam auch sehr gut alleine zurecht.

01.07.2018

Die letzte Woche war ganz schön anstrengend. Meine Füße quälten mich und ich lief am liebsten auf Crocs rum. Ich cremte meine Füße abends immer mit der UREA Fuß Creme ein, und das half ein wenig. Gegen die dicken Beine half auch ganz gut eine Pferdesalbe. Die ist schön erfrischend und tat sehr gut.

Dies Wochenende hatten wir unser traditionelles Schützenfest. Da habe ich nur meinen üblichen Dienst und das Laserschießen mit den Kindern und die Proklamationen am Nachmittag und Abend gemacht. Waren zwar nur ein paar Stunden, aber ich war abends total groggy. Trotz allem war es nett, mal etwas Normalität zu schnuppern. Von den Anwesenden hatte sich übrigens kaum einer getraut, mich zu fragen, wie es mir geht. Für alle war wohl klar, wenn ich da bin, geht es mir gut.

02.07.2018

Heute hatte ich meine 12te von 16 Chemos. Der Tag fing mit einer kleinen Aufregung an. An diesen Montag wunderte ich mich, dass mein Taxi um 9 Uhr nicht wie bestellt erschienen war. Also hatte ich kurz darauf beim Taxiunternehmen angerufen und die Chefin stellte fest, dass meine Tour gar nicht eingetragen war. Also hatte sie schnell ein Taxi losgeschickt und der Fahrer fuhr mich zügig nach Stade zur Chemo-Ambulanz. Dort meckerte auch keiner

- im Endeffekt war ich nur zehn Minuten zu spät. Nach dem Blutabnehmen bekam ich wieder meinen Platz im Infusionsbereich A. Es dauerte wieder etwas über eine Stunde, bis die Medikamente aus der Apotheke kamen und ich war um 13 Uhr schon durch. Habe natürlich wieder viel gedöst und die halbe Zeit verpennt. Anschließend war ich kurz vor zwei zuhause und habe eine Kleinigkeit gegessen. Eigentlich wollte ich mich kurz hinlegen - aber wie so oft kam es anders als man denkt. Erst piepte der Feuermelder bei uns - Batterie leer. Dann klingelte das Telefon und meine Krankengymnastin wollte den morgigen Termin verschieben. Kurz darauf kam mein Mann von der Arbeit und wir haben mit Schwiegermutter einen Kaffee getrunken, naja okay ... auch ein kleines Eis gegessen.

Mein Magen hatte die heutige Chemo nicht so gut vertragen und spielte etwas verrückt. Das Klo sollte in der Nähe sein, war mein Plan für den heutigen Tag.

Nun hoffte ich, dass ich heute Nacht etwas besser schlafen konnte und nicht so oft raus musste.

03.07.2018

Letzte Nacht habe ich tatsächlich einigermaßen gut geschlafen - bin nur wenige Male aufgewacht und habe wohl vier bis fünf Stunden tief und fest geschlafen. Das tat mal ganz gut.

Die übliche Cortison-Röte im Gesicht war auch ausgeblieben und ich war einigermaßen fit. Ich hatte abends sogar noch etwas Sport machen können - war auf meinem Crosstrainer und habe anschließend meine Dehnübungen gemacht. Nach wie vor kämpfte ich gegen zwei Baustellen. Nicht nur der Brustkrebs war der Feind in meinem Körper, auch die Fibromyalgie war nach wie vor eine große Belastung, und ich musste versuchen, meinen erreichten Beweglichkeitslevel zu halten. Daher war es so wichtig für mich, so oft es ging, meine Übungen zu machen. Auch wenn es einen täglichen Kampf bedeutete.

08.07.2018

In den letzten Tagen hatte sich meine Schleimhaut im Mund und in der Speiseröhre verschlechtert. Teilweise tat es richtig weh. Ich habe nun Aloe bekommen, dass ich in einem Glas Wasser auflöste und morgens vor dem Frühstück trank. Ich hoffte, es wirkt - eine leichte Linderung bemerkte ich schon. Mein Geschmack hat sich auch geändert. Hatte ich in den letzten Monaten noch gerne meine Milchgeister gegessen, so hatte ich jetzt Tage, an denen mir gar nichts schmeckt. Mein Gewicht hat sich aber (noch) nicht geändert. Ich war ziemlich stabil und hielt mein Übergewicht konstant.

Meine Fußnägel wurden immer mehr angegriffen und taten weh. Ich hatte Angst, dass ich die Fußnägel verliere, das wäre nicht nur unhübsch, sondern auch noch schmerzhaft.

Allmählich wurde es immer anstrengender, ich habe nur noch vier Chemos vor mir, aber es sind noch so lange Wochen, die mich etwas zermürben werden. Mein Rücken und meine Hüfte meldeten sich mit den ersten Schmerzen. Ich hoffte nicht, dass ich die berüchtigten »Knochenschmerzen« als weitere Nebenwirkung bekommen würde.

Die Nächte waren so anstrengend genug, wenn ich mal drei oder vier Stunden am Stück schlafen konnte, war ich schon glücklich.

Mein Mann und meine Kinder sind in den Urlaub nach Spiekeroog gefahren und ich hatte zwei Wochen »Urlaub« und konnte die Zeit in aller Ruhe genießen. Am Mittwoch wollte ich mal einen Tag zusammen mit meiner Mutter, Schwiegermutter und Tante rüber auf die Insel fahren und meine Kinder könnten den drei Damen die Insel zeigen. Ich würde dann einen Tag Inselluft genießen und versuchen, die Atmosphäre für die nächste Zeit aufzunehmen.

Morgen habe ich die 13te von 16 Chemos ... N U R noch vier Mal ... morgen ist noch einmal eine lange Chemo angesagt. Ich hoffte, dass es nicht zu lang dauert, denn ich hatte erst um zehn Uhr meinen Termin und manchmal dauert die lange Chemo fünf bis sechs Stunden.

Interessant war auch, wie wenig Freunde sich noch erkundigen, wie es einem geht und sich melden. Sie meinen zwar immer, sie wollen nicht nerven - aber wenn sie gar nicht mehr fragen, ist es ihnen dann egal, wie es mir geht? Oder wollen sie sich selbst schützen und sich keine Gedanken über eventuelle schlechte Rückmeldungen machen? Die meisten trauen sich gar nicht zu fragen, wenn man sich mal irgendwo begegnet oder formulieren die Frage gleich als Antwort »Dir geht es doch gut, oder?« Einerseits tat mir das Verhalten sehr weh, andererseits kann ich aber auch die Angst der anderen verstehen, die nicht wissen, wie sie mit dem Thema umgehen sollten. Ich möchte mit diesem Buch niemanden anklagen, sondern vielmehr alle ermutigen, sich zu trauen, jemanden anzusprechen, der krank ist. Eine vorsichtig formulierte Frage würde niemand verurteilen, z.B. »Darf ich fragen, wie es dir geht?« ist immer ein guter Einstieg.

10.07.2018

Der Vormittag bei der gestrigen Chemo lief ganz gut - es dauerte nicht so lange und ich hatte die Chemo einigermaßen gut vertragen. Nach der Chemo habe ich erstmal 1,5 Stunden geschlafen und den Tag ruhig verbracht. Meine Beine waren schwer und ich konnte mich kaum bewegen.

Dafür ging es mir heute etwas besser. Ich konnte sogar meine Übungen machen und 45 Minuten auf meiner Zappelmaschine verbringen. Aber die Müdigkeit war doof. In der letzten Nacht konnte ich nicht so gut schlafen und hing heute echt durch. Ich versuche heute Abend früh ins Bett zu gehen, denn morgen möchte ich einen Tagesausflug machen.

12.07.2018

Heute Morgen hatte ich wieder einen Termin bei meiner Psychologin. Die Diagnose Brustkrebs gepaart mit Fibromyalgie war wahrhaftig kein Geschenk. Ich kämpfe täglich gegen zwei Baustellen. Die Nebenwirkungen der Chemo und das Wissen der Krebserkrankung - auf der anderen Seite die ganzen Nebenwirkungen der Fibromyalgie, vorrangig meine Muskelverkürzungen und Muskelschmerzen. Meine Psychologin versuchte mich immer gut bei diesem Kampf zu unterstützen. Die Gespräche waren dabei sehr hilfreich, denn wenn man verzweifelt, zieht es einen immer weiter runter.

13.07.2018

Nun hätte ich mal Zeit und Ruhe und komm trotzdem nicht in den Schlaf. Ich konnte nachts nicht einschlafen, war zwar hundemüde und wälzte mich stundenlang hin und her. Und wenn ich mal einschlief, war ich auch nach ein oder zwei Stunden wieder wach und lag stundenlang ohne Schlaf.

Tagsüber hing ich total durch und ich fühlte mich schlapp, als hätte ich einen Marathon absolviert. Dabei hatte ich heute noch nicht einmal meine 10.000 Schritte geschafft.

14.07.2018

Heute war meine Freundin aus Hamburg da. Sie selbst hatte vor 13 Jahren auch Brustkrebs und wusste eigentlich immer, wie es mir geht. Sie war schon die ganze Zeit seit meiner Diagnose immer mit Rat und Tat an meiner Seite und hat mich auch immer wieder mit netten kleinen Überraschungen aufgemuntert.

Heute Morgen war ich total müde und erschöpft. Mit Krampf habe ich mich bis mittags wachgehalten und kurz hingelegt. Ich konnte sogar eine halbe Stunde schlafen. Diese Schlafstörungen machen mir echt zu schaffen. Ich weiß nicht, wie ich das noch durchhalten kann.

Mein Mund fühlte sich auch immer noch ganz komisch an - der Metallgeschmack war immer noch da und die Speiseröhre fühlte sich verätzt an. Nur noch drei Wochen ... dann habe ich die Chemo geschafft und ich hoffe, dass sich die Nebenwirkungen legen.

»Du. Ich. Passt.« - wieder eine schöne Postkarte von meiner Heike vorgefunden. Bis jetzt noch nicht eine Karte doppelt. Wahnsinn. Danke.

16.07.2018

Heute war meine 14. von 16 Chemos - so langsam wird ein Ende absehbar. Es war wieder die lange Chemo. Gegen 9 Uhr war ich in der Chemo-Ambulanz und Viertel nach eins konnte mein Taxi mich abholen. Meine Beine waren schwer, das Cortison arbeitete wie verrückt und meine Füße und Hände waren dick angeschwollen. Ich hatte versucht, nach der Chemo etwas zu schlafen, aber mehr als eine halbe Stunde habe ich nicht geschafft. Mal gucken, wie es heute Nacht wird.

20.07.2018

Die letzten Nächte waren sehr sehr anstrengend - in der ersten Nacht hatte ich nur ein paar Stunden in Etappen geschlafen und auch die Tage waren entsprechend anstrengend. Ein Nickerchen zwischendurch war leider nicht möglich, naja, möglich schon, aber ich kam nicht zur Ruhe und das Cortison putschte mich auf. Meine Finger und Füße wurden immer dicker, gerade nun, wo es warm ist. Hatte mich heute mal vorsichtig auf die Waage getraut, weil ich das Gefühl hatte, bereits 10 kg zugenommen zu haben. Zum Glück täuschte mich mein Gefühl - seit Beginn der Chemo im Februar bis jetzt habe ich zwar zugenommen, aber »nur« 3 kg.

Meine Finger fühlten sich immer komischer an - die Fingerkuppen waren super schmerzempfindlich und ganz viele Berührungen waren extrem schmerzhaft oder teilweise gar nicht möglich. Wenn ich eine Flasche öffnen möchte, bei der der Verschluss geriffelt ist, muss ich ein Tuch oder so über den Verschluss legen. Meine Fußsohlen sind ebenfalls extrem empfindlich und ich wechselte sehr oft zwischen barfuß und Crocs hin und her. Ich versuchte immer noch, meine täglichen 10.000 Schritte zu machen, aber das war an manchen Tagen echt eine Herausforderung.

Heute habe ich zwischendurch eine Sendung gesehen, bei der es um Hochzeitskleiderkauf ging. Für mich war dies ein schwieriger, ja emotionaler Moment. Manchmal kam die Angst auf, dass ich solche Momente mit meinen Kindern nicht erleben darf. Darf ich eines Tages mit meinen beiden Mädels ein Brautkleid kaufen, sehen wie mein Mann sie zum Altar führt und wie sie den schönsten Tag ihres Lebens feiern? Darf ich eines Tages eine glückliche Oma sein, die sich um ein, zwei, drei Enkelkinder kümmert? Oder darf ich das nicht? Aber daran wollte ich nicht denken, ich ging doch fest davon aus, dass ich den Krebs besiege und wieder gesund werde. Aber die Angst blieb doch.

Morgen kommt mein Mann mit den Kindern von Spiekeroog zurück. Dort hat er seinen ehrenamtlichen DLRG Rettungsdienst abgeleistet und meine Kinder haben Urlaub gemacht. Für meine Kleine wurde es nun langsam Zeit, wieder nach Hause zu kommen. Erst eine Woche auf Kirchenfreizeit und direkt im Anschluss auf die Insel. Nun hatte sie schon große Sehnsucht nach Zuhause und nach ihrer Mama.

23.07.2018

Heute 15/16. Das ist Chemo-Sprache und heißt, die 15te Chemo von 16. Nach der heutigen Chemo habe ich nur noch eine Dröhnung - und dann ein Jahr Antikörpertherapie. In diesem Jahr muss ich alle drei Wochen zur Antikörpertherapie, ich darf selbst fahren und hoffe, dass ich die Therapien ab nächstem Jahr mit meinem Job (wenn ich ihn wiederbekomme) kombinieren kann. Ich muss schauen, dass ich mit meiner Chefin spreche und spätere Termine bekomme. Aber noch war es ja nicht so weit, denn fit war ich noch lange nicht. Erstmal kommen andere Baustellen. Ich hatte heute auch wieder ein Gespräch bei meiner Ärztin - die ich jedes Mal mit einem großen Fragebogen überfalle. Aber, sie fand es gut, denn dann weiß man, dass man seine Gedanken und Fragen geordnet hat und nichts vergisst. Also: große Fragestunde.

Die Antikörpertherapie darf ich erstmal ohne Cortison machen - da ich ja echte Probleme damit hatte. Wegen der Schlafprobleme habe ich auch noch eine Schlaftablette bei Bedarf verschrieben bekommen.

Meine Fußnägel und das Kribbeln, bzw. die Schmerzen in den Fingern gefielen der Ärztin auch nicht. Die Ärztin überlegte, ob ich die letzten Chemos nicht mehr bekommen sollte. Das wollte ich aber nicht, ich wollte es bis zum Ende durchziehen und alles tun, um diesen blöden Tumor loszuwerden, um mir im Falle eines Rezidivs (Wiederkommen einer Erkrankung, in diesem Fall der Krebserkrankung) nicht vorwerfen zu müssen, zu früh abgebrochen zu haben.

Meine Ärztin hat auch festgestellt, dass meine Haare so langsam wiederkommen. Stimmt - ein kleiner, weicher und friedhofsblonder Flaum war zu sehen, den meine Kinder mit Vorliebe streichelten. Vor und zurück - hin und her, das brachte ihnen Spaß.

Da meine Füße und Zehnägel unter der Chemo gelitten hatten, fragte ich die Ärztin nach einem Rezept für medizinische Fußpflege. Meine Fußsohlen taten weh und waren kaputt, zudem waren einige Fußnägel bereits verfärbt und ich hatte Angst, dass sie abfallen. Ob ich die Fußpflege bekommen würde, wüsste sie nicht, wollte es aber versuchen. Später habe ich von den Schwestern erfahren, dass die Krankenkasse das wohl nicht bezahlen und ich daher kein Rezept bekommen würde. Also musste ich das wohl selbst bezahlen. Ist doch traurig, eine definitiv von der Chemo verursachte Nebenwirkung wird nicht von der Krankenkasse finanziell abgedeckt.

In den letzten Tagen waren meine Hände und Finger immer taub. Gerade meine rechte Hand, Unterarm und Ellenbogen fühlten sich wie abgestorben an, wie totes Fleisch. Ein ganz ekeliges und unangenehmes Gefühl, gepaart mit Kraftlosigkeit und unangenehmem Ameisenkribbeln im Arm. Zudem schränkte es mich bei der Hausarbeit und bei allen Dingen des täglichen Lebens extrem ein.

Das Kribbeln war nicht nur im Arm, sondern auch am ganzen Körper. Arme, Beine, aber auch Oberkörper kribbelten als läge ich in einem Ameisennest. Das machte mich total kirre und nervös. Zusammen mit dem derzeitigen Schlafmangel war das keine tolle Kombination. Meine Ärztin hatte mir ja Schlaftabletten verschrieben, die ich bei Bedarf nehmen konnte. Ich hoffte, mal ein paar Nächte wirklich durchschlafen zu können und mich nicht nur von links nach rechts zu wälzen.

Da meine große Tochter Mitte August Geburtstag hat, hatte ich mich nach einem OP-Termin ab dem 20.8 erkundigt. Meine Kinder hatten dieses Jahr oft genug auf mich verzichten und an vielen Terminen zurückstecken müssen, so dass ich wenigstens den Geburtstag mitfeiern wollte.

Ich habe auch gefragt, wie es nach der OP mit einem speziellen BH aussieht. Sie meinte, ich würde in der Klinik eine Verordnung bekommen und vor Ort mit dem Sanitätshaus einen passenden Sport-BH aussuchen können.

Meine Wassereinlagerungen sind ebenfalls ziemlich nervig. Ich versuche mit Hochlagern der Beine, Brennnesseltee und Bewegung dagegenzusteuern, ist aber nicht einfach. Nun habe ich ein Medikament bekommen, dass mir hoffentlich helfen wird

26.07.2018

Diese Woche ist echt die Härte. Im Moment haben wir tagsüber Temperaturen von knapp 30 Grad - nachts kühlt es nicht wirklich ab und wir haben noch 24, 25 Grad. In der letzten Nacht habe ich so gut wie gar nicht geschlafen. Erst war es zu warm und dann hatte ich teilweise extreme Atemschwierigkeiten. Ich habe zwischendurch sogar den Ventilator angemacht, damit ich Luft bekomme. Eine anstrengende Nacht - und der heutige Tag war nicht besser. Bei der Hitze konnte ich kaum etwas essen oder trinken.

27.07.2018

Es ist immer noch so heiß – Temperaturen von über 30 Grad. Das war nichts für mich, ich hing total durch und jeder Schritt fiel mir schwer. Heute habe ich fast nur auf dem Sofa »gechillt«, wie es auf Neudeutsch heißt, und gelesen. Nun habe ich schon wieder ein paar dicke Wälzer verschlungen – da müsste ich die Rechnungen für die Bücher doch eigentlich als außergewöhnliche Belastung bei der Steuer einreichen können, oder?

Mein rechter Arm fühlte sich immer noch »tot« an und ich glaube, ich werde es Montag bei meiner letzten Chemo ansprechen.

Heute lief ich den ganzen Tag schon »oben ohne« rum. Es war so warm, dass ich keine Perücke und kein Tuch tragen mochte. Meine kleinen Haarstoppeln sahen zwar ganz niedlich aus – aber der Anblick war noch sehr gewöhnungsbedürftig.

Ein Nachbar fuhr heute Nachmittag mit dem Fahrrad vorbei als ich draußen war und guckte wie, ja ich weiß auch nicht wie, wie ein kleines Kind oder so. Jedenfalls wäre er vor lauter Gucken fast in die Hecke meines anderen Nachbarn gefahren ... Ich hätte fast gelacht und gesagt, guck nicht so neugierig ...

Meine kleine Tochter schien immer noch viel an meine Krankheit zu denken. Gestern Abend kam sie gegen 23 Uhr noch mal in mein Bett gekrabbelt und musste dringend kuscheln. Sie fragte, ob es sein kann, dass bei Frauen mit Brustkrebs auch eine Brust abgenommen werden muss. Ich konnte sie beruhigen, dass es zwar bei einigen Frauen vorkommt, bei mir aber nicht geplant ist. Ich werde zwar bald operiert, aber es wird nur ein Teilstück entnommen. So ist der Plan im Moment. Meine kleine Maus machte sich echt viele Gedanken. Es tat sehr weh zu wissen, dass ich den Kindern ein Teil ihrer Unbeschwertheit nehme. Ich hoffte, dass sie das ganze unbeschadet überstehen und gestärkt aus der ganzen Geschichte herauskommen. Auch wenn ich innerlich wusste, hoffte und betete, dass ich die Krankheit besiege, hatte ich immer mal wieder Angst. Gerade wenn ich hörte, wer es alles nicht geschafft hat.

Am Freitag ist die Beerdigung des Stiefvaters eines Kumpels. Unser Kumpel ist an Speiseröhrenkrebs erkrankt und kämpfte einen harten Kampf. Sein Stiefvater hatte nach einigen anderen Krankheiten zum Schluss auch noch Lungenkrebs diagnostiziert bekommen und musste zum Glück nicht lange an der Krankheit leiden. Jedenfalls werde ich versuchen, am Freitag zur Beerdigung zu gehen – aber knapp drei Monate nach der Beerdigung meines eigenen Vaters wird es eine schwere Herausforderung für mich.

30.07.2018

Heute war meine letzte Chemo - ein komisches Gefühl, fast euphorisch und glücklich. Aber die Antikörpertherapie geht Montag gleich weiter und für ein Jahr bin ich alle drei Wochen dort vor Ort. Meine Chemo-Schwestern hatten gut mitgemacht und mich etwas aufgebaut, denn die Hitzewelle war heute wieder total präsent und anstrengend für den Kreislauf.

»Du bist einfach Wow« - danke Heike für diese Postkarte. Ich war immer noch ganz baff, dass sich meine Freundin immer alle Termine merken konnte und wusste, wann ich wieder eine Aufbauspritze oder viel mehr Aufbaukarte gebrauchen konnte.

02.08.2018

Ein komisches Gefühl - die Phase 1 ist vorbei, die Chemo ist geschafft. Es fühlt sich komisch an, so als ob man eine Tür geschlossen hat und die nächste noch gar nicht so richtig geöffnet ist. Sicher weiß ich, dass die Chemo vorbei ist - aber, wie es weitergeht, steht noch nicht fest. Ich muss noch zwei Wochen warten, bis ich erfahre, wann die OP sein wird. Und mein Endstaging - die Kontrolle nach der Chemo - ist erst nächste Woche.

Heute hätte ich eigentlich Herzultraschall haben sollen, aber leider musste der Kardiologe zu einem Notfall und ich habe einen neuen Termin für nächste Woche bekommen. War natürlich doof, nachdem ich schon eine Dreiviertelstunde gewartet hatte, aber Notfall ist Notfall.

Das Wetter hat sich auch noch nicht geändert - es war immer noch brütend warm und es war mega anstrengend so durch den Tag und die Nacht zu kommen. Besonders nachts war es schwierig, da es nicht abkühlt und ich nicht zur Ruhe kommen konnte.

Tagsüber bekam ich kaum Luft und ich hatte das Gefühl mich kaum noch bewegen zu können. Meine Beine wurden immer schwerer, die Füße dicker und meine Gelenke wuchsen ins unermessliche. Ich mach bald schlapp. Aber, schlappmachen war nicht. Ich musste und wollte stark sein für meine Kinder und die Familie. In der Außenwirkung sah es immer so aus, als ob es mir prima gehen würde. Die meisten, die mich sahen, sagten immer, wie gut ich aussehe. (Meine Antwort - Cortison macht die Falten glatt). Aber, ich war ja auch nur draußen bzw. unterwegs, wenn ich einen guten Tag hatte. Die Tage, an denen es mir nicht gut ging, verbrachte ich ja auch nicht in der Öffentlichkeit, sondern zuhause auf dem Sofa oder im Bett.

03.08.2018

Wieder ein heißer Tag - es kribbelte am ganzen Körper. So als ob Ameisen über die Arme, Beine oder den Rücken laufen würde. Sehr unangenehm und sehr anstrengend. Ich hoffte, dass es bald vorbei sein und mein Körper sich wieder normal anfühlen würde.

Heute Morgen hatte ich auch wieder Krankengymnastik. Durch die ganze Situation war ich extrem verspannt und hatte total Rücken und Nackenschmerzen. Leider half die Krankengymnastik nicht gegen meine tauben Finger und Hände. Nun habe ich ein paar Tipps von meiner Physiotherapeutin bekommen, die ich natürlich ausprobieren möchte.

06.08.2018

Heute hatte ich meine erste Antikörpertherapie ohne Chemo. So wie ich es gesehen habe, wohl die erste von 14 weiteren Antikörper-Infusionen. Es hatte sogar ohne das Cortison geklappt. Wie mit der Onkologin besprochen, war keine Gabe von Cortison zum Antikörper nötig.

Gegen elf war ich in der Tagesklinik. Viertel nach zwölf kam meine Dröhnung und um eins war ich schon wieder raus. Ich durfte selbst fahren und hatte mir auf dem Rückweg noch eine Tasse Kaffee bei meiner Mutter abgeholt.

Nachmittags hatte ich sogar noch 40 Minuten auf meiner Zappelmaschine trainiert - langsam, aber immerhin. Die Temperaturen waren heute einigermaßen erträglich - in den nächsten Tagen soll es wieder heiß werden, mit Temperaturen von weit über 30 Grad.

Nun war ich schon ein paar Stunden zuhause und ich fühlte mich ganz gut. Leichtes Brennen beim Wasserlassen, aber ich hatte schon einige Selter in mich hineingekippt, ich hoffte, dass es am nächsten Tag wieder vorbei war.

Heute hatte ich zudem die Gelegenheit, mit einem lieben Menschen über meine Ängste zu sprechen. Auch wenn ich nach außen hin immer so tough und stark wirke, hatte und habe ich viele Ängste tief in mir drin. Die Angst, meine Kinder nicht mehr aufwachsen zu sehen, war die größte. Gestern sagte meine Schwägerin mir, dass sich unsere Nichte im nächsten Jahr nicht konfirmieren lassen möchte. Da musste ich daran denken, dass meine kleine Tochter in fünf Jahren konfirmiert werden würde und meine große im gleichen Jahr wohl ihr Abitur machen könnte. Wird es mich dann noch geben - bin ich dabei und kann ihnen zur Seite stehen? Zusammen mit meiner Kleinen ein Konfirmationskleid aussuchen, in der Kirche dabei sein und die Feier genauso schön für sie machen, wie für meine Große?

Und, werde ich bei meiner Großen dabeisein, um sie beim Lernstress für das Abi zu unterstützen, ihr beizustehen, mit ihr ein schönes Abiballkleid zu kaufen? Kann ich ihr beim ersten Liebeskummer helfen? Ich hoffte es, denn ich wollte noch sooo viel Zeit mit den Kindern verbringen. Aber manchmal war die Angst doch da und überrannte mich, und daher war es für mich emotional sehr anstrengend, über meine Gefühle und Gedanken zu sprechen.

08.08.2018

Gestern hatte ich den Termin bei meiner Psychologin. Es ist nicht immer einfach, wenn man an mehreren Fronten kämpfen muss, aber zum Glück hatte ich zwischendurch immer wieder Gespräche, die mir halfen, damit klarzukommen. Ich konnte auch über meine Ängste sprechen und meine Psychologin gab mir den Tipp, meine Ängste niederzuschreiben und damit abzuhaken. Genau das machte ich - ich schrieb meine Sorgen, Ängste und Gedanken nieder. Danach klappte ich den Laptop zu und hatte es mir für diesen einen Tag von der Seele geredet und war erleichtert.

Heute hatte ich außerdem mein Endstaging (Abschlussuntersuchung) in der Klinik Dr. Hancken. Ich war schon um 9 Uhr dort und hatte als erstes mein MRT. Es dauerte eine Weile, bis es endlich losging - gegen 10 Uhr wurde ich endlich aufgerufen. Das Problem war mal wieder die Legung des Zugangs für das Kontrastmittel. Man konnte mal wieder keine Vene finden - die erste Schwester hatte es versucht, aber nichts gefunden - die nächste hatte dann viel auf meinen Armen und Händen rumgeklopft, gesucht und beherzt in meinen Unterarm gestochen. AUA, das war nicht angenehm, so ganz und gar nicht angenehm. Aber es hatte geklappt und der Zugang war gelegt.

Das MRT von der Brust war ziemlich aufregend. Nur mit dem »sexy Flügelhemdchen« bekleidet ging es in den kühlen, großen Raum und ich musste sich vorsichtig und punktgenau auf den Bauch auf die Liege legen. Die Brust wurde in die dafür vorgesehenen Aussparungen gelegt. Ich versuchte eine bequeme Position zu finden, das war aber nicht leicht, da die Arme nach hinten neben dem Körper abgelegt wurden. Damit es etwas angenehmer war, wurde ich sozusagen festgeschnallt. Die ganze Prozedur dauerte über 20 Minuten, und wie man es vom MRT kennt, war es laut und unangenehm. Wenn man sich falsch bewegt oder zum Beispiel hustete, dann wäre die ganze Geschichte gleich beendet und die Aufnahme würde abgebrochen werden. Zum Glück hatte ich gut durchgehalten. In der Umkleide musste ich leider ziemlich lange warten, bis die Schwester den Zugang entfernt hatte. Das war wieder sehr unangenehm, denn ich hatte das Gefühl, als hätte mich das Personal vergessen.

Das Endstaging war zum Glück beruhigend, denn mein Tumor war weg. Ein gutes Gefühl, denn sonst wäre das vergangene halbe Jahr Chemo umsonst gewesen.

09.08.2018

Manchmal habe ich das Gefühl, meine Beine, meine Füße und Arme werden irgendwie taub und nicht mehr richtig durchblutet. Mein linker Fuß fühlte sich geschwollen und dick an - wenn ich meine Zehen bewegte, dann spannte der ganze Fuß. Morgen früh habe ich mein Herzultraschall. Hatte das eine etwas mit dem anderen zu tun? Ich glaube, ich werde morgen nochmal zu meinem Hausarzt gehen.

10.08.2018

Heute Morgen hatte ich um 8 Uhr meinen Kontrolltermin beim Kardiologen. Letzte Woche musste ich nach einer Stunde Wartezeit gehen, da der Kardiologe zu einem Notfall gerufen wurde. Heute hoffte ich, dass alles glatt gehen würde. Da wurde ich aber enttäuscht.

Die Wartezeit war echt heftig. Insgesamt zwei Stunden musste ich in der Praxis verbringen - nur für Ultraschall, Belastungs-EKG und Abschlussgespräch. Zum Glück war wenigstens alles in Ordnung - trotz der Probleme hatte, die ich dem Arzt auch geschildert hatte. Meine geschwollenen Füße, Hände und auch der geschwollene und teilweise schmerzende rechte Arm. Dann die Luftnot - auch nachts. Wenn es zu schlimm war, stand ich nachts auf und stellte mich an die geöffnete Balkontür, um Luft zu kriegen. Für den Arzt bestand aber keine Notwendigkeit zu handeln oder der Sache weiter auf den Grund zu gehen.

Einerseits fragte mich der Kardiologe, ob ich genug trinke. Dann war er wiederrum irritiert, dass ich meine Entwässerungstabletten (noch) nicht nehme. Meine Onkologin meinte, dass ich die nur bei Bedarf nehmen sollte. Bis dato hatte ich sie noch nicht genommen, da ich meinen Körper nicht noch mehr belasten wollte. Nun hatte er mir eben das doch ans Herz gelegt (was für ein Wortspiel). Also werde ich morgen früh meine Wassertablette nehmen und sehen, was passiert. Meine Schwägerin hatte mir empfohlen, erst mit einer halben Tablette anzufangen, um zu sehen, wie ich mit den Nebenwirkungen klarkomme.

12.08.2018

Heute war es fast zwei Wochen her, dass ich meine letzte Chemo hatte, und ich hatte das Gefühl, immer noch ganz kaputt zu sein. Körperlich war ich immer noch ein totaler Schlappi, und immer noch häufig müde. Zum Glück konnte ich heute Mittag eine Stunde schlafen, das hat gutgetan. Meine körperliche Beweglichkeit wurde immer schlimmer. Ich verlor meine Dehnfähigkeit und meine Beine und Hüfte schmerzten oft. Ich hatte Angst, dass ich wieder in die Fibro-Falle reinrutschen würde.

Meine Ellenbogen lösten sich auf, bzw. die Haut löste sich ab. Ein komisches Gefühl. Auch meine Nase tat wieder weh und zwischendurch hatte ich immer wieder Nasenbluten.

Was mir zusätzlich so richtig Kopfzerbrechen bereitete, waren die Neuropathien (Erkrankungen des Nervensystems). Meine Finger taten immer stärker weh und ganz viele Arbeiten und Tätigkeiten waren gar nicht mehr möglich. Eine Flasche öffnen, einen warmen Teller oder warme Schüssel tragen oder ein Buch umblättern, das alles war nur unter großen Schmerzen oder gar nicht möglich. Besteck anfassen, Essen kochen und den Haushalt machen, die Schmerzen waren immer da und schränkten im Alltag gewaltig ein. Wieder eine Nebenwirkung, die man nicht sehen konnte, die aber bei vielen Chemo-Patienten auftaucht.

14.08.2018

Heute Morgen musste ich ins Elbe Klinikum Buxtehude, um meine OP zu besprechen. Die Begrüßung durch die Sekretärin in der gynäkologischen Ambulanz war sehr nett und freundlich. Nach fast zwei Stunden Wartezeit kam ich endlich dran. Die Ärztin hatte sich für die Wartezeit entschuldigt und sich eigentlich sehr viel Zeit für das Gespräch nehmen wollen - bis der Anruf aus dem Kreissaal kam und die Ärztin schon wieder los musste. Trotzdem hatte sie mir noch einmal in Ruhe meine Diagnose und die Besonderheiten erklärt, die bei jedem einzelnen Brustkrebs anders sind. Ich fühlte mich sehr gut betreut, wobei zwei Stunden Wartezeit trotz Termin sehr unschön waren.

Meine OP war für den nächsten Mittwoch angesetzt. Am Dienstag sollte ich hin und es standen einige Voruntersuchungen an. Wenn alles gut geht, werde ich nur 2 bis 3 Tage im Krankenhaus bleiben. Ich hoffte es. So wäre ich zum Wochenende wieder zuhause.

Eine der Voruntersuchungen am Tag vor der OP sollte nochmal Ultraschall sein. Am OP-Tag soll mit einer Nadel der Clip markiert werden, damit während der OP auch die richtige Stelle entfernt wird. Im Anschluss muss ich eine Art Kompressions-BH tragen, damit sich die Narbe nicht bewegt und vernünftig abheilen kann.

Nach der OP soll es auch noch psychologische Gespräche geben und angeblich soll ich die ersten Informationen zu meiner AHB erhalten. Vielleicht kann ich mir tatsächlich aussuchen, wo ich hinkomme.

Wieder ein Schritt ... ein Schritt im Kampf gegen den Krebs.

16.08.2018

Heute war wieder ein anstrengender Tag – anstrengend von der Luft und der Temperatur her. Den ganzen Tag fühlte ich mich schlapp und erschöpft. Vielleicht auch, weil ich in den letzten Nächten nicht wirklich schlafen konnte. Wenn ich abends zu Bett ging, war ich nach wenigen Minuten todmüde. Wenn ich aber eingeschlafen war, dann wachte ich nach zehn Minuten wieder auf und war hellwach. Das gleiche, wenn ich mich eventuell mal mittags hinlegte – auch dann schreckte ich nach wenigen Minuten wieder hoch.

Heute Abend war absolut die Luft raus. Eigentlich wollte ich auf der Nachbarschaft beim Binden der Richtkrone helfen, aber da ging nach einer Stunde gar nichts mehr. Ich bekam kaum noch Luft und mir lief der Schweiß in Bächen das Gesicht und den Rücken runter. Ich habe abgebrochen und bin nach Hause gegangen, habe ein Fußbad genommen und meine Füße hochgelegt. Ich fühlte mich nutzlos, noch nicht einmal auf der Nachbarschaft konnte ich eine einfache Aufgabe mit erfüllen. Ich könnte echt heulen vor Enttäuschung über die eigene Unzulänglichkeit.

17.08.2018

Wieder ein Tag mit Kampf – Kampf gegen meine Muskelsteifheit und die Schmerzen in den Gelenken, im Rücken und in den Beinen. Es wurde immer schwieriger, alles alleine zu managen. Ich wurde immer unbeweglicher und mir tat alles weh. Ich hatte echt Angst, dass es wieder so werden würde, wie vor drei Jahren, als ich meine Fibromyalgie-Diagnose bekommen hatte. Da konnte ich kaum noch Treppen steigen und hatte Angst, bald einen Rollator zu brauchen. Aus diesem Grund hatten wir zwischenzeitlich an unserer Terrasse sogar eine Schräge eingearbeitet anstelle einer Stufe.

20.08.2018

Ich konnte quasi stündlich zuschauen, wie sich meine Muskeln immer weiter zusammenzogen. Auch wenn ich täglich meine Übungen machte, und sogar gestern und heute je eine Stunde Yoga, so tat mir dennoch alles weh. Teilweise war es sogar so schmerzhaft, dass ich kaum auf einem Stuhl sitzen konnte, da mir die Stuhlkante in den Oberschenkel drückte. Wenn ich aufstand, tat mir alles so doll weh, dass ich mich erst langsam aufrichten konnte. Meine Finger und meine Gelenke schmerzten und das Schreiben wurde immer anstrengender. Ich hatte echt Angst vor dem, was noch auf mich zukommt, wenn ich noch so oft die Antikörpertherapie machen musste.

Nachts fühlten sich meine Beine ganz komisch an- es kribbelte und kribbelte und kribbelte. So als ob tausend Ameisen über meinen Körper liefen. Mehrmals am Tag hatte ich das Gefühl, dass irgendwo auf meinem Körper irgendetwas sei. Eine Fliege oder so - aber, wenn ich hinschaute, war da nix. Das war sehr irritierend. Ich hatte das Gefühl, verrückt zu werden.

Am nächsten Morgen musste ich früh ins Krankenhaus nach Buxtehude. Ich versuchte, noch nicht so viel daran zu denken und verdrängte den Krankenhausaufenthalt. Meine Tasche stand gepackt parat und die Angst vor dem, was da kommen würde, kroch mir so langsam den Nacken hoch. Jeder Krankenhausaufenthalt und jede OP birgt Risiken. Gerade mit einem angegriffenen Immunsystem ist es immer wieder ein beängstigendes Erlebnis.

Phase 3

Die Chemo und damit meine Phase 1 hatte ich nun überstanden, nun kam die Phase 2, die Operation.

Einerseits habe ich ein komisches Gefühl und auch etwas Angst, aber irgendwie beschlich mich der Gedanke , dass ich meine Krankheit teilweise immer noch aus der Vogelperspektive betrachtete. So, als ob ich es gar nicht bin, die krank ist, sondern jemand anderes. Ein Verdrängungsmodus?

21.08.2018

Die Kinder zu wecken und zu sagen: »Ich fahre nun ins Krankenhaus«, war gar nicht so einfach - aber eine Mutter kann vieles ertragen und zeigt sich stark, auch wenn sie einfach weinen, einfach mit den Kindern kuscheln und sie nie wieder loslassen möchte. Aber, ich will meinen Kindern keine Angst machen, also »Kopf hoch, Krone richten und lächeln« - das klappte wieder mal ganz gut.

Gegen halb sieben gings los, damit ich pünktlich um 8 Uhr im Elbe Klinikum Buxtehude war. Ich kam wider Erwarten gut durch und war schon um 7:45 Uhr in der Zentralen Aufnahme. Hier wurde ich nett und freundlich begrüßt und konnte auch relativ schnell auf die Station. In Buxtehude liegt man mit Mammakarzinom auf der gynäkologischen Station, zusammen mit den Wöchnerinnen und Schwangeren. Für jemanden wie mich, die jegliche Kinderplanung erfolgreich abgeschlossen hat, ist es sicherlich ok. Aber, wie geht es wohl einer jungen Frau, die aufgrund dieser Diagnose keine Kinder mehr bekommen kann oder zu dem Zeitpunkt nicht weiß, ob sie je Kinder bekommen kann?

Auf der Station wurde ich nach kurzer Wartezeit auf mein Zimmer gebracht und mit zahlreichen Zetteln und Papieren zum Lesen und Ausfüllen beglückt.

Das Zimmer war für ein Zwei-Bett-Zimmer relativ klein, die Schränke sowas von klein und im Bad kaum Abstellfläche für die Kulturtasche und ähnliches. Meine Bettnachbarin war ein junges, schwangeres Mädel, das mit Verdacht auf Nierenstau eingeliefert wurde. Sie war aber sehr nett und hat sich genauso rücksichtsvoll verhalten, wie man (frau) es im Krankenhaus tun sollte. Handy war leise auf Vibration, leise gesprochen und am nächsten Tag, als ich wegen der OP kein Mittag bekam, ist sie sogar mit ihrem Tablett rausgegangen. Danke, liebe Kadda, für die tolle Gesellschaft.

Nach kurzer Zeit, in der ich meine Tasche ausgeräumt hatte (und diese mit Trick 17 hochkant in den super schmalen Schrank deponiert habe), durfte ich auf Wanderschaft durch das Haus gehen. Den Anfang machte ein EKG (alles gut) und danach die Stationsaufnahme. Eine nette Schwester, die auf mich einen etwas verwirrten, irritierten und überforderten Eindruck machte. Der PC und die Schwester waren an dem Tag nicht die besten Freunde und einer von beiden spielte wohl nach ganz eigenen Spielregeln. Auch das Blutdruckmessgerät meinte an diesem Tag ein Eigenleben führen zu müssen, denn ich hatte auf einmal einen Blutdruck von 180/120 und mein Puls war nicht auffindbar (huch, bin ich schon tot?). Zum Glück ergab eine weitere Messung mit einem anderen Gerät einen Puls von 77 und einen Blutdruck von 125/80 – also alles ganz ok. Etwas gewöhnungsbedürftig war die Fragestellung bei der Aufnahme, bei der die Antwort schon mal vorgegeben war. »Sie haben doch keine Probleme mit dem Wasserlassen« oder »Sie brauchen doch keine Hilfe bei ...« – So etwas sind für mich rhetorische Fragen, die kein Mensch braucht, schon gar nicht bei einem Aufnahmegespräch im Krankenhaus. Etwas irritierend war der Vordruck, dass die Station keine Haftung für Wertgegenstände übernimmt. Es gibt ja in jedem Schrank einen Safe, den man abschließen kann. Okay – das habe ich anschließend mal geprüft. Da ich in einem Zwei-Bett-Zimmer war, gab es sogar zwei (sehr kleine) Safes. Leider konnte man beide nicht abschließen. Auch die Stationsschwester kannte keinen Trick, wie es funktionieren könnte, und so konnte ich nichts sicher verwahren.

Nachdem wir das alles zur vollsten Zufriedenheit geklärt hatten, bin ich wieder in meine Warteposition gegangen. Vor dem Schwesternzimmer war eine kleine Sitzecke, wo morgens und abends die Mahlzeiten in Buffetform angeboten wurden. Getränke gab es den ganzen Tag – man gewöhnte sich nach einigen Tagen sogar an den heftigen Geschmack des Kaffees – ich hatte eher das Gefühl, dass der Kaffee ein Medikament für sich war und für Nachschub in den Betten der Internistischen oder Kardiologischen Abteilung sorgen sollte.

In meiner Warteposition konnte ich das Schwesternzimmer gut einsehen und entdeckte einen jungen, gutaussehenden und flottgekleideten Weißkittel. Oh, dachte ich, sogar ein Pfleger auf dieser Station. Besagter junger Mann zog mit einem Tablett (Blutabnahme?) an mir vorbei und fragte, ob ich Frau Meyer sei. Ich verneinte, fragte ihn aber schmunzelnd: »Also wenn Frau Meyer eine Nackenmassage bekommt, dann bin ich es doch«. Er grinste und musste herzlich über meinen Kommentar lachen.

Kurze Zeit später holte mich mein loses Mundwerk ein und der junge Mann stellte sich als Assistenzarzt heraus, der bei mir die medizinische Aufnahme machte und versuchen wollte, Blut abzunehmen. Humorvoll wie er war, nahm er meinen »Massage-Fauxpas« locker und versuchte meine Vorerkrankungen in den PC einzuarbeiten. Da ich so einige Operationen auf meinem Konto habe, war das ziemlich aufwendig. Problematisch war mal wieder die Blutabnahme - auch der nette Assistenzarzt brauchte mehrere Anläufe, um etwas meines roten Lebenssaftes aus der Innenseite meines Handgelenkes zu entnehmen.

Die Info, dass ich am OP-Tag die (das?) letzte sei, und somit erst gegen 14/15 Uhr drankommen würde, war natürlich nicht gerade aufbauend und zog meine Laune etwas runter. Wie lange ich im Krankenhaus bleiben müsste, sei schwer zu sagen, hieß es, denn man macht es im Buxtehuder Krankenhaus von der Wundflüssigkeit abhängig. Weniger als 30ml am Tag dürfen in der Auffangflasche sein - erst dann könne man nach Hause. Also - keine Planung.

Im Anschluss an die Blutentnahme ging es wieder abwärts mit mir - heißt vom dritten in den ersten Stock zum Narkosearzt. Nummer ziehen und warten. Der Narkosearzt war ein sehr kräftiger Mann, der aufgrund seiner Optik zuerst etwas gewöhnungsbedürftig wirkte. Zum Glück war er aber sehr nett und gründlich. Aufgrund meiner ganzen OPs und Vorerkrankungen reichte der Platz auf seinem Zettel kaum aus und er guckte teilweise ganz schön bedröppelt. Der Narkosearzt riet mir, aufgrund des Schreibens meines Kardiologen (hatte ich zum Glück dabei) und der Empfehlung der Onkologin das HCT, also die Wassertablette, ab jetzt täglich zu nehmen. Es geht los - wir werden nicht jünger. Die Tabletten werden im Alter immer mehr - ist das nun ein Altersindikator? Muss ich mir nun auch eine Pillenbox zulegen, damit ich nichts vergesse?

Meine Luftnot und die Übelkeit nach der OP im Februar im Stader Krankenhaus hat er sich auch notiert und wollte mir entsprechend gleich etwas »beimischen«. Ein langer Tag wird es werden, denn wenn ich als letzte auf den Tisch komme, werde ich wohl auch erst spät auf dem Zimmer sein. Nehmen wir es sportlich und denken uns das Ganze als einen Fastentag.

Im Anschluss an das Narkosegespräch musste ich noch mal zum Ultraschall. Der Arzt wollte heute schon mal schauen, wo am nächsten Tag die Drahtmarkierung gesetzt werden muss. Bei dem Ausdruck »Draht-Markierung« hatte ich natürlich wieder Kopfkino. Wir Mädels vom Land denken sofort an Weidedraht, am besten noch so einen schönen Stacheldraht (mit oder ohne Strom). Der Arzt kannte das wohl schon und zeigte mir direkt nach dem Ultraschall ein Musterexemplar von dem, was er am nächsten Tag mit einer Hohlraum-Nadel in die Brust legen würde. Es sah aus wie ein dünner Angelfaden, hatte aber am Ende eine Art Widerhaken, damit er nicht so schnell wieder zurückrutschen konnte. Sah relativ harmlos aus, wenn man nicht unbedingt sein Kopfkino einschaltet. Mit dem Draht wird dem Chirurgen der Weg zur Tumorstelle gezeigt. So kann er schnell, gründlich und effektiv den Rest des Tumorgewebes entfernen, ohne lange zu suchen und ohne zu viel zu verletzen. Diese Markierung wird unter örtlicher Betäubung gemacht und soll angeblich nicht schmerzhaft sein. Gegen Viertel vor eins war ich wieder auf meinem Zimmer und konnte noch mein halbwarmes Mittagessen genießen. Genießen war aber etwas übertrieben, es reichte zum Überleben. Anschließend legte ich mich hin und schlief einen kleinen Augenblick, bis mich meine schnurrende (Frauen, besonders schwangere, schnarchen nicht –sie schnurren nur) Bettnachbarin geweckt hat. Zum Glück gab es auf dem Flur eine Sitzecke und einen kleinen Balkon als Ausweichmöglichkeit, so konnte ich dort in Ruhe lesen und meine schwangere Zimmergenossin schlafen lassen.

Nachmittags wollte ich eigentlich noch etwas an die frische Luft und mich bewegen. Leider musste ich auf die Dame vom Sanitätshaus warten. Um 16 Uhr hieß es, sie würde jeden Moment kommen. Also habe ich mich auf den Gemeinschaftsbalkon gesetzt, gelesen und gewartet. Sie kam tatsächlich um Viertel nach sechs - soweit zu »jeden Moment«. Ich bekam also zwei festsitzende Sport-BHs verpasst, die ich nach der Operation mindestens 14 Tage rund um die Uhr tragen sollte.

Anschließend habe ich doch noch eine kleine Runde gedreht. Nachts konnte ich trotz einer Schlaftablette nicht gut schlafen und bekam Kopfschmerzen. Ich nahm noch eine Migräne-Tablette, aber die half auch nicht. Gegen morgen fragte ich die Schwestern nach einer Ibuprofen - dann ging es irgendwann.

22.08.2018

Zwischen halb sieben und sieben Uhr kam der Weckdienst durch die Zimmer gefegt und sagte an, wann man (frau) »pünktlich« fertig sein musste. Ich sollte um halb neun zur Abholung für die Drahtmarkierung fertig sein –heißt im hübschen OP-Outfit. Also war ich unter die Dusche gesprungen und habe das stylische Flügelhemdchen angezogen. Nach der Drahtmarkierung durfte ich mich nicht mehr viel bewegen - naja, was will man sich auch im Flügelhemdchen noch viel bewegen - gibt ja schließlich Einblicke in Regionen, die wirklich keiner sehen möchte.

Während ich also auf meine Abholung wartete, kam noch eine Ärztin, die sich ganz wichtig vorstellte (leider habe ich den Namen schon wieder vergessen) und mir ihren Job für das Gelingen der OP erklärte. Sie wäre dafür da, das Kreuz an der richtigen Stelle zu machen. Okay, ich dachte kurz an Lottospielen, aber in diesem Falle sollte nur die richtige Brust markiert werden. Also - Edding-Kreuz gesetzt und weiter ging es.

Viertel nach zehn wurde ich zur Drahtmarkierung abgeholt (soweit zu pünktlich halb neun) und in die Ultraschallabteilung vom Tag zuvor gefahren. Erneut war der nette, gutaussehende Doc vor Ort und meinte, dass er nun die Stelle betäuben würde. Ich fragte, ob es wirklich wirken würde und wir witzelten noch darüber, dass diese Wirkung ja zum Glück auf der Verpackung stehe.

Es wirkte und ich bemerkte den kleinen Schnitt kaum, den er mit einem scharfen Skalpell ansetzte. Mithilfe des Ultraschalls suchte er die richtige Stelle und fand sie auch schnell. Die Drahtmarkierung wurde gelegt und noch eine Mammographie-Kontrolle gemacht, ob der »Stacheldraht« wirklich richtig liegt. Zum Glück war hier erstmal alles in Ordnung, so dass der Doc die Prozedur nicht wiederholen musste.

Zurück auf dem Zimmer hieß es weiter warten, warten, warten.

Kurz nach 12 kam Schwester Karen mit der »Scheiß-egal-Tablette« und meinte, die würde nun müde machen, legte mir mein Armband um (alles computergesteuert) und meinte »gleich geht es los«. Okay, das mit gleich habe ich ja inzwischen gelernt und machte mir keine großen Hoffnungen auf eine zeitnahe Abholung. Ich sollte Recht behalten - ich wurde erst gegen 14 Uhr abgeholt.

Die Narkose-Assistenzärztin war sehr nett, auch wenn sie nicht begeistert war, als meine Venen wieder extrem verstecken spielten. Sie fand eine Vene an der Handgelenkinnenseite. Schmerzhaft, aber getroffen. Der Chef-Narkosearzt zeigte sich über die Vorarbeit begeistert und als er sich vorstellte, hätte ich fast gelacht. Ich verstand »Dr. Titten« - hinterher erfuhr ich, dass er wohl ganz anders hieß, aber meistens lispeln würde. Jedenfalls spielte »Dr. Titten« noch ein Einschlaflied auf seinem Handy ab und ich verschwand ins Reich der Träume. Ich weiß nicht, was ich geträumt habe, aber es war irgendetwas Nettes. Ich bin davon aufgewacht, dass man mir sagte, ich solle tief einatmen. Gegen 16 Uhr war ich wohl schon im Aufwachraum, denn ich konnte beim Reinschieben in den Raum sogar ohne Brille kurz die Uhr erkennen. Diesmal war bei mir alles ok, keine Schmerzen, kein verrücktspielender Blutdruck und auch keine Übelkeit. Neben mir waren ganz andere Kaliber, die die volle Schmerzdröhnung erhielten und trotzdem noch vor Schmerzen stöhnten. Ich war froh, als ich gegen 17 Uhr schon wieder in meinem Zimmer war. Dort bekam ich anstelle eines Verbandes meinen Sport-BH um, der stützte die Brust und reduzierte Bewegungen, damit die Narbe besser verheilen könne.

Ich habe noch ein wenig vor mich hingedöst und fühlte mich einigermaßen gut. Gegen 19 Uhr bekam ich sogar noch mein Abendbrot aufs Zimmer geliefert. Da ich keine weiteren Probleme hatte und auch der erste Toilettengang in Begleitung der Schwester gut geklappt hatte, durfte ich später auch alleine aufstehen. Der nette junge Arzt vom Aufnahmetag schaute auch noch vorbei und kontrollierte den Wundschlauch. Eine Nackenmassage gab es zu meiner Enttäuschung wieder nicht.

Abends klönte ich noch lange mit meiner Bettnachbarin. Sie bewunderte meine »Frisur«. Als ich das erste Mal ins Zimmer kam, dachte sie, »hey, was für eine rockige Frisur - ist bestimmt eine coole Rockerbraut«. Wir haben uns lange über das Thema Brustkrebs unterhalten (ihre Mutter war vor sechs Jahren auch betroffen), aber auch über Schwangerschaft, Babys und Südafrika. Eine sehr nette, angeregte Unterhaltung - zwischendurch kam noch die Nachtschwester dazu und wir haben eine Weile zu dritt geklönt. Gegen halb 11 bin ich zu Bett und konnte auch einigermaßen gut schlafen. Es war nur doof, dass ich wegen des Wundschlauches nicht auf der linken Seite liegen konnte - denn das ist doch meine Lieblingsseite. Gegen 2 Uhr nachts habe ich doch noch ein Schmerzmittel genommen, da ich das Gefühl hatte, das es anfing wehzutun. Danach habe ich aber bis um 6 Uhr einigermaßen gut geschlafen. Um kurz vor 7 Uhr kam die Stationsschwester schon zur Blutdruckkontrolle (140/110), Fiebermessen (36.6°) und kontrollierte das Pflaster und den Wundschlauch. Etwa 80 ml Wundflüssigkeit waren raus, das hatte sie angezeichnet, damit man die magischen 30 ml im Auge behalten konnte. Damit man nicht mit der blöden Wundflasche durch das Haus laufen muss, gab es einen Umhängebeutel, in der die Flasche verschwand. Echt praktisch - so konnte man auch Handy und Taschentücher immer gut am Mann bzw. an der Frau haben.

Anschließend hieß es »bitte pünktlich um 8 Uhr zur Chefarztvisite fertig im Zimmer sein. Dies ist das erste Zimmer heute«. Na gut - schaffen wir. Die Haare liegen ja von alleine und duschen ist auch nicht. Also sind wir nur schnell zum Frühstücksbuffet gegangen und warteten, dass es los geht. Das Frühstück stellte sich als heiterer Einstieg in den Tag heraus. Eine von den Mädels, die auch am Tag vorher operiert wurden, wollte auf dem Zimmer essen, und bat ihre Bettnachbarin, ihr zwei Eier mitzubringen. Da diese auch ein Ei wollte, lagen drei Eier auf ihren Teller - hier fragten die Krankenschwestern ganz entgeistert, ob sie noch etwas geplant hätte. Ich für meinen Teil wollte meine tolle Stofftasche erstmal an meinem Platz ablegen und ohne Beutel zum Buffet gehen - Pustekuchen, daran war ich ja quasi mittels Wundflasche festgebunden. War schon schwer das Leben als Patient.

Trotz vieler Lacher in der Frühstücksrunde waren wir beide pünktlich um 8 Uhr auf dem Zimmer. Viertel nach 8 (also schon recht pünktlich) war der Tross da und die Chefarztvisite startete. Frau Doktor kam mit drei weiteren Ärzten und der Stationsschwester in unser Zimmer. Sie war sehr zufrieden mit mir und dem Verlauf der OP. Wenn die Wundflüssigkeit weniger werden würde, dürfte ich morgen oder Samstag nach Hause. Leider bekam ich eine Sporteinschränkung für die nächsten 6 Wochen ausgesprochen, da während der OP auch der Brustmuskel mit betroffen war. Keine Zappelmaschine und so. Ich wusste nun nicht mehr, wie ich die Fibromyalgie in den Griff bekommen sollte.

Gegen 10 Uhr wurde der Zugang auf der Hand entfernt. Komischerweise hatte ich zwei Zugänge - den einen, den die Assistenzärztin gelegt hatte, und noch einen weiteren. Aber zum Glück brauchte ich den nicht länger und ich wurde schnell davon befreit. Nun wartete ich auf den psychologisch-onkologischen Dienst und auf die Dame vom Sozialdienst wegen der Info zur AHB und Schwerbehinderung. Kurz nach dem Mittag (Mittagsruhe wird wohl überbewertet) kam die Psychologin mit einer Praktikantin. Viel Neues konnte sie mir auch nicht erzählen, lobte aber die Art und Weise, wie ich mit der Erkrankung umgehe. Sie gab mir noch den Tipp nach Krebs-Sport-Gruppen in Bremervörde zu fragen. Die sollen sehr gut sein.

Nachmittags hatte ich netten Besuch. Von 14 bis 20 Uhr war immer jemand da. Aber alles entspannt, einfach nett, ruhig und ohne Stress. Abends war ich reif für das Bett. Ich hoffte, dass ich am nächsten nach Hause durfte, die Wundflüssigkeit wurde auch schon heller und weniger. Das wäre echt schön!

Meine Bettnachbarin durfte nach Hause und ich hatte irgendwann mein Zimmer für mich allein. War auch ganz okay und ich dachte, ich könne so zeitig ins Bett und schön tief und fest schlafen. Pustekuchen

24.08.2018

Gestern Abend kam noch eine Notaufnahme. Gerade, als ich müde genug zum Schlafen war, ging die Tür auf und das Drama nahm seinen Lauf. Eine ältere Dame wurde erst im Rollstuhl ins Zimmer geschoben, Ehemann und Tochter hinterher, und wieder rausgeschoben (sie musste doch erst zum Arzt). Es wurde sehr unruhig in der nächsten Stunde - Dame rein, raus, rein ... Familie dazu, Familie wieder raus, Tasche auspacken, Platz im kleinen Schrank und Badezimmer suchen, jeden Handschlag kommentieren und erklären. Jedenfalls war ich wieder hellwach und habe bis weit nach Mitternacht wachgelegen. In der Nacht konnte ich nur wenig und unruhig schlafen. Morgens um halb sieben wurde meine

Bettnachbarin schon wieder von den Krankenschwestern interviewt und durfte die gleichen Fragen wie in der Nacht erneut beantworten. Wir hatten beide das Gefühl, in dem Film »täglich grüßt das Murmeltier« zu sein, denn so oft, wie die Fragen gestellt wurden, war es schon fast Schikane.

Auf die Nachfrage der Vorgängerin per Handy, wie meine neue Zimmergenossin sei, meinte ich nur: »Leider nicht George Clooney - eher Mutter Theresa«. Zum Glück war Mutter Theresa nett und hat nicht so viel geredet, naja, eigentlich hat sie die meiste Zeit geschlafen.

Lustig fand ich die Durchsage jeden Morgen: »Guten Morgen, wir haben Freitag, den 24. August und es ist 7:30 Uhr an einem sonnigen Morgen. Das Frühstücksbuffet ist eröffnet. Wir wünschen Ihnen einen schönen Tag.« (Fehlte nur noch »vielen Dank das sie mit uns geflogen sind« und der Applaus der sich an Bord befindenden Patienten).

Zwischen 8 und 9 Uhr sollte die Visite sein. Gegen 10 Uhr war mein Lieblingsarzt auch da. Leider durfte ich doch noch nicht gehen, da noch zu viel Wundflüssigkeit in der Flasche war. Ich hoffte also auf den nächsten Tag. Die Wundkontrolle war soweit ok - die Narbe sieht unauffällig aus und lag, soweit ich es sehen konnte, gut in der Arm-Schulterfalte versteckt. Nächste Woche soll ich einen Anruf vom Krankenhaus bekommen, wann die Nachbesprechung der OP und der Pathologie stattfindet und ich die Infos erhalte, wie es weitergeht. Leider bekam ich auch diesmal trotz Verlängerung meines Aufenthaltes keine Massage. Scherzhaft habe ich meinem Doctore eine Nackenmassage angeboten, wenn er mich schon früher entlassen würde - aber auch das hat mir, außer einem kleinen Augenzwinkern, nichts gebracht. Es war aber schön zu sehen, dass die Ärzte ihren Humor noch nicht verloren haben und immer noch menschlich mit den Patienten umgehen.

Die Stationsschwester und Breast Care Nurse der Abteilung wollte noch mit einigen Prospekten zu mir kommen und bat mich, auf dem Zimmer zu bleiben. Bis 15:30 Uhr kamen weder die Schwester noch die Prospekte. Dafür war es - besonders über die Mittagszeit - wieder einmal sehr laut und unruhig auf dem Flur. Eine Menschentraube unterhielt sich in einer mir unbekannten Sprache sehr laut und diskutierte wahrscheinlich über den Weltfrieden oder ähnlich wichtigen Themen. Auf der anderen Seite des Gebäudes saßen zudem ein paar halbstarke Teenager auf dem Balkon, hatten ihr Radio mit Ghettoblaster dabei und ließen uns an ihrem ausgefallenen Musikgeschmack teilhaben. Mal wieder war es nicht möglich, ein kleines Nickerchen zu machen - soweit zur Genesungs- und Erholungsphase im Krankenhaus. Normalerweise bin ich ja relativ tolerant, aber in einem Krankenhaus, wo operierte Patienten eine Erholung brauchen, kann man doch Rücksicht erwarten, oder? Ich verstand auch nicht, dass die Klinikleitung hier nicht eingegriffen hat.

Nachmittags war nicht viel los. Gegen Abend bekam ich noch lieben Überraschungsbesuch von meiner Schwägerin und später noch von einer Freundin. Gegen 19 Uhr wurde meine Wundflasche gewechselt und ich erhielt eine neue. Bin gespannt, wieviel über Nacht nachläuft. Am Tage waren es nur 10 ml.

25.08.2018

Heute Morgen waren 15 ml in der Flasche - plus die 10 ml von gestern wären ja noch unter der magischen 30 ml Marke. Ich hoffte, dass ich heute nach Hause darf. Es war Samstag und bis ein Arzt zur Visite kommen würde, konnte es dauern. In der letzten Nacht konnte ich nicht so gut schlafen. Ich hatte zwar keine Schmerzen, wusste aber auch nicht, wie ich liegen soll. Das Herzkissen der Landfrauen Harsefeld war zwar eine große Hilfe, aber das eigene Bett ist doch am besten.

Die Schmerzmittel waren etwas gewöhnungsbedürftig. Ibuprofen gab es nur als Granulat zum Anrühren und das schmeckte nicht wirklich lecker. Aber gestern und heute habe ich kaum noch etwas genommen, was wohl besser war, da andere davon Magenschmerzen bekamen.

Bis Mittag war nichts passiert - kein Arzt, keine Schwester, keine Info, ob und wann ich vielleicht nach Hause dürfte. Zum Mittag gab es eine Kartoffelsuppe. Jedenfalls stand es auf dem Beiblatt aus der Küche, Kartoffelsuppe mit Brötchen und Tagesdessert. Das Brötchen war schon etwas staubiger, sozusagen kurz vor der Zerbröselung, und die Suppe war alles, aber keine Kartoffelsuppe. Ich habe versucht ein paar Happen zu löffeln, aber es ging nicht. Ich hatte das Gefühl, Püree Pulver im Mund zu haben. Also habe ich das Tagesdessert - eine Banane - gegessen und darauf gewartet, dass doch noch etwas passiert. Ich hatte Glück, kurz nach dem Mittag holte mich die Stationsschwester ab, um mit mir ein paar Broschüren durchzusprechen. In dem Ordner waren alle Stationen verzeichnet, die für mich als Ansprechpartner zur Verfügung stehen würden. Im Schnelldurchgang hieß es, der war da, die war da und die kennen sie ja schon. Ich hätte es schöner gefunden, wenn man den Ordner vorher in Ruhe hätte durchschauen können, um seine Fragen zu stellen. Oder wenn der Ordner zu Ansicht parat gestanden hätte. So auf die Schnelle, quasi im Heimweg-Modus war es schwer, klare Gedanken zu fassen. Ich war fünf Tage auf der Station, da hätte man genug Zeit gehabt. Vom Sozialdienst bzw. Entlass- Management war keiner bei mir - die Schwester meinte, ich sei im Februar ja schon in Stade aufgeklärt worden. Aber auch das war wenige Tage nach der Diagnose, und in den vergangenen Monaten hätte sich ja auch einige Fragen ergeben können. Eine weitere Info zur AHB hatte ich auch noch nicht bekommen. Also wartete ich nun, ob ich entlassen werde oder nicht.

Tatsächlich kam kurz darauf die Stationsschwester zusammen mit einer Ärztin, die bestätigte, dass ich nach Hause durfte. Der Wundschlauch wurde gezogen (war überhaupt nicht schmerzhaft) und ich konnte meine Tasche packen und gehen. Meinen Entlassungsbericht würde ich erst später bekommen, da ja noch die postoperative Histologie ausstand.

Also habe ich schnell meinen Trolley gepackt und mich von meinen Leuten verabschiedet.

Nachmittags gegen 14 Uhr war ich zuhause und habe erstmal einen leckeren Kaffee getrunken. Abends schaute meine Mutter noch nach mir und ich habe es erstmal ruhig angehen lassen.

27.08.2018

Heute hatte ich erneut Antikörpertherapie. Vorher musste ich noch zu meiner Frauenärztin, um eine neue Krankschreibung abzuholen. Dauerte ein klein wenig, dann ging es weiter nach Stade. Der Parkplatz war wider Erwarten relativ leer. Auch als ich in der Chemo-Ambulanz ankam, war es recht ruhig im ersten Stock, und in der Wartezone saß noch niemand. Ich eröffnete den Reigen der Wartenden und hoffte, dass es ausnahmsweise Mal nicht allzu lange dauern würde. Blutabnahme klappte schnell und ab in die leere Wartezone. Und dann ...füllte sich die Wartezone und irgendwann waren nur noch zwei Stühle leer - und die Spannung unter den Wartenden stieg langsam an. Einige Patienten mussten an dem Tag (mal) wieder über zwei Stunden warten. Viele Patienten waren mit vier oder fünf verschiedenen Infusionsbeuteln dort, und da jeder Beutel individuell und frisch zubereitet wird, dauerte es lange, bis alles abgearbeitet war. Ich musste 1 ¾ Stunden warten, bis mein Herceptin da war. Die eigentliche Infusion dauerte mit Nachspülung nur eine Dreiviertelstunde.

Ich war gegen halb zwei Zuhause und hab mein vorbereitetes Mittagessen gegessen. Ich dachte, bis die Kinder aus der Schule kommen, könnte ich mich noch kurz hinlegen und schlafen. Aber ich kam nicht wirklich zur Ruhe.

Gegen Abend habe ich meine Tochter zum Reiten gebracht und zugesehen, da sie eine neue Reitlehrerin hat, mit der ich noch einiges klären musste. Obwohl ich nichts gemacht habe, außer dort nur dumm rumzusitzen, war es mega anstrengend und ich war froh, als die Reitstunde beendet war. Ich hatte ganz wackelige Knie und hab mich direkt nach dem Abendessen hingelegt. Ich war echt platt und hatte das Gefühl, keine Kraft für nix mehr zu haben. Ich habe mich erstmal eine Weile ausgeruht und mir einen schönen Schnulzenfilm angemacht. Nicht denken, nur heile Welt und schöne Landschaft genießen.

Ich hoffte, dass ich nächste Nacht besser schlafen kann.

01.09.2018

Das Cortison vom Montag hatte mich tierisch umgehauen. In der ersten Nacht habe ich bis morgens um drei wachgelegen und nur noch etwas gedöst, in der zweiten und dritten Nacht wurde es nur minimal besser. Das gemeine ist aber, auch wenn ich nachts nicht schlafen kann und am Tage hundemüde bin, kam mein Körper nicht zur Ruhe, und selbst wenn ich mich hinlegte, konnte ich nicht richtig schlafen.

Am Mittwoch bekam ich den Anruf aus dem ElbeKlinikum Buxtehude, der Besprechungs- und Kontrolltermin sei am Freitagmorgen um 10 Uhr.

Ich war auch pünktlich dort und hatte wieder das Glück, von der netten Ärztin beraten und informiert zu werden.

Sie nahm meine Anmerkung: »Die Wunde fühlt sich etwas geschwollen an und schmerzt seit zwei Tagen ein wenig« sehr ernst und wollte nach der Besprechung einen Ultraschall machen.

Zuerst hat sie mit mir sehr ausführlich meinen Befund und die Histologie besprochen. Ich erfuhr nun auch, was bestimmte Abkürzungen bedeuten.

Mein Befund hörte sich sehr gut an, die Chemo hatte genau nach Plan funktioniert und der Tumor hatte sich auf Deutsch gesagt »verpisst«. Auch nach der OP waren in der postoperativen Histologie keine Restbestände des unerwünschten Untermieters festzustellen. Weiter ging es wie von Anfang an geplant mit der Antikörpertherapie Herceptin alle drei Wochen und dann noch für fünf Jahre mit der Antihormontherapie.

Für den 10. September habe ich das Erstgespräch in der Strahlentherapie - geplant sind 30 Bestrahlungen. Auch hier hatte mir die Ärztin in aller Ruhe erklärt, was mich erwartet, und mir so schon mal die Angst genommen, mir irgendetwas vorzustellen oder im Kopfkino komische Dinge zu entwickeln.

Im anschließenden Ultraschall war zum Glück nichts zu erkennen, was da nicht hätte sein sollen. Also konnte ich mit einem guten Gefühl Phase 2 abschließen.

Die ersten zehn Tage nach der OP hatte ich also gut überstanden. Bestimmte Bewegungen waren noch sehr unangenehm und schwere Dinge durfte ich noch nicht heben. Heute wollte ich - nach Absprache mit meiner Ärztin - mal vorsichtig anfangen, auf meine Zappelmaschine zu gehen. Ich war gespannt, ob ich das schon schaffte.

02.09.2018

Gestern habe ich das erste Mal nach der OP gezappelt und immerhin zehn Minuten geschafft. Heute sogar schon 20 Minuten. Zwar super langsam wie ein

Anfänger, aber immerhin. Ein paar Dehnübungen habe ich anschließend auch gemacht - ich versuche mich nun langsam zu steigern.

Ansonsten war der Tag ziemlich anstrengend, und ich merkte an vielen kleinen und großen Dingen, dass ich noch nicht so fit war, wie ich es gerne sein wollte. Aber es nützte ja nichts, ich musste meinen Haushalt managen, meine Kinder morgens für die Schule wecken, das Frühstück vorbereiten, Mittag kochen und Wäsche waschen, bügeln und alles, was dazu gehört. Den Einkauf erledigte zum Glück oft mein Mann auf dem Rückweg von der Arbeit. Aber irgendwie habe ich in den letzten Monaten immer funktioniert.

03.09.2018
Heute hatte ich endlich mal wieder Krankengymnastik. Meine Physiotherapeutin hatte sich das Handgelenk gebrochen, daher musste ich ein paar Tage warten, bis ich Termine bei einer anderen Therapeutin bekam. Die Krankengymnastik war aber ganz gut und ich hoffe, dass meine Beschwerden nun doch langsam weniger werden.

Ansonsten war ich heute ziemlich kaputt. Wir hatten schwül-warmes Wetter und trotz der Wassertablette hatte ich dicke Finger und dicke Füße. Ich könnte den ganzen Tag schlafen und hing ziemlich durch. Habe mich aber ganz vorsichtig eine halbe Stunde auf meine Zappelmaschine gewagt und dabei versucht, die Arme nicht so doll einzusetzen. Dehnübungen habe ich auch ein paar gemacht. Das Problem war, bei vielen Übungen musste der Oberkörper zu doll involviert werden, das ging im Moment noch nicht. Aber ich versuchte, am Ball zu bleiben.

04.09.2018
Heute Nachmittag habe ich wieder 30 Minuten gezappelt - langsam, aber immerhin. Ich war immer noch ziemlich maddelig und schaffte noch nicht alles, was ich gerne schaffen wollte. Aber die OP war auch erst knapp zwei Wochen her. Teilweise war ich auch noch etwas matschig im Kopf - so als ob ich mich ganz schnell im Kreis gedreht hätte. Das war ein komisches und etwas beängstigendes Gefühl.

06.09.2018
Heute Morgen hatte meine Mutter einen Unfall auf dem Wochenmarkt. Ein anderer Marktbeschicker war gegen ihren Verkaufsanhänger gefahren und dieser ist dadurch auf den Fuß meiner Mutter gesprungen. Das ganze war wohl gleich morgens passiert, und zuerst hatte meine Mutter wohl durch das ausgeschüttete Adrenalin gar nicht gemerkt, was ihr wirklich passiert war. Erst zwei Stunden später merkte sie, dass

ihr Fuß wohl doch mehr abbekommen hatte und ist zum Röntgen ins nahegelegene Krankenhaus mit dem Taxi gefahren. Meine Schwägerin rief mich im Laufe des Vormittags an und fragte, ob ich sie zu dem etwa eine Stunde entfernten Wochenmarkt bringen könnte. Dort mussten wir den Wagen und Anhänger abholen. Ich hatte ja eigentlich nichts gemacht, außer Auto zu fahren. Aber irgendwie war ich anschließend total groggy. Lag wohl auch an der nervösen Anspannung, da wir einige Stunden lang nicht wussten, was genau mit meiner Mutter war. So wie es zu diesem Zeitpunkt aussah, hatte sie sich wohl mehrere Knochen im Mittelfuß gebrochen und konnte erst am Montag operiert werden. Gerade vor zwei Tagen hatte ich mit meiner Mutter die Patientenverfügung und Vorsorgevollmacht fertiggemacht - dabei sagte sie noch, sie hätte keinen Hausarzt. Sie brauchte ja auch in den letzten Jahren nie einen Arzt. War das nun ein böses Omen? Hätte ich nun nichts gemacht, wäre dann nichts passiert? Hätte - wäre - wenn - das Spielchen war müßig, also ließ ich es. An diesem Abend hieß es jedenfalls für mich, früh zu Bett zu gehen und versuchen zu schlafen.

10.09.2018

Am Wochenende habe ich das erste Mal eine Apfel-Wein-Torte gebacken. Meine Schwägerin bekam am Sonntag Besuch und bat mich um eine leckere Torte. Also habe ich mich das erste Mal an dieser sehr leckeren Torte versucht - und sie war sogar gelungen. War doch gar nicht so schwer, wie ich dachte. Ich glaube, die werde ich in Zukunft öfters mal backen. Äpfel habe ich durch mein Hoflädchen ja immer im Hause und anstelle von Wein könnte ich auch Apfelsaft nehmen.

Heute hatte ich mein Gespräch beim Strahlendoktor -einem sehr sympathischen jungen Arzt. Er war nochmal mit mir den Verlauf der Strahlentherapie durchgegangen und hat mir erklärt, dass ich nun 16 + 5 Bestrahlungen bekommen würde, 16 normal und 5 mit Booster. Am nächsten Montag würde nochmal ein CT gemacht, damit man Herz und Lunge genau lokalisieren kann und genaue Daten für die Planungen der Bestrahlungen hatte. In der Woche darauf am nächsten Montag sollte es losgehen - 21 Bestrahlungen. Ich hoffe, meine Haut wird das aushalten. Verbrennungen sind ja leider häufig eine der Nebenwirkungen. Der Arzt gab mir den Tipp, im Notfall mit Linola Creme dagegen zu arbeiten. Duschen war erlaubt, aber nicht baden oder Saunagänge.

Aus der Sicht des Radiologen dürfte ich wohl etwa zwei bis drei Wochen nach der letzten Behandlung zur AHB los. Das könnte Mitte November sein - dann wäre ich knapp vor Weihnachten wieder zuhause. Ich war gespannt, ob es klappt.

Morgen habe ich einen Termin bei der Krebsnachsorge wegen des Antrags zur AHB - ich habe meine Wunschkliniken rausgesucht, aber ob es klappt, ist natürlich fraglich.

11.09.2018

Bevor ich zur Krebsnachsorge gegangen bin, musste ich noch zu einer Beerdigung. Der Vater einer sehr guten Freundin war verstorben und heute war die Trauerfeier. Sehr emotional – vieles hat mich an die Beerdigung meines Vaters vor knapp sechs Monaten erinnert. Ich musste schon viele Tränen vergießen, denn ich habe an diesem Tag meinen Vater nochmal beerdigt. Es war sehr anstrengend und kräftezehrend.

Anschließend hoffte ich darauf, dass ich nun erfahre, wohin ich meine AHB antreten darf. Aber leider war die Ansprechpartnerin bei der Krebsnachsorge nicht da, die sonst die Anträge ausfüllt und alles in die Wege leitet. Die Kollegin, die das Gespräch mit mir führte, wusste einiges nicht so genau, und im Endeffekt war ich nun genauso schlau wie vorher. Nun durfte ich nächste Woche nochmal hin. In dieser Zeit hielt ich die Straße nach Stade warm ... Sind jedes Mal über 40 km eine Tour. Und solche Geschichten werden nicht von der Krankenkasse bezahlt. Die Straßen wurden auch immer voller. Heute waren zwei Baustellen auf der Strecke und jedes Mal eine Ampelschaltung mit viel Wartezeit.

Die Psychologin bei der Krebsnachsorge nutzte die Gelegenheit und wir haben noch kurz über meinen emotionalen Zustand gesprochen. Sie wollte wissen, wie es mir geht, und ich konnte sie beruhigen. Mir ging es emotional ganz gut. Ich würde das ganze Projekt »Brustkrebs« recht logisch angehen und ließ mich nicht unterkriegen. Das Schreiben half mir sehr und ich hatte viele liebe Menschen, die mich gut unterstützten.

Die körperliche Seite ist eine andere – da hing ich noch ziemlich durch und wusste immer noch nicht, wann ich wieder in der Lage sein werde, arbeiten zu gehen.

12.09.2018

Heute Morgen war ich zum ersten Mal nach der OP wieder beim Sport. Geräte habe ich noch ignoriert, dafür aber einen Kurs mitgemacht. Auch, wenn ich nicht alles mitmachen konnte und die Arme ziemlich weggelassen habe, so hat es mir Spaß gemacht und es tat meiner Seele gut, mal wieder »zu tanzen«.

Mittags hatte ich ziemliche Kopfschmerzen, vielleicht weil ich heute auch schon Krankengymnastik hatte und meine Problemzone immer noch der Hals und Nackenbereich war. Ich habe zwei Migränetabletten genommen und etwas geschlafen. Danach ging es mir doch etwas besser.

15.09.2018

Die OP war nun dreieinhalb Wochen her und ich fühlte mich kaum noch eingeschränkt in der Beweglichkeit. Die Schmerzen waren auch schon fast weg und ich konnte beinahe alle Bewegungen wieder ausführen. Morgen früh versuche ich, zum Yoga zu gehen. Ich werde zwar noch keine Belastung auf dem Oberkörper machen können, aber andere Dehnübungen schon.

Heute kam Post von meiner Versicherung wegen der privaten Berufsunfähigkeitsversicherung. Die Zahlungen würden im November auslaufen. Ich musste nun eine umfangreiche Selbstauskunft ausfüllen und diverse Papiere und Arztberichte beibringen, um zu beweisen, dass ich noch nicht wieder arbeitsfähig war. Im Moment fühlte ich mich noch nicht in der Lage, fünfeinhalb Stunden am Stück zu arbeiten. Allein das Ausfüllen der ganzen Formulare und das Kopieren der Unterlagen war schon eine Herausforderung im Allgemeinen und für mich im Besonderen. Schreiben, konzentrieren, nachdenken - das war momentan nicht so einfach.

16.09.2018

Es gab immer noch Freunde, die wussten nicht, wie sie mit mir und meiner Krankheit umgehen sollten. Eine meiner langjährigsten Freundinnen hatte ebenfalls ein Problem mit meiner Diagnose und hat mich seit März nicht mehr gesehen. Sie hat solange gebraucht, bis sie soweit war, mich zu sehen, und war sehr erleichtert, dass ich nicht krank ausgesehen habe. Okay, meine Haare waren weg, aber da ich nicht abgenommen hatte und dank der ganzen Chemie auch eine gute Gesichtsfarbe hatte, war das Äußere ganz ok. Jedenfalls für die, die mich nicht wirklich kennen und nicht hinter die Fassade guckten. Natürlich war ich kaputt, meine Energie war auf Sparflamme und meine Kondition war gleich null. Aber, das konnte man nicht wirklich sehen.

Meine Freundin hatte vor nicht allzu langer Zeit ihre Mutter durch Krebs verloren - da rührte meine Diagnose gleich alles wieder auf. Ich weiß nicht, wie ich in der Situation reagieren würde, aber einige Reaktionen meiner »Freunde« konnte ich bis jetzt immer noch nicht nachvollziehen. Viele haben sich bis heute gar nicht bei mir gemeldet und noch nicht mal nachgefragt, wie es mir geht. Das tat weh. War ich denen egal? Überwog die Angst vor einer ehrlichen Antwort?

17.09.2018

Heute war ich zum Planungs-CT bei Hancken. Nachdem ich zuerst im falschen Wartezimmer gelandet war, wurde ich von der cleveren und sehr netten Arzthelferin gefunden und in den richtigen Bereich gebracht. Ich musste mich mit freiem Oberkörper auf die Liege legen und wurde mit Edding-ähnlichen Stiften angemalt. Bestimmte Stellen an der Brust wurden markiert und mit durchsichtigen Klebepflastern gesichert. Diese Pflaster dürfen nicht abgewaschen werden. An anderen Stellen wurden zwecks Verdeutlichung ebenfalls Markierungen gesetzt, die durfte ich aber nach der Untersuchung wieder abwaschen. Die Markierungen wurden mal bei normaler Atmung und mal beim tief Einatmen und Luftanhalten gemacht – genauso wie das CT. Erst einatmen – dann luftanhalten – zum Glück auch wieder ausatmen. Die Aufnahmen waren schnell erledigt, aber die Vorarbeit war sehr lang.

Anschließend sollte ich noch zum Zimmer 18 und mich zur Blutabnahme melden. Da ich aber am nächsten Tag zur Antikörper-Therapie musste, hatte ich gefragt, ob die Blutabnahme auch dann gemacht werden könnte. Zum Glück war das möglich und ich musste nicht unnötig angezapft werden und ebenso unnötig vor dem Zimmer 18 auf die gnädige Aufnahme durch die Arzthelferinnen warten. Nächste Woche Montag sollte es mit der Bestrahlung losgehen. Dann heißt es 21 mal nach Stade fahren und die Bestrahlung abzuholen. Ich war gespannt, wie es werden würde.

Eine Freundin wollte mir noch etwas Aloe Vera Gel zum Ausprobieren geben. So kann ich vorher testen, ob ich darauf allergisch reagiere.

19.09.2018

Gestern hatte ich das Schmink-Seminar »look good – feel better« vom der DKMS, angeboten von der Krebsberatung in Stade.

Vorher war ich schnell noch in die Chemo-Ambulanz geflitzt und hatte mir Blut abnehmen lassen, damit das Herzeptin (Antikörper) schon da ist, wenn ich aus dem Schminkkurs zurückkomme. Hatte mich offiziell bei den Chemo-Schwestern abgemeldet und bin zur Krebsberatung rübergelaufen. Da alles in einem Haus war, war es auch kein Problem mit dem angezapften Port aus der Ambulanz rauszugehen.

Das Schminkseminar war total schön. Wir waren zehn Frauen, die von einer sehr netten Kosmetikerin betreut wurden. Die Kosmetikerin hatte selbst vor einigen Jahren eine Leukämie-Diagnose erhalten und wusste, wovon sie sprach.

Alle Teilnehmer erhielten eine schöne Tasche, gefüllt mit allerlei Produkten, die wir nach und nach gemeinsam ausprobierten. Diese Waren werden von den Firmen gespendet und können von der DKMS in den tollen Seminaren kostenlos weitergegeben werden. Die Taschen haben nicht nur einen sehr hohen Warenwert, sondern, was noch viel wichtiger ist, einen sehr hohen emotionalen Wert. Die Unterstützung, die wir Frauen durch diese Hilfe erhalten können, ist unbezahlbar. Denn hier ging es in dem Kurs nur um uns, unsere Schönheit und unser Selbstbewusstsein.

Angefangen haben wir mit einem tollen Tuch, mit dem wir verschiedene Bindetechniken gelernt haben.

Das nächste gute Stück aus der großen Tasche war die Reinigungsmilch und das passende Gesichtswasser. Anschließend haben wir eine Grundierung vorgenommen und uns durch die Produkte gearbeitet. Einfühlsam erklärte uns die Kosmetikerin, wie wir die Augen betonen und wie wir die fehlenden Augenbrauen nachzeichnen können. Im Seminar waren wir Frauen jeden Alters und in unterschiedlichen Behandlungsständen. Nach und nach fielen die Hemmungen und damit auch die Perücken. Wir haben uns alle sehr nett unterhalten und ich war begeistert, wie entspannt die Stimmung war und wie wir uns untereinander motiviert haben.

Anschließend hatte ich noch ein Gespräch in der Krebsnachsorge. Letzte Woche war mein Gespräch ja nicht sehr erquickend – dafür hoffte ich nun auf ein Resultat in Sachen AHB. Die Sachbearbeiterin von der Krebsnachsorge hatte ja bereits alle Unterlagen von mir zusammen und die Formulare waren bereits ausgefüllt. Leider konnte sie telefonisch nicht sofort eine Antwort von meiner Wunsch-Reha-Klinik bekommen. Der Antrag für die AHB in St. Peter-Ording sei angeblich erst vier Wochen vor Reha-Beginn möglich – dies verwunderte mich, denn ich kenne über das Forum einige, die mehrere Monate vorher wussten, dass sie nach St. Peter-Ording durften. Naja, vielleicht waren wir nicht alles »normale Menschen« – es gibt wohl welche, die waren noch »normaler« als wir. Boltenhagen würde meine Rentenversicherung – die Knappschaft Bahn See – nicht übernehmen. Also versuchten wir, meinen anderen Favoriten zu erreichen: die Helios Klinik Schloss Schönhagen. Leider war zur Mittagszeit keiner mehr erreichbar, aber die Dame von der Krebsberatung versprach, es nachmittags noch zu versuchen und sich dann bei mir zu melden. Das konnte ich kaum glauben – aber tatsächlich kam zur versprochenen Uhrzeit der Anruf aus der Krebsberatung mit der Zusage für meine AHB. Am 20.11 darf ich nach Schönhagen – und selbst wenn ich eine Woche verlängern darf, würde ich vor Weihnachten zuhause sein. Nun musste ich zwar rechtzeitig anfangen, den Wunschzettel meiner Kinder abzuarbeiten, aber dafür wäre ich dann Weihnachten zuhause. Ich freue mich darauf, endlich mal nix tun, außer an mich selbst zu denken. Kein Haushalt, kein Taxidienst, kein Einkaufen, Kochen und kein Gequake von den Kindern.

Als ich in der Chemo-Ambulanz angekommen war, lag meine Dröhnung schon parat. Leider war kein gemütlicher Stuhl für mich frei, aber für die Dreiviertelstunde habe ich mich auf einen normalen Stuhl gesetzt und mich nett mit einem jungen Mädel unterhalten. Nun hatte ich für diesen Tag eine Freundin organisiert, zu der meine kleine Tochter direkt nach der Schule gehen konnte, und dann – dann war ich so früh zuhause, dass dies gar nicht nötig gewesen wäre. Sie war aber trotzdem hingegangen und konnte nach dem Mittagessen dort noch spielen. So konnte ich doch noch einen kleinen Moment die Freundschaft zu meinem Sofa intensivieren.

20.09.2018

Irgendwie war ich total kaputt - ich versuchte mich so viel wie möglich zu bewegen und meine Übungen zu machen, aber trotzdem hing ich total durch und war super erschöpft. Wenn ich mir vorstelle, ich muss bald wieder arbeiten, oh Gott, ich bekomme Panik. Wenn ich nun schon nach ein, zwei Stunden ohne Arbeit kaputt war, wie sollte ich einen Arbeitstag überstehen?

21.09.2018

Die für September ungewöhnliche Wärme, der aktuelle Wind bzw. Sturm und die Gewitterluft machten mir zu schaffen. Ich fühlte mich schlapp. Regelrecht kaputt. Ich hatte noch nicht einmal Lust, etwas zu kochen - aber für die Kinder musste ich irgendwas auf den Tisch zaubern. Ich glaube, für die betroffenen Frauen, die keine Familie haben, ist es manchmal auch schwer, sich zum Kochen zu motivieren - umgekehrt können die hingegen ihren eigenen Tagesrhythmus finden und müssen nicht wie ich jeden Morgen um sechs aufstehen. Wenn ich das Frühstück für die Kinder und die Brotdosen fertig habe, dann könnte ich mich schon fast wieder ins Bett legen. Leider konnte ich im Moment auch nicht schlafen. Wenn ich im Bett bin, bin ich hundemüde, und sobald ich die Augen schließe, kann ich nur kurz schlafen. Nach wenigen Minuten bin ich wieder wach und habe Herzrasen. Manchmal wache ich auch nachts auf und bekomme keine Luft mehr, so wie letzte Nacht. Da musste ich meine Balkontür aufmachen und habe versucht, tief durchzuatmen. Ist aber im Moment nicht einfach.

23.09.2018

Gestern war bei uns im Ort die Schützenfestnachfeier. Tagsüber hatte ich mich zurückgehalten und war nicht dabei. Abends war ich wie immer zur Proklamation der neuen Majestäten gegangen, da ich dieses Ehrenamt seit Jahren ausübe. Ich war so gegangen, wie ich gerade bin - ohne Tuch, ohne Perücke und ohne irgendeine Kopfbedeckung. Meine kurzen, leider graumelierten Haare waren für mich noch sehr ungewohnt, aber irgendwie habe ich viele Komplimente erhalten. Entweder fanden die anderen meinen aktuellen Look wirklich gut - oder sie wollten mich alle aufmuntern. Für mich war der Blick in den Spiegel immer noch sehr ungewohnt und ich wußte noch nicht, wie ich damit klarkommen soll, dass meine dunklen Haare nun Geschichte sind.

Mein Mann nannte die »neue Frisur« mal »silbergraue Effektlackierung«, das habe ich aufgenommen und sage es ganz übertrieben, wenn ich von Leuten doof angesprochen werde. Meist mit dem Zusatz »es ist gar nicht so leicht für den Friseur, das immer wieder sooo hinzubekommen, da sitze ich oft stundenlang beim Friseur.« Das half mir oft, meine eigene Trauer über den Verlust der Frisur zu bewältigen.

Heute waren wir auf dem 14. Geburtstag vom Patenkind meines Mannes. Auch dort waren einige, die mich »so« noch nicht gesehen hatten. Die andere Patentante fragte bei meiner Freundin vorsichtig nach, ob mein Look gewollt oder einer Krankheit geschuldet sei. Danach haben wir aber alle recht offen und viel über meine Situation gesprochen – aber nicht auf die Mitleidstour, sondern offen, aktuell und humorvoll. Es war ein sehr entspannter Tag, aber auch anstrengend. Anschließend habe ich meine Übungen gemacht und versucht, meine Muskeln wieder auf Vordermann zu bringen. Das lange Sitzen war und ist echt der Horror für mich, aber ich konnte mich ja nicht beim Kaffeetrinken alle zehn Minuten hinstellen und eine Runde durch die Wohnung gehen.

Phase 4

25.09.2018

Gestern hatte ich meine erste Bestrahlung. Der Tag fing schon mit der ersten Überraschung an – das Taxi war eine Stunde zu früh da. Wir haben das mit Humor genommen und die Taxifahrerin war eine Stunde später nochmal wiedergekommen. Die erste Bestrahlung dauerte dann doch ziemlich lange, da wieder Vermessungen und Anzeichnungen gemacht wurden. Insgesamt war ich gut drei Stunden unterwegs für eine Bestrahlung, die in zwei Minuten erledigt war. Leider hatte ich mein Handtuch vergessen und vermutete, es gäbe einen Anschiss von den Arzthelferinnen. Aber, ich hatte Glück, kein Anschiss, sondern für den Tag ein Ersatztuch. Eine Bekannte von mir arbeitete in der Strahlenabteilung und war an dem Tag im Einsatz, rief mich auf, erklärte mir alles und zeigte mir den Ablauf, der in den nächsten Wochen täglich auf mich zukommen würde. Ich musste mich auf die Liege legen und dann wurde ich weiter angezeichnet – dabei musste ich immer wieder einatmen und Luft anhalten. Anschließend mussten wir noch auf den Arzt warten, der einen fachmännischen Blick auf die Malkünste seiner Arzthelferinnen warf. Er war zufrieden und die ersten Aufnahmen wurden gemacht. Dazu musste ich wieder einatmen und mehrmals die Luft für ca. 10-15 Sekunden anhalten. Irgendwann waren die Aufnahmen fertig und die Bestrahlung fing an. Ich habe es kaum gemerkt, war jedenfalls ganz überrascht, als meine Bekannte reinkam und meinte, ich sei für diesen Tag erstmal fertig. Ich sollte noch kurz liegenbleiben, da die Zeichnungen noch beklebt werden müssten. Mein Aktenzeichen wurde noch einmal auf meinen Bauch geschrieben und ein Foto von meinem Oberkörper gemacht - hier wird alles dokumentiert, ich bin nun im Archiv der Klinik Hancken mit freiem Oberkörper und nettem Kürzel und Zahlenfolge auf dem Bauch. Das ganze Procedere hat etwa eine Dreiviertel-stunde gedauert. Mit Hin- und Rückfahrt und Wartezeit war ich gute drei Stun-den unterwegs.

Heute hatte ich die zweite Bestrahlung und diesmal kam mein Taxi pünktlich. Der Taxifahrer war etwas gewöhnungsbedürftig. Ein anstrengender Fahrstil und ein Schlaumeier vor dem Herrn. Aber ich habe versucht, »wegzuhören« und nur hin und wieder ja zu sagen, damit ich als nicht ganz unhöflich abgestempelt wurde. Aber so viele »Vater unser« wie auf dieser Tour habe ich das ganze halbe Jahr mit der Chemo nicht gebetet.

Diesmal musste ich wieder relativ lange warten. Etwa 30 Minuten nach dem Termin wurde ich aufgerufen. Als ich dann dran war, ging es recht schnell. Rauf auf die Liege, die richtige Position einstellen und je nach Bestrahlungsstelle wieder einige Male ein- und ausatmen und Luft anhalten. Nach wenigen Minuten konnte ich von der Liege runter und mich anziehen. Auch heute hatte der Ausflug in die Stadt Stade wieder etwa drei Stunden gedauert.

Als ich zuhause war, habe ich erst einmal kurz geschlafen - nur fünf Minuten, aber es tat gut. Irgendwie war ich immer noch mega kaputt und durch die Bestrah-lung könnte es noch schlimmer werden, so sagte man mir.

26.09.2018

Heute hatte ich die dritte Bestrahlung und wieder hieß es warten. Eine halbe Stunde im Wartezimmer für wenige Minuten Bestrahlung. Auf dem Tisch hinlegen, dann zuppelten die Arzthelferinnen von rechts und links am Handtuch rum und zogen mich mitsamt dem Handtuch hin und her - bis ich wieder in der richtigen Position lag. Gut das mein Handtuch so stabil war, das musste ja schließlich einige Kilos aushalten. Von der eigentlichen Bestrahlung war nichts zu merken - aber so langsam merkte ich eine Veränderung an der bestrahlten Brust, sie fühlte sich nach der Bestrahlung wärmer an und etwas gespannt. Ich befürchte mal, jetzt fängt es langsam an zu brennen.

Anschließend hatte ich noch einen Vorsorge Termin bei meiner Frauenärztin. Sie hat mir dann auch das Rezept für das Tamoxifen gegeben. Das Tamoxifen ist ein Antiöstrogen, das zur Vorbeugung und Behandlung von Brustkrebs eingesetzt wird. Fünf Jahre muss ich das Tamoxifen nehmen, und die Nebenwirkungen sind nicht ohne. Hitzewallungen, Gesichtszunahme, Thrombosen und Embolien und vor allem mit den Nebenwirkungen, die eigentlich in den Wechseljahren auftreten. Das machte ja echt Mut und fünf Jahre können verdammt lang sein.

Bevor ich das Tamoxifen nehmen durfte, sollte ich erst zum Augenarzt und den Augeninnendruck messen lassen. Da dort gerade Betriebsferien waren, musste ich noch zwei Wochen warten.

27.09.2018

Heute hatte ich die vierte von den geplanten 21 Bestrahlungen. Leider fing es jetzt schon an zu brennen. Nachts hatte ich manchmal so komische Stiche in der Brust, wenn ich auf der betroffenen Seite lag.

Das Team bei der Bestrahlung war immer sehr nett, auch wenn es nicht viel zu reden gab sind alle nett und freundlich und nahmen einen die Hemmungen. Schließlich lag man dort oben ohne auf der Pritsche, und an manchen Tagen waren auch Arzthelfer da. Die sehen aber so viele halbnackte Frauen, da fiel ich mit meinem Mittelalter gar nicht mehr auf.

Der halbe Tag ging immer drauf - Fahrzeit, Wartezeit, fünf Minuten Bestrahlung und wieder Fahrzeit. Da eine Tour über 40 Kilometer waren und die Fahrtzeit nie einzuschätzen war, holte mich das Taxi immer eine Stunde vor dem jeweiligen Termin ab.

29.09.2018

Die erste Woche war geschafft - nun hoffte ich, dass ich in der nächsten Woche die vier Bestrahlungen gut überstehen werde. Durch den Feiertag hatten wir einen Tag weniger, vielleicht könnte sich dadurch meine Haut etwas regenerieren? Ich hatte mir die bestrahlten Stellen mit Aloe eingecremt und hoffte auf Linderung.

Die Bestrahlung machte müde - ich könnte den ganzen Tag schlafen. Aber wenn ich mich mal hinlegte, dann konnte ich nicht schlafen. Ich legte mich hin und wenn ich Glück hatte, schlief ich wenige Minuten - meist wachte ich mit Herzrasen auf und versuchte den Rest des Tages zu überstehen.

Heute hatte ich mich wieder auf meine Zappelmaschine gequält - und sogar eine Stunde geschafft. Nicht schnell und keinen Widerstand, aber immerhin. Mit leichter Kost aus dem Fernseher überstand man die 60 Minuten doch recht schnell. Anschließend hatte ich sogar noch einige Dehnübungen gemacht. Aber die Fibromyalgie kam immer wieder durch und meine Muskeln und Sehnen zogen sich immer weiter zusammen. Den Tag zu überstehen wurde immer anstrengender, aber aufgeben war keine Option. Immer lächeln und weiterkämpfen. Damit die Leute sagen konnten: »Du siehst ja gut aus«. Ja, an den Tagen, an denen es mir total schlecht ging und ich nicht »gut aussah«, ging ich auch nicht unter Leute, sondern verkroch mich auf mein Sofa oder meine Übungsmatte und versuchte, meine Muskeln zu regenerieren.

30.09.2018

Ein sonniger Herbstsonntag auf dem Lande. Heute Morgen war ich zum Geburtstag eingeladen und dachte mir, ich könnte ja mal mit dem Fahrrad hinfahren. Leider wohnen wir an einem langgezogenen Anstieg - nicht wirklich hoch, aber lang - und da wäre ich am liebsten gleich wieder umgedreht und hätte gerne das Auto geholt. Aber, bei dem Wetter und bei dem kurzen Weg war das Auto keine Option. Also - Zähne zusammenbeißen und rauf auf den Berg. Dafür war der Rückweg entsprechend fix - nämlich bergab.

Nachmittags machten wir noch einen kleinen Spaziergang und anschließend ging ich noch eine Weile auf meine Zappelmaschine. Obwohl ich fast jeden Tag meine Sporteinheit machte, fühlte ich mich immer noch unfit. Meine Muskulatur war immer noch schlapp und meine Beweglichkeit wurde immer schlechter. Ich habe Angst, dass ich wieder in dem tiefen Loch lande, in dem ich vor ein paar Jahren schon mal war. Das Loch, das Schmerzen heißt und bewegungsunfähig macht. Damals konnte ich kaum noch Treppen steigen und jede Bewegung tat mir weh.

Was mir zudem noch Kopfschmerzen bereitet, sind die Wassereinlagerungen. Trotz der Wassertablette, die ich jeden Tag nehme, habe ich dicke Füße und Finger. Das macht mir Angst. Die nächste Kontrolle beim Kardiologen ist erst kurz vor Weihnachten.

02.10.2018

Heute hatte ich die siebte von den geplanten 21 Bestrahlungen. Ich sollte meine Auswahl an Cremes mitbringen und dem Strahlenpersonal zeigen. Dort wurde mir gesagt, welche Creme passend wäre und welche nicht. Tatsächlich durfte ich nur eine Aloe Vera Creme ohne jeden Zusatz nehmen oder die »Linola schwarz« (die Linola Creme mit schwarzer Schrift). Also holte ich mir nachmittags noch die Linola, damit ich heute Abend noch schmieren kann.

Am nächsten Tag war zum Glück frei (Tag der deutschen Einheit) und meine Haut kann sich hoffentlich etwas erholen. Dann nur noch Donnerstag und Freitag und die Woche ist wieder rum.

04.10.2018

Heute war bei der Bestrahlung der Wurm drin. Als ich in das Wartezimmer kam, war fast kein Platz mehr frei. Eine Leidensgenossin sagte, sie sei schon über 30 Minuten im Verzug. Na das waren ja Aussichten.

Tatsächlich war ich auch 35 Minuten nach dem angedachten Termin dran und durfte in meine Kabine gehen und mich ausziehen. Wie immer legte ich mich mit freiem Oberkörper auf den Tisch, die Arme über den Kopf in eine Halterung eingehängt und man ruckelte mich zurecht. Ein paar Pflaster lösten sich von meinem Astralkörper und mussten nachgemalt und nachgeklebt werden. Ein komisches Gefühl, wenn da jemand auf dem Bauch rummalt und mit durchsichtigen Klebestreifen das Kunstwerk zuklebt.

Die Markierungen waren wichtig, damit das Personal sehen konnte, ob ich richtig platziert war. Die Striche müssen mit den Leuchtstreifen übereinstimmen, die das Bestrahlungsgerät zur Positionierung sendet, und dann kann es losgehen. Losgehen bedeutet, dass ein großes tellerähnliches Ding über mir war. Eine Stimme aus dem Nix sagt, wann ich einatmen und wie lange ich die Luft anhalten sollte. In dieser Zeit fand die Bestrahlung statt. Das Einatmen und Luftanhalten sollte wohl vermeiden, dass Herz und Lunge zu viel von den Strahlen abbekommen. Erst stand das Gerät direkt über mir und bestrahlte von dort viermal - das erste Mal knapp zehn Sekunden, die anderen Male kürzer. Dann wechselte dieser tellerförmige Arm die Position und ich wurde von der linken äußeren Seite bestrahlt. Auch von dieser Seite fand der Vorgang viermal statt.

Nach wenigen Minuten war der Spuk vorbei und ich konnte mich wieder anziehen. Heute hatte ich die achte von 21 Bestrahlungen und die linke Brust war wieder ganz schön warm. Morgen noch, dann ist Wochenende und meine Haut kann sich wieder erholen - hoffentlich.

05.10.2018

Heute hatte ich die neunte von 21 Bestrahlungen. Die Wartezeit war ganz okay und ich wurde von den netten, jungen MTA aus der Kabine geholt. Heute war die Männerquote in doppelter Ausfertigung vor Ort und sorgten mit der passenden Portion Humor dafür, dass die Bestrahlung schnell starten konnte.

Heute war mal wieder ein chaotischer Tag. Ich wollte mich kurz hinlegen, aber dann klingelte erst das Telefon. Beim nächsten Versuch klingelte jemand an der Haustür und wollte wissen, welche Apfelsorte in meinem Selbstbedienungslädchen die »neue Ernte« ist. Beim dritten Versuch piepte dann die Waschmaschine und war fertig. Ja, da war ich auch fertig und wollte nicht mehr schlafen.

07.10.2018

Meine Füße taten immer noch tierisch weh. Schwer zu beschreiben, wie der Schmerz war, aber es war immer noch unangenehm, Schuhe zu tragen - der Schmerz war aber auch präsent, wenn ich keine Schuhe anhatte, sondern in entspannter Haltung auf dem Sofa lag.

Die letzte Nacht war mal wieder mega anstrengend. Einerseits war ich müde, andererseits kam ich nicht zur Ruhe und konnte nicht schlafen. Gegen Mitternacht war ich endlich mal eingeschlafen, war aber gefühlt jede Stunde wach.

Meine Beine kribbelten, meine Haut juckte und meine Füße taten weh. Ich hoffe, dass es nach der Reha endlich besser wird.

08.10.2018

Heute hatte ich Bestrahlung und Antikörper zusammen. Gegen halb zehn war ich in der Klinik und hatte mir gleich Blut abnehmen lassen, damit ich nachher nicht so lange auf das Medikament warten musste. Anschließend bin ich zum Bestrahlungsgerät gegangen. Heute musste ich das erste Mal zum Agility 1 in den Keller, sonst war ich immer beim Agility 2. Als ich unten ankam, stand dort ein Schild, dass das Gerät nicht funktionieren würde und alle zum anderen Gerät nach oben müssten. Also kehrt marsch und wieder nach oben zum Stammgerät. Dort wartete erstaunlicherweise nur eine Patientin, die gleich aufgerufen wurde. Dann war eine lange Pause - etwa eine halbe Stunde passierte gar nichts. Da die Patientin nicht wieder rauskam, denke ich mal, das sie angezeichnet wurde. Das Wartezimmer füllte sich aber schnell. An den Tagen, an denen eines der beiden Geräte kaputt war, gab es meistens sogar noch einen Kaffee und ein paar Kekse für uns, die auf einem mobilen Teewagen parat gestellt wurden.

Irgendwann wurde eine andere Patientin aufgerufen, die aber nicht da war. Das brachte die Schwester ganz durcheinander und sie kam erstmal mit einem Plan wieder, um zu erfragen, wer nun alles im Wartezimmer sitzen würde. Nachdem wir das alles geklärt haben, ging es zum Glück mit mir weiter. Danach konnte ich gleich wieder rauf in die Chemo-Ambulanz und musste gar nicht mehr so lange auf meine Antikörper warten. Halb 12 war ich dann schon fertig. Ich habe noch ein paar Minuten in der Sonne auf mein Taxi gewartet, und es ging wieder heim.

Heute hatte ich auf dem Hin- und Rückweg die gleiche Taxifahrerin. Wir hatten sehr viel Spaß, da ich mal wieder nette Wortkrepierer gebildet habe: statt dick und dünn war es dück und dinn, und so manch anderes Wort fiel mir sicherheitshalber auch gar nicht ein. Ja, ja, an manchen Tagen konnte man drüber lachen, aber manchmal machte es mir auch Angst.

09.10.2018

Heute war quasi Halbzeit. Nun hatte ich elf von 21 Bestrahlungen hinter mir. Heute hatte ich Glück im Unglück. Mein Taxi hätte um halb neun da sein müssen, kam aber nicht. Ich habe dann angerufen und nachgefragt. Es hieß, er würde um zehn vor neun kommen. Na, das würde mit dem Termin um 9:30 Uhr knapp werden, aber ich konnte es ja nicht ändern. Der Taxifahrer kam und wir waren um Punkt 9:30 Uhr bei der Bestrahlung. Ich hatte diesmal tatsächlich Glück - ich wurde als nächstes aufgerufen und war um 9:55 Uhr schon wieder beim Taxi. Manchmal konnte es auch schnell gehen. Heute wurden wieder Kontrollaufnahmen gemacht. Da ich nichts weiter gehört hatte, hoffte ich mal, dass alles so weit nach Plan läuft. Ich hatte mich heute nochmal erkundigt, wie das mit dem »Booster« laufen würde, die ich ja nach den 16 normalen Bestrahlungen kommen sollte. Laut der MTA ist der Booster wohl nochmal eine punktuelle, noch genauere Bestrahlung.

Es wurde jetzt, nach der Hälfte der Zeit, schon anstrengend und schmerzhaft. Ein Gefühl, als ob man einen Milchstau beim Stillen hat (das hatte ich leider damals), dazu noch schmerzhaft bei einigen Bewegungen und auch die Kleidung scheuerte langsam.

Die letzte Nacht war wieder geprägt von Schlaflosigkeit. Das gemeine war, ich war müde - total hundemüde, aber ich konnte nicht schlafen. Ich war nicht aufgedreht oder so und mich beschäftigte auch nix besonderes, aber trotzdem konnte ich nicht wirklich schlafen. Es war teilweise auch komisch - man döste so vor sich hin, nicht richtig schlafend, nicht richtig wach. Und wenn ich dann mal aufstehen musste (die Wassertablette arbeitete auch nachts), dann hatte ich das Gefühl, eine alte Oma zu sein und brauchte lange, bis ich einen aufrechten menschenähnlichen Gang angenommen hatte und ins Bad gehen konnte. Dass die Füße bzw. Fußsohlen weh taten, war schon fast normal, aber nun waren auch noch die Knie und alle Gelenke betroffen.

Dazu das Kribbeln in den Armen und Beinen, so als ob tausende von Ameisen über die Beine liefen. Das war super anstrengend und konnte einen wirklich wahnsinnig machen.

10.10.2018

Heute hatte ich die zwölfte von 21 Bestrahlungen, man könnte sagen, es geht bergab. Ein kleiner Kalauer ... bergab mit den Zahlen ... es ging endlich auf den Rest, aufs Ende zu. Nur noch zwei Wochen, dann war ich mit den Behandlungen durch. Na ja, was hieß schon durch. Ich muss noch bis zum Sommer alle drei Wochen die Antikörpertherapie über mich ergehen lassen und fange nun mit der

Antihormontherapie Tamoxifen an. Ich hatte echt Angst vor den Nebenwirkungen des Tamoxifens.

Heute war ich beim Augenarzt. Meine Gynäkologin wollte, dass ich vor der Einnahme des Tamoxifen den Augendruck und das Gesichtsfeld messen lasse. Tamoxifen kann auf die Augen gehen – muss aber nicht. Genauso wie alles andere auch. Alles kann, nix muss. Beim Augenarzt dauerte es ziemlich lange. Zwei Stunden war ich da. Der Augenarzt meinte, ich könne mit Tamoxifen anfangen, müsse aber wohl einmal im Jahr zur Kontrolle, da etwas mit dem Gesichtsfeld nicht so ganz in Ordnung sei. Aber erstmal nichts zur Beunruhigung, so der Fachmann.

Na toll ... nicht nur die regelmäßigen Kontrolltermine beim Kardiologen, nun auch noch Kontrolltermine beim Augenarzt. Da brauchte man ja bald eine Sekretärin für die Koordination der ganzen Termine und Kontrollen. Ist ja fast wie Schnitzeljagd, eine Kontrolle jagt die nächste.

Die Bestrahlung lief einigermaßen. Einer der MTA fragte mich, wie es mir gehe. Ich sagte, dass ich teilweise Stiche in der Brust hätte. Das fand der MTA gut, denn das würde zeigen, dass die Behandlung gut anschlage. Dann musste ich etwas schmunzeln, denn ich hatte in den letzten Tagen ein komisches Gefühl in der Brust. So ähnlich wie damals, als ich Milchstau beim Stillen meiner Lütten hatte. Eine heiße, geschwollene und schmerzende Brust. Ich sagte, damit würde er sich wohl nicht so ganz auskennen. Ich fand es schon niedlich, seine Reaktion zu beobachten. Er hat die Situation aber total klasse gemanagt und konnte auch hier aus seiner 28-jährigen Erfahrung beurteilen, dass dies eine normale Reaktion sei. Manchmal musste man auch über die kleinen Highlights des Tages schmunzeln.

Gestern hatte ich noch eine sehr emotionale WhatsApp-Unterhaltung mit meiner Freundin aus Bremen. Sie schreibt einen Blog und wollte ihre Gedanken und Emotionen zu meiner Krankheit gerne zu Papier, bzw. zu PC bringen. Da ich ihr vor kurzen meinen ersten Teil dieser Niederschrift zum Lesen gegeben hatte, hatte sie inzwischen meinen Werdegang vom Tag der Diagnose bis jetzt gelesen. Einige Phasen hatte sie gar nicht so wirklich mitbekommen, da sie sich aus Angst vor meiner Krankheit und dem, was sie aus mir machen würde, zunächst ferngehalten hatte. Gesehen hatten wir uns lange nicht – aber viel geschrieben und auch telefoniert. Ich habe hier einfach mal ihren Blog-Beitrag eingefügt, denn der hatte mich doch sehr berührt.

»Wat jet et uns doch jut «

Dieser Satz begleitet mich seit fast 30 Jahren. Diesen Satz hat ein damals schon sehr alter, wohlhabender und sehr weiser Mann immer und immer wieder gesagt. Der »Hühnerbaron«, wie er liebevoll von allen genannt wurde, ist bereits seit vielen Jahren verstorben, aber offensichtlich lebt einiges von ihm weiter, wie zum Beispiel dieser Satz.

Jedes Mal, wenn einer der Teilnehmer oder des Stabes begann, über die Tragik des Lebens, Krankheiten, Verluste oder andere Tragödien zu philosophieren, tauchte der Hühnerbaron auf und beendete das Gejammer abrupt mit dem Satz »Ach wat jet et uns doch jut«. Danach waren alle still und wendeten ihre Aufmerksamkeit wieder der Realität zu, die gar nicht so schlimm war.

Warum komme ich gerade jetzt auf diesen Satz? Weil ich ihn mir wirklich sagen kann, denn es geht mir gut. Während meine Freundin die Hölle durchmacht, sitze ich in meinem Zuhause und genieße das Leben.

Meine Freundin hat Brustkrebs. Krebs die verf..., heimtückische Krankheit, die Menschen innerhalb von kürzester Zeit aus dem Leben katapultiert und alles was gut ist zerstört. Egal, ob der Krebs am Ende der ganzen Therapien und OPs besiegt ist, der Weg dahin ist eine einzige Qual und ich kann mir nicht mal im entferntesten vorstellen, welche Folgeschäden der so gut angeschlagenen Therapien ein Leben lang ihre Spuren hinterlassen.

Meine Freundin ist eine sehr starke Person, die Herausforderungen (egal welcher Art) annimmt und versucht, den besten Weg da raus zu finden. Das tut sie auch jetzt. Ihren langen Weg, beginnend mit dem Tag der Diagnose, über die Wege der Therapien und Behandlungen, hat sie aufgeschrieben. Ich lese es gerade. Sie bat mich um meine Meinung über den Stil. »Lies es mal, vielleicht kann ich es irgendwann veröffentlichen.« Ein klarer Arbeitsauftrag, den ich gerne angenommen habe. Meine Freundin schreibt für Zeitungen und Magazine. Meine Überzeugung war, ich bekomme einen sachlichen Text, den ich einfach Korrektur lese. Am Anfang dachte ich: »Na gut, lese ich das mal und mache Anmerkungen, was mir auffällt.« Die ersten Seiten waren einfach. Die Gefühlslagen nachvollziehbar, eine klare Darstellung der Fakten. Ich mag, es wenn Fakten dargestellt werden, ich kann mich daran orientieren, sie gegebenenfalls widerlegen oder einfach hinnehmen.

Je weiter der Text mich führte, desto weniger war ich in der Lage, 'meinen Job' zu machen. Ich fand mich wieder in einer Welt voller Ängste und Sorgen. Voller unerwarteter Emotionen. Voller Auswirkungen einer Heilmethode, die plötzlich nicht mehr als Heilmethode erschien, sondern ganz neue Baustellen hervorbrachte. Ich erlebte meine starke Freundin als eine Frau, der der Boden unter den Füßen weggezogen wurde.

Ich hatte lange nicht den Mut, sie überhaupt zu besuchen, ich wusste nicht, ob ich diesem Treffen gewachsen war. Als ich sie sah, war ich heilfroh, dass sie gut aussah und noch immer meine Freundin war, so wie ich sie kannte, auch mit kaum Haaren. Der Rest, der da vor mir stand, war sie, und das erleichterte mich ungemein.

Als ich ihren Text las, wusste ich wieder, warum ich solche Angst hatte, sie zu treffen. In ihrem anfangs so sachlichen Text voller medizinischer Fachbegriffe übernahmen Emotionen die Führung. Überwältigt von der Darstellung der Nebenwirkungen der Therapie und der Ängste und Sorgen, die sie tagtäglich mit sich trägt, vergaß ich komplett, um was sie mich gebeten hatte. Ich war erschüttert und wünschte mir, ich hätte ihr in den letzten Monaten mehr zur Seite gestanden. Plötzlich fühlte ich mich rücksichtslos und egoistisch. Es ging nicht um meine Gefühlslagen, es ging um sie. Die Freundin, die mich an ihrer Seite brauchte, um genau bei mir den Ruhepol zu haben, den sie brauchte. Wo sie sich fallen lassen konnte und sich sicher fühlte. Wer war ich, dass ich meine Ängste in den Vordergrund stellte?

Und der Satz »Wat jet et uns doch jut« bekam eine ganz neue Bedeutung. Es geht mir so gut, dass ich ihr nicht zur Seite gestanden habe. Es geht mir so gut, dass mir ihre Fakten schwarz auf weiß um die Ohren gehauen werden mussten, damit ich das erkenne. Und es geht mir so gut, dass ich ihr zur Seite stehen kann, damit sie die Kraft hat, das nächste Jahr der verf... Therapie unbeschadet zu überstehen. Dass sie überlebt, steht für uns alle außer Frage, aber bitte auch ohne seelische Kratzer. Alles, was ich dafür tun kann, um dieses Ziel für sie zu erreichen, werde ich tun. Damit sie ihren Töchtern zur Seite stehen kann bei der ersten Liebe, beim Abschlussball, bei der Hochzeit, bei den Enkelkindern. Bei allem, was die Zukunft bringt.

Ihr Satz soll in zwei Jahren sein »Wat jet et uns doch jut«!! Und wenn Sie diesen Satz sagt, erwarte ich ihr typisches leicht süffisantes Lächeln und Augenzwinkern zu sehen.

Denn sie hat dem Krebs mächtig in den Arsch getreten.

Danke meine Süße, für die tollen Worte!

Meine Freundin ist eine meiner langjährigsten Wegbegleiter, fast 30 Jahre kennen wir uns und haben schon so manche Höhen und Tiefen zusammen gemeistert: den tragischen Unfalltod meines Cousins, der ihr Freund war, eine unschöne Drogengeschichte, in die wir beide mehr oder minder zufällig als Zeugen geraten waren, gemeinsame Umzüge und auch eine gemeinsame WG-Zeit. Dies schweißte uns gewaltig zusammen, und auch, wenn wir uns leider selten trafen, so war und ist die Verbindung zwischen uns einfach immer vorhanden.

11.10.2018

Heute stand mein Taxi wieder pünktlich um 8 Uhr vor der Tür – und ich war schon kurz vor 10 Uhr wieder zuhause. Heute ging es schnell, der Rekord bis jetzt. Morgen muss ich das erste Mal zur der »Keller-Bestrahlung«. In der Klinik Hancken gibt es zwei Geräte, und das eine ist im Keller. Mal sehen, ob das Team dort auch so nett und freundlich ist und ob das Gerät auch wirklich funktioniert, das letzte Mal war es ja defekt.

12.10.2018

Heute Morgen war ich sozusagen ein Keller-Kind. Aber, es ging fix. Inklusive Fahrzeit war ich nur knapp zwei Stunden unterwegs. Die MTA im Keller waren aber auch sehr nett. Ich wurde an einigen Stellen wieder nachgemalt und nachgeklebt.

Heute war die 14te von 21 Bestrahlungen. So langsam ging es Richtung Zielgrade.

Die bestrahlte Brust war immer noch heiß und fühlte sich geschwollen an. Wenn ich dagegen komme, dann war es ganz schön schmerzhaft. Ich hoffte, dass es nicht noch schlimmer wird.

13.10.2018

Das Brennen der Haut wurde leider immer schlimmer. Die Haut unter der linken Achsel schmerzte total und war wund und nässte. Jede größere Bewegung war unangenehm. Oh Mann – noch zehn Tage, bzw. sieben Bestrahlungen.

Ich hatte die Stelle verstärkt mit Linola eingeschmiert, in der Hoffnung, dass es schnell abschwillt.

Heute Mittag bekam ich meine Unterlagen für die AHB – mein Wunschtermin und Wunschort haben geklappt. Am 20. November darf ich nach Schönhagen an die Ostsee fahren. Ich freue mich schon auf die Auszeit für mich, meine Seele und für meinen Körper. Im Moment war ich extrem ausgelaugt, ich hatte keine Kondition mehr und meine Beweglichkeit war total eingeschränkt. Wenn ich Socken oder Schuhe anziehen musste, dann könnte ich heulen vor Schmerzen. Das musste dringend besser werden.

Meine Beine fühlten sich an wie Pudding, auch wenn ich täglich meine Übungen machte und versuchte, ca. 30-45 Minuten auf der Zappelmaschine zu trainieren. Trotzdem hatte ich das Gefühl, immer mehr an Kraft zu verlieren.

14.10.2018

Heute war erneut ein schöner sonnig-warmer Herbstsonntag. Morgens war ich auf einem Geburtstag und habe ein Glas Hugo getrunken. Das merkte ich sofort, schließlich ich nicht mehr im Training. Nach einem leckeren Mittagessen - Lachs mit Currynudeln und Gemüse - habe ich eine kleine Mittagspause gemacht. Leider konnte ich nachts immer noch nicht gut schlafen. Meine Haut an der linken Brust und unter der linken Achsel war ganz schön wund und schmerzte. Gerade die linke Seite ist meine Lieblingsseite beim Schlafen, so musste ich mich immer wieder auf meine zweitliebste Seite drehen. Aber mein geschundener Körper möchte immer wieder zurück auf die linke Seite. Jedenfalls tat es gut, ein Stündchen zu liegen, etwas zu lesen und auch etwas zu schlafen.

Nach einer stärkenden Tasse Kaffee und einem kühlenden Eis (Kühlung von innen kann doch bestimmt nicht schaden, habe ich mir gedacht) haben wir einen kleinen Spaziergang durchs Dorf und zum Spielplatz gemacht. Auch für die Kinder war es wichtig, mich dabeizuhaben, auch wenn es manchmal sehr anstrengend war. Meine Beine waren total schlapp und ich hatte das Gefühl, immer mehr an Kraft zu verlieren. Dabei machte ich nach wie vor täglich meine Übungen und versuchte, Beweglichkeit und Kondition so gut es geht zu erhalten. Aber es fiel mir immer schwerer. Ich erhoffe mir echt viel von der AHB in Schönhagen. Der Spaziergang war schön, aber anstrengend. Meine Beine zitterten, als wir wieder zuhause waren, so als ob ich einen Marathon gelaufen wäre

15.10.2018

Die Nacht war absolut die Hölle. Die Haut unter der Achsel brannte ohne Ende und ich konnte kaum schlafen. Immer wenn ich gerade eingeschlafen war, wachte ich nach wenigen Minuten wieder auf. Eine anstrengende Nacht. Morgens bin ich wie gerädert vom Wecker geweckt geworden. Die Kinder mussten ja wieder zur Schule. Ich habe mich dann durch den Vormittag gequält und auf mein Taxi zur Bestrahlung gewartet. Als ich in der Bestrahlung war - heute die 15. Bestrahlung von 21 - habe ich direkt Bescheid gesagt, dass die Haut verbrannt ist. Die MTA hat es auch sofort gesehen, als ich mich oben ohne auf die Liege gelegt habe, und hat umgehend dem Arzt Bescheid gesagt. Der Strahlen-Doktor war auch sofort da und hat im Anschluss an die Bestrahlung noch in Ruhe mit mir gesprochen. Ich bekam dann ein spezielles Pflaster, dass ich auf die kaputte Haut kleben sollte. Leider hatte die Apotheke das nicht sofort vorrätig, so dass ich es dann erst gegen Abend auf die Haut kleben konnte. Nun hatte ich das Pflaster knapp zwei Stunden auf der Haut und verspürte etwas Linderung. Ich hoffte, dass diese Nacht besser verläuft.

16.10.2018

Heute sollte ich wieder ein Kellerkind sein - die letzte normale Bestrahlung war für das Agility 1 im Keller geplant. Als ich ankam, wartete keiner, so dachte ich, dass ich schnell drankommen würde. Geirrt. Falsch gedacht. Fünf Minuten später kam eine MTA und fragte nach meinem Namen und sagte mir, dass ich nach oben müsste. Das Gerät im Keller sei defekt. (Mal wieder). Ich fragte noch, wie lange es etwa dauern würde - sie meinte dann eine halbe Stunde. Oben im Wartezimmer saßen sechs oder sieben Patienten - da konnte ich mir schon hochrechnen, dass eine halbe Stunde utopisch war. Tatsächlich dauerte es 1,5 Stunden, bis ich in die Umkleidekabine durfte. Ein langer Vormittag.

Der nette Strahlen-Doktor sah mich nach der Bestrahlung auf dem Flur und fragte sofort, wie es mir gehe und ob das Pflaster helfe. Ich meinte nur, dass es wohl im Moment helfen würde, aber wie es in den nächsten Tagen mit der »Booster« Geschichte werden würde, wüsste ich ja auch nicht. Ich war gespannt, was nächste Woche im Abschlussgespräch gesagt wird. Dann wird er sicherlich die Wunde nochmal kontrollieren und mir mitteilen, ob ich die AHB wie geplant antreten kann. Ich hoffte es, denn es sind ja fünf Wochen, die die Haut Zeit zum verheilen hätte.

17.10.2018

Das Pflaster unter der Achsel half mir ein wenig. Zumindest scheuerte die Haut nicht mehr und ich hoffte, dass es nun schnell verheilt. Heute hatte ich das erste Mal den Booster. Vorher war wieder Malstunde. Mein Oberkörper war bemalt wie sonst was - von rechts und links wurden die alten Zeichen nachgemalt und nachgeklebt und weil es so schön war, neue Zeichen und Kreise dazu gepinselt und zugeklebt. Wie Höhlenmalerei bei den alten Ägyptern. Das Ganze dauerte wieder sehr lange. Die Wartezeit war zwar kurz, dafür lag ich dann über eine halbe Stunde auf dem Tisch. Die Bestrahlung wurde heute von ganzer Brust auf Booster - also punktuell - umgestellt. Die Bestrahlung war ähnlich, nur kürzer. Atmen und Luftanhalten musste ich trotzdem.

Mein Oberkörper war nun absolut bunt, leider aber auch schmerzhaft. Stiche in der Brust und druckempfindlich. Ich zählte inzwischen die Tage schon runter - nur noch vier mal den Booster.

18.10.2018

Ein tolles Datum – bestimmt haben heute viele Leute geheiratet.

Für mich war es ein anstrengender Tag. Heute Morgen Bestrahlung – eigentlich ging es diesmal dort einigermaßen schnell. Aber irgendwie war ich mega müde und hatte anschließend versucht, ein paar Minuten zu schlafen. Leider konnte ich wirklich nur ein paar Minuten schlafen und war immer noch müde. Heute Nachmittag habe ich dann für meine kranke Mutter eingekauft und sie dann bei einem Bankgespräch unterstützt. Abends war ich dann froh, wieder zuhause zu sein. Ich fand, auch Bestrahlung ist anstrengend. Noch dazu waren meine Verbrennungen sehr schmerzhaft und haben mich letzte Nacht ziemlich lange wachgehalten. Die Stelle unter dem Arm wurde immer größer und trotzdem wird bestrahlt – sozusagen auf dem rohen Fleisch. Nun hatte ich nur noch drei Bestrahlungen. Am Montag sollte auch die Abschlussbesprechung sein. Ich hoffte, dass alles weiter nach Plan lief und ich am Dienstag fertig mit der Bestrahlung war und keinen Nachschlag bekommen würde.

20.10.2018

Gestern war wieder ein mega Chaos bei der Bestrahlung. Ein Gerät war wieder ausgefallen. Dieses Mal das Agility 2. Ich hatte die Hoffnung, dass es einigermaßen schnell geht, aber Irrtum. Wieder eine unerträglich lange Wartezeit. Wie gut, dass die Taxifahrer immer so entspannt waren und sehr ruhig blieben, auch wenn sie länger warten mussten.

Die MTA guckten sich ganz erstaunt meine Brandblase unter dem Arm an. Aber da ich schon ein Wundpflaster hatte, konnten sie mir auch nicht weiterhelfen. Also hatte ich meine dritte Booster-Sitzung und wieder brav eingeatmet und Luft angehalten. Wenn man erstmal auf der Liege richtig platziert ist, geht es sehr schnell. Trotz des Boosters fühlte sich die linke Brust auch mega heiß und schmerzend an.

Nachts konnte ich kaum schlafen. Egal auf welche Seite ich mich legte, es schmerzte wahnsinnig. Um eins bin ich nochmal runtergegangen und habe eine Ibu eingenommen. Geholfen hatte sie aber leider kaum.

Heute hing ich entsprechend ziemlich durch, war aber tagsüber unterwegs, so dass ich nicht schlafen konnte. Der linke Arm und die ganze linke Seite schmerzten nun und ich hoffte, dass es schnell besser wird. Heute habe ich schon abends eine Ibuprofen 600 genommen, um einer schlaflosen Nacht vorzubeugen.

21.10.2018

Die Ibu hat gestern Abend einigermaßen geholfen. Ich konnte etwas schlafen und die Schmerzen waren auszuhalten. Auch heute habe ich eine Ibu genommen, damit ich wieder schlafen kann. Morgen habe ich das Abschlussgespräch bei der

Strahlentherapie. Ich hoffe, dass der Arzt mir noch ein wenig helfen kann. Die Wunden gefielen mir gar nicht und ich litt wahnsinnig unter den Schmerzen und den Bewegungseinschränkungen. Morgens ankleiden, eine Jacke anziehen oder auch nahezu jede Bewegung mit der linken Hand führte mich an den Rand meiner Belastbarkeit und oft genug schossen mir vor Schmerzen die Tränen in die Augen. Die Kinder wussten schon gar nicht mehr, was sie machen sollten, und hielten immer großen Sicherheitsabstand, damit sie nicht aus Versehen gegen meine linke Seite kamen.

22.10.2018

Montagmorgen und die zweitletzte Bestrahlung standen auf dem Plan. Vorher musste ich noch bei meiner Ärztin anhalten und eine neue AU (Arbeitsunfähigkeitsbescheinigung) rausholen und die Überweisung für die Onkologie ausstellen lassen. Dann sind wir weiter nach Stade gefahren. Endspurt - und das mit großen Schmerzen auf der linken Seite.

Bei Hancken erwartete mich wieder ein Schild am Eingang - eins der beiden Bestrahlungsgeräte war mal wieder defekt. Ich hatte das Gefühl in dem Film »und täglich grüßt das Murmeltier« zu sein, denn so oft wie momentan ein Gerät kaputt war, das war schon nicht mehr normal. Also wieder alle nach unten in den Keller und dort in die Warteschleife. Einige der Wartenden haben sich ziemlich aufgeregt und bei den MTA ans Sprechzimmer geklopft und ihren Unmut kundgetan. Ich habe diesmal relativ entspannt gewartet, denn ändern konnte man ja nichts. Und ob ich mit meinen Schmerzen zuhause sitze oder im Wartezimmer. Fast egal.

Als ich drankam, sagte die eine MTA nur, dass ich anschließend ja noch mein Abschlussgespräch mit dem Strahlen-Doc hätte. Ich fragte nur, ob es lange dauern würde, dann würde ich dem Taxifahrer kurz Bescheid sagen. Daraufhin explodierte die andere MTA fast und meinte: »Ich kann es nicht mehr hören - immer die Taxifahrer.« Uff, da hatte ich mein Fett weg, dabei wollte ich doch nur höflich sein und dem Taxifahrer die Möglichkeit geben, sich einen Kaffee oder ein Brötchen zu holen.

Ich habe mich dann ganz still auf die Unterlage gelegt und nur noch angemerkt, ich könne meinen Arm nicht so schnell hochnehmen und in die für den Arm vorgesehene Ablage über dem Kopf legen, da es doch ziemlich schmerzhaft sei. Als ich dann meinen linken Arm unter Tränen hochbekommen hatte, schluckte die MTA und meinte ganz kleinlaut, dass sie wohl etwas übertrieben auf das Taxiproblem reagiert hätte. Ihre Befindlichkeit sei nichts gegen meine Schmerzen. Meine Achsel war inzwischen komplett kaputt - fast die ganze Haut fehlte und es sah nicht nur fürchterlich aus, sondern es war auch fürchterlich schmerzhaft. Wenn ich den Anblick beschreiben soll, dann würde ich sagen, es sah aus wie ein Steak – hellrosa Fleisch, zarte Marmorierung und schön saftig. Genauso – und auch genauso groß wie ein riesiges Steak. Aber es nützte nichts, auch auf dieses Steak bekam ich meine vorletzte Bestrahlung.

Ich bekam eine große Portion Mitleid von den MTA und meine tägliche Booster-Strahlen-Dosis und anschließend sogar noch einen Besuch vom Chefarzt der Strahlenabteilung. Auch der Chefarzt war nicht zufrieden mit meinen Verbrennungen und klebte mir ein anderes Wundpflaster auf. Gegen die Schmerzen hat er mir Tramadol aufgeschrieben, mich aber auch gewarnt, dass die Dosierung nicht einfach sei. Ich habe zuhause nachgelesen, was das für ein Medikament ist, und gesehen, das Tramadol zu den Opiaten gehört. (Hätte man mir das nicht sagen müssen?) Das gefiel mir gar nicht, aber die Schmerzen machten mich wahnsinnig. Ich könnte die ganze Zeit heulen und mochte mich gar nicht bewegen, geschweige denn atmen. Ich weiß nicht, ob ich jemals so heftige Schmerzen hatte, und ich habe durch meine Bandscheibenvorfälle, Kaiserschnitte, Fibromyalgie und andere Geschichten schon einiges an Schmerzen erlebt. Auf der üblichen Schmerzskala von 1 – 10 würde ich die aktuellen Schmerzen bei 15 einordnen. Hölle. Ich kann wirklich jeden Patienten verstehen, der nach Verbrennungen zum Alkoholiker oder Tablettenabhängigen wird, denn diese Schmerzen sind unbeschreiblich.

24.10.2018

Gestern hatte ich meine letzte Bestrahlung – das war ein wenig wie Abschied nehmen und die MTA in der Keller-Bestrahlung waren auch alle total süß. Ich wurde mit »Finale« begrüßt und man wünschte mir »frohe Weihnachten«. Mein netter Strahlen-Doktor kam auch nach unten und sah sich meine Wunde an. Er war ebenfalls nicht begeistert und verpflasterte mich neu. Ein richtiges Abschlussgespräch bekam ich nicht. Ich sollte zwar noch in sein Sprechzimmer kommen, aber nur, damit wir einen neuen Termin abmachen konnten, da er die Wunde noch kontrollieren wollte. Also soll ich am Montag vor der Antikörper-Therapie nochmal zu ihm und dann sehen wir weiter.

Meine Wunde tat weiterhin ziemlich weh und ich habe nachmittags eine Ibuprofen 600 genommen. Ich wollte das Tramadol nicht nehmen, denn es macht ziemlich schnell abhängig. Und das wäre noch eine Baustelle mehr in meinem chaotischen Leben, auf die ich nun wirklich keine Lust mehr hatte. Die Ibu hat etwas geholfen und ich konnte den Tag und die Nacht einigermaßen überstehen.

Heute war ich morgens wieder bei der Krankengymnastik. Meine Hände und Arme schliefen immer noch fast jede Nacht ein. Das war ganz schön anstrengend, nervig und trug nicht zu erholsamem Schlaf bei.

Zusätzlich hatte ich heute auch noch den Termin bei meiner Psychologin - wegen meiner Fibromyalgie und der aktuellen Brustkrebsdiagnose hatte ich immer noch Gespräche. Meine Psychologin war sehr zufrieden mit meinem Optimismus. Ja, ich war und bin optimistisch - ich war mir sicher, dass ich wieder gesund werde. Für mich stand fest, dass es für die Genesung wichtig ist, eine positive Einstellung zu haben und diese auch auszustrahlen. Das Jahr war und ist super anstrengend und die Hiobsbotschaften als Kriegsnebenschauplätze waren nicht wenige, aber es wäre auch so gekommen, wenn ich mich heulend in die Ecke gesetzt hätte. Wie heißt es so schön: Hinfallen, aufstehen, Krone richten und weitermachen.

Kurz vor zwölf bin ich dann doch noch zur Hautärztin gegangen. Meine Wunde machte mir extremes Kopfzerbrechen. Ich hatte Angst, dass sich die Haut oder das offene Fleisch entzündet oder so. Erstmal bekam ich von den Arzthelferinnen der Anmeldung einen ordentlichen Anschiss, da ich einfach ohne vorher anzurufen vorbeigekommen war. Ja, okay, das hätte ich machen können. Aber nun war ich nun mal da und die Ärztin war so lieb, und hat sich meine Verbrennungen doch noch angeschaut - natürlich bekam ich von ihr vorher den gleichen Anschiss nochmal. Sie war dann aber doch so ehrlich zu sagen, dass meine offene Wunde den Besuch bei ihr rechtfertigte.

Die Hautärztin hatte etwas Angst, dass sich bei mir eine Wundrose entwickeln könnte, und daher musste ich am nächsten Tag erneut zum Verbandwechsel hin. Ich bekam von ihr Ibuprofen 800 retard verschrieben, die ich zuhause auch gleich genommen habe. Ich war dann so groggy, dass ich direkt aufs Sofa gekrochen bin und erstmal eine Stunde geschlafen habe.

25.10.2018

Heute Morgen bin ich zum Verbandwechsel zum Hautarzt gefahren - dort musste ich zwar eine ganze Weile warten, aber ich hatte echt Angst vor einer Entzündung. Was mich so irritiert hat, war auch der komische Geruch, der von der Wunde ausging. Das hat mir dann, die Hautärztin erklärt - die Enzyme aus der Wunde würden mit denen in der Wundauflage reagieren und so entstehe der spezielle Geruch. Jedenfalls war die Ärztin zufrieden mit der Wunde und meinte, es würde nicht mehr so schlimm aussehen wie gestern. Auch der rote Wundrand sei nicht mehr so ausgeprägt. Ich konnte das nicht genau erkennen, habe aber schnell ein »Selfie« gemacht, bevor mich die Arzthelferin wieder verpflastert hat. Mann, da habe ich mich selbst ganz schön erschrocken, ich hatte es ja nun ein paar Tage nicht gesehen, da es immer zugepflastert war. Sah aus wie rohes Fleisch und schmerzte irre. Meine Ibu nahm ich erst gegen Abend, in der Hoffnung, nachts etwas besser schlafen zu können.

Von einer Bekannten bekam ich den Tipp, bei einer Frau anzurufen, die »Besprechen« kann. Wohl auch bei Brandwunden. Ich habe tatsächlich dort angerufen und hoffte, dass sie mir helfen kann. Ich musste mich zu einer vereinbarten Zeit für eine halbe Stunde hinlegen. Sie wollte dann sozusagen aus der Ferne meine Wunde besprechen. Wenn man Schmerzen hat, versucht man alles. Egal was. Hauptsache die Schmerzen wurden weniger.

Mit meiner kleinen Tochter war ich heute Nachmittag noch beim Frauenarzt – sie wurde gegen HPV geimpft. HPV stehen in Verdacht, Gebärmutterhalskrebs zu verursachen. Um meine Kinder zu schützen, lasse ich sie impfen. Auch wenn es immer noch viele Impfgegner in Deutschland gibt.

Die Arzthelferinnen bei meiner Frauenärztin fragten, wie es mir geht und waren entsprechend entsetzt, als ich von meiner Brandwunde berichtete und das Foto zeigte. Die ganze Informations- und Aufklärungsprozedur für die Impfung meiner Tochter dauerte ganz schön lange und ich war sowieso schon so groggy. Ich war froh, als wir endlich zuhause waren. Mich schlauchte das Ganze gewaltig und ich wäre froh, wenn ich langsam wieder zu Kräften kommen würde.

27.10.2018

Am Donnerstagabend hing ich ganz schön durch und ich war froh, als ich ins Bett konnte. Am Freitag bin ich nicht nochmal zur Hautärztin gefahren, denn ich hatte das Gefühl, dass ich auf den Klebstoff im Pflaster reagiere. Also habe ich gewartet, bis mein Mann ausgeschlafen hatte (er hatte Nachtschicht) und bin dann unter die Dusche gegangen, um das Pflaster loszuwerden. Das war gar nicht so einfach, denn die Arzthelferin hatte unter anderem an der Innenseite des Oberarms geklebt und das Abreißen an dieser Stelle war wahnsinnig schmerzhaft. Ich bewundere wirklich die Menschen, die sich ein Tattoo am Oberarm und dann noch an der Innenseite stechen lassen.

Meine Haut schien wirklich total angegriffen zu sein, denn alleine vom Abreißen des Pflasters sind Teile meiner Haut abgegangen – auch da, wo keine Bestrahlung war.

Mein Mann war schon ziemlich erschrocken, wie kaputt meine Haut und wie groß meine Wunde war. Jedenfalls hat er mir das andere Pflaster aufgeklebt, bei dem es nur einen ganz schmalen, aber effektiven Kleberand gab.

Den Tag habe ich dann ohne Schmerzmittel überstanden. Meine Schmerzen waren zwar nicht weg, aber ich konnte den Tag so meistern.

Schlafen ist zurzeit nicht so einfach. Einerseits die Schmerzen unter dem Arm, zum anderen die allgemeine Situation, die mich am Schlafen hindert. Das ging auf Dauer ganz schön an die Substanz, aber ich wollte keine Schlafmittel nehmen.

29.10.2018

Heute hatte ich Wundkontrolle bei Hancken. Ich sollte vor der Antikörpertherapie zum Strahlendoktor und mich dort melden. Die Parkplatzsuche war schon mega dramatisch. Durch den Feiertag am Mittwoch mussten viele Therapien vorgezogen werden und entsprechend voll waren die Zufahrtsstraße und der Parkplatz. Ich war zweimal vergeblich gekreist und dann zur Nachbarstraße gefahren, um dort zu parken. Also hatte ich einen kleinen Spaziergang vor und nach der Antikörpertherapie. Beim Betreten der Klinik begegnete mir mein behandelnder Strahlenarzt. Fast so, als hätte er auf mich gewartet. Er nahm mich direkt mit in sein Behandlungszimmer und fragte, wie es mir geht. Tja; da habe ich ihm erstmal von meinem Zwischenbesuch beim Hautarzt erzählt. Ihm tat es schon sehr leid, dass ich so verbrannt war, aber eine wirkliche Lösung oder einen Behandlungsvorschlag hatte er auch nicht. Neues Pflaster und gut. Er meinte, beim Hautarzt sei ich gut aufgehoben, damit machen die sich das ganz schön einfach, denn der schwarze Peter bzw. die verbrannte Ute ist nun beim einem anderen Facharzt zur Therapie. Am Donnerstag sollte ich wieder zur Wundkontrolle - in diesem Fall wieder bei meiner Hautärztin.

30.10.2018

Heute habe ich das Pflaster wieder gewechselt und ich fand die Wunde immer noch extrem rot und wund. Ich habe echt Angst, dass ich meine Reha nicht termingerecht antreten kann. Dabei freue ich mich so darauf - endlich Kraft tanken und wieder durchatmen können. Ich bin immer noch so müde, fröstelig und erschöpft, der Tagesablauf ist anstrengend und eine Rückkehr in den normalen Berufsalltag ist noch undenkbar für mich.

01.11.2018

In den letzten Tagen habe ich leider wieder vermehrt Schmerzen bekommen und meinen Tagessatz von einer Ibu 800 musste ich leider verdoppeln. Aber auch das half kaum und jede Bewegung, egal ob am Tag oder in der Nacht, war mega schmerzhaft. Wenn ich mal kurz eingeschlafen war, hat mich meine nächste Drehung wieder geweckt und ich lag erneut wach im Bett. Entsprechend war mein Nervenkostüm echt dünn, um nicht zu sagen, ich war emotional sehr nah am Mittelfinger gebaut.

Heute Morgen bin ich dann mit meinen Schmerzen zum Hautarzt getrabt, mit dem Ziel, der Ärztin irgendeine andere Art der Behandlung aus den Rippen zu leiern. Ich konnte und wollte so nicht mehr weitermachen.

Das Wartezimmer war katastrophal voll und es ging nicht voran - für den

Pflasterwechsel hatte ich 1,5 Stunden im Wartezimmer gesessen. Ich hatte aber ja keine Alternative. Als ich dann endlich drankam, hatte die Hautärztin auch ein Einsehen mit mir und überlegte zusammen mit ihrem Mann (auch Hautarzt), was wir machen könnten. Ich habe eine kortisonhaltige Salbe bekommen, die mir die Arzthelferin gleich draufgeschmiert hat. Die sollte ich nun zweimal täglich verwenden. Die Salbe sollte regenerierend und gleichzeitig schmerzlindernd sein. Egal was - und wenn sie mir den Arm amputiert hätten, ich war für alles bereit. Hauptsache die Schmerzen hörten endlich auf.

Die erste Dröhnung war schon mal ganz gut, denn seitdem habe ich keine akuten Schmerzen mehr an der Brandwunde.

Leider war die Salbe in der Apotheke nicht vorrätig und musste bestellt werden. Also musste ich später nochmal hinfahren, die Salbe abholen und dann etwas später nochmal wieder in den selben Ort, um meine große Tochter vom Fußball-training abzuholen. Ich war aber so kaputt, dass ich keine Kraft mehr zum Auto-fahren hatte, ich war schon heulend von der Hautärztin nach Hause gefahren und hatte jemanden gefragt, ob er mir die Salbe mitbringen könnte. Dieser jemand war sowieso mit dem Auto unterwegs und wusste eigentlich genau, wie scheiße es mir gerade ging. Es kam ein »nö« zurück - aber wenn ich zur Apotheke fahre, könnte ich ihre Augentropfen auch gleich mitbringen. Soweit zu »ich bin immer für dich da«. Ich war ziemlich enttäuscht. Ich habe selten um Hilfe gebeten - aber wenn die dann auch noch abgelehnt wird ... Na ja, was soll man machen.

02.11.2018

Die letzte Nacht war erneut unangenehm. Die Wunde schmerzte mal wieder und bei jeder Bewegung war ich wach und wusste irgendwann nicht mehr, wie ich liegen sollte. Ich wollte aber nicht schon wieder eine Ibu nehmen, irgendwann spielte auch mein Magen nicht mehr mit.

Heute Morgen hatte ich professionelle Zahnreinigung und Kontrolle. Ich hatte ein wenig Angst, dass die Chemo da etwas zerstört haben könnte. Ein spannender Moment, als die Zahnärztin anfing, mit Argusaugen die Zähne zu kontrollieren. Ich habe fast die Luft angehalten, denn bei meiner momentanen »Glückssträhne« rechnete ich fast damit, mindestens drei oder vier neue Baustellen zu haben. Zum Glück war alles in Ordnung und ich erhielt meine Zahnreinigung.

Morgens habe ich bei der Apotheke noch die Salbe abgeholt und vor der Behandlung im WC des Zahnarztes die Wunde eingecremt. Ich hoffte wirklich, dass es nun langsam besser wird, sich die Wunde vernünftig schließen und die Schmerzen nachlassen werden. Ich möchte so gerne meine Reha antreten!

05.11.2018

Am Wochenende hatten wir Besuch. Meine Schwägerin und Nichte waren aus Schleswig-Holstein da. Es war schön, die beiden mal wiederzusehen. Am Samstagabend haben wir einen Spieleabend gemacht und Rommikub gespielt – das ist unser Lieblingsspiel. Ich merkte aber auch, dass meine Konzentrationsfähigkeit noch nicht wieder da war und ich viele Lösungsmöglichkeiten einfach nicht sah oder sie verkomplizierte.

Heute Morgen war ich – welch Wunder – mal wieder beim Hautarzt. Zum Glück musste ich nicht lange warten, schon nach wenigen Minuten wurde ich aufgerufen und durfte meine Stelle vorzeigen. Ich persönlich war schon ziemlich zufrieden mit der Veränderung, die die neue Salbe in den letzten Tagen bewirkt hatte. Die Wunde war auf etwa ein Viertel der ursprünglichen Fläche geschrumpft, nässte auch nicht und roch nicht mehr so intensiv.

Der Hautarzt guckte sich die Wunde an und meinte lapidar: »Oh, das sieht ja besser aus, als ich erwartet habe«. Uff, was für eine Aussage. Jedenfalls sollte ich langsam die Creme reduzieren und nicht mehr zweimal am Tag schmieren, um in den nächsten Tagen aus der Creme auszuschleichen.

Ich wusste nicht, ob die Salbe müde macht. Irgendwie war ich in den letzten Tagen noch müder als sonst. Oder ich war einfach total ausgelaugt und hatte keine Kraft mehr.

Eine befreundete Psychologin ermahnte mich, an mein Seelenwohl zu denken. Jetzt, wo der ganze Druck abfallen würde und man weniger »abzuarbeiten« hatte, konnte es sein, dass der totale Zusammenbruch kommt. Davor hatte ich auch etwas Angst. Ich war zurzeit echt wie ein kleines Pulverfass kurz vor der Explosion. Die Schmerzen waren zwar fast weg, aber manchmal spürte ich sie immer noch. Die Wunde fing oberflächlich an zu heilen – aber ich hatte das Gefühl, dass es innerlich noch dauerte.

Ich möchte noch mal klar sagen, dass meine Verbrennungen schon Seltenheitswert hatten! Verbrennungen solchen Ausmaßes wie ich sie hatte, sind sehr selten. Bitte bei Bedenken sofort mit dem behandelnden Arzt sprechen.

07.11.2018

Heute hat im Brustkrebsforum ein Mädel die Geschichte mit dem Tamoxifen – also der Antihormontherapie – ganz toll erklärt. Ich durfte ihre Erklärung kopieren und übernehmen.

»Ihr lieben, ich versuche mich mal an der Zusammenfassung vom Vortrag an der LMU München. Die Wirkung von Tamoxifen wurde so erklärt: wie die Kindersicherung bei der Steckdose 😊.

Der Wirkstoff Tamoxifen ist dem Östrogen so ähnlich, dass es sich problemlos am Östrogen andocken kann, und verhindert dadurch das Andocken der Rezeptoren.

Der Unterschied vom Tam- zum Aromatasehemmer besteht darin, dass beim Aromatasehemmer die Eierstöcke keine Funktion mehr haben dürfen. Also entweder für Frauen nach der Menopause oder aber bei einem High Risk Tumor, wobei dabei die Funktion der Eierstöcke ausgeschaltet werden muss.

Nebenwirkungen, die vom Wirkstoff Tamoxifen kommen (Hitzewallungen, Gelenk- und Knochenschmerzen, Schlafstörungen usw.) werden auch nicht verschwinden, wenn man den Hersteller wechselt. Da es halt vom Tam kommt. Anders sieht es bei Magenbeschwerden wie Sodbrennen oder Übelkeit aus. Die Nebenwirkungen werden meist durch Nebenwirkstoffe verursacht und diese können bei den verschiedenen Herstellern unterschiedlich sein.

Es ist völlig egal, was die Wirksamkeit betrifft, ob man es früh oder abends nimmt. Sollte man an Gelenkschmerzen leiden, kann es Sinn machen, Tam am Abend zu nehmen, da man dann die Anfänge der Schmerzen verschläft.

Sollte man Tam einmal vergessen, macht es nichts, da es nachwirkt. Die Hormontherapie ist unempfindlich auf Pausen.

Studien zeigten, dass Aromatasehemmer Vorteile gegenüber dem Tamoxifen hat. Man hat herausgefunden, dass hier weniger Rezidive festgestellt wurden. Allerdings muss man abwägen, sollte jemand an Osteoporose leiden, ist er besser mit Tamoxifen dran. Im Gegenzug, wenn jemand bereits mit Thrombose vorbelastet ist, sollte er Aromatasehemmer nehmen.

Vielfach wird geswitcht, wenn man z.B. mit 53 Jahren mit Tam begonnen hat, kann man mit ca. 56 Jahren auf Letrozol usw. switchen.«

Danke für die tolle Erklärung.

09.11.2018

Mit der Heilung der Wunde war ich einigermaßen zufrieden. Die offene Stelle wurde immer kleiner und hatte sogar schon einen Ansatz von Haut.

Meine größere Sorge war ein Druck- und Schmerzgefühl in der linken Brust. Dort war eine kleine Beule, eine Verhärtung zu spüren. Ich wusste nicht, ob es die Nachwirkungen der OP waren (die Ärztin sagte, dass so etwas vorkommen könnte), oder ob da noch etwas anderes dahinterstecken könnte. Zum Glück habe ich am 19.11 noch einen Termin bei meiner Onkologin.

Gestern war ich sogar so motiviert, eine kleine Fahrradtour zu machen. Wir haben uns gerade E-Bikes gekauft, da ich mich sonst kaum noch mit dem Rad losgetraut hätte. Bei dem schönen Herbstwetter war ich mit meiner großen Tochter etwa 10 km auf Tour. Eine kleine Tour, aber immerhin.

11.11.2018

Das Wochenende ist schon fast wieder vorbei und morgen früh beginnt meine letzte Woche zuhause. Für diese Woche steht noch einiges auf dem Plan. Meine kleine Tochter muss ein Referat in Bio halten und eine Buchvorstellung in Deutsch vorbereiten. Dabei brauch sie etwas mentale Unterstützung und Hinweise, wie sie an die Sache herangehen soll. Sie war gerade erst in die 5. Klasse gekommen und musste noch einiges lernen. Ich merkte aber, dass dies auch für mich anstrengend war und ich nicht die volle Konzentration dafür hatte. Zum Glück hat mir meine große Tochter in solchen Situationen oft geholfen. Sie war zwar in der Pubertät und »dachte« nicht von alleine, aber auf Nachfrage war sie für mich da. War schon eine sehr anstrengende Kombination, ein Pubertier ohne Gehirn und eine Chemo-Muddi - ebenfalls ohne Hirn.

Irgendwie war ich momentan aus irgendwelchen Gründen nervös - meine Augen zuckten ziemlich oft. Und ich wusste gar nicht, warum.

In den nächsten Tage musste ich zusehen, dass ich meine Klamotten für die Reha bzw. AHB (Anschlussheilbehandlung) auf die Reihe bekomme. Einiges muss noch durchgewaschen werden und ich muss mir überlegen, was genau ich mitnehmen will. Da ich mit dem Auto zur Reha fahren werde, kann ich zum Glück einige Dinge mitnehmen, bei denen ich mir nicht sicher bin, ob ich sie brauche oder nicht. So kann ich zum Beispiel meine Walkingstöcker, Faszienrolle und Yogamatte einpacken und bei Bedarf mit reinnehmen. Auch meine Lieblings-selter kann ich im Auto mitnehmen und kühl lagern.

12.11.2018

Als ich heute Morgen beim Hautarzt ankam, kannte man mich schon mit Namen und Diagnose (ich glaube, die Arzthelferinnen haben schon Mitleid mit mir) und die Arzthelferin fragte gleich, ob es mir inzwischen schon etwas besser gehen würde. Zum Glück konnte ich das bestätigen. Ich brauchte auch nur etwa 15 Minuten zu warten und durfte schon in die Behandlungskabine. Da ich kein Pflaster mehr draufhatte, war ich schon mal ganz happy und brauchte auch keine Unterstützung von den Arzthelferinnen. Der Hautarzt war sehr zufrieden mit meiner Wunde und meinte, ich bräuchte die Salbe (ClobeGalen 0,05%) nur noch 2-3-mal die Woche aufzutragen und sollte mich telefonisch melden, wenn ich die Tube aufgebraucht hätte. Dann würde entschieden werden, ob und was ich weiter-verwenden soll. Ich war soweit ganz zufrieden. Ich bekam von dem Hautarzt die

Freigabe, zur Reha zu fahren. Die Haut war zwar noch nicht komplett verheilt, aber das wird schon noch. Ich werde erstmal auf die Wasseranwendungen verzichten und mich bei der Reha auf andere Dinge konzentrieren.

Ich fand es sehr interessant, wie die Menschen reagieren. Für die meisten Leute war es so, als ob nun alles »fertig« bzw. geschafft war. Die Chemo, OP und Bestrahlungen waren vorbei und somit war ich für die anderen mit einem Schlag gesund. So als ob der Status quo von vor der Diagnose wiederhergestellt wurde. Als ob nichts gewesen wäre, als ob man nicht gerade einmal zur Hölle und zurückgewandert war.

Wenn ich meinen momentanen Status beschreiben müsste, dann würde ich mir etwa 15 bis 20 Prozent Leistungsfähigkeit gemessen an früher geben. Ich war mega müde und erschöpft, konnte mich kaum konzentrieren und war emotional ziemlich dicht am Mittelfinger gebaut. Ich könnte mich einfach irgendwo verkriechen und eine Runde heulen. Warum - das weiß ich nicht, einfach so. Aber, ich bin ein starkes Mädchen, ein Zwilling, ein Mensch der sich nicht fallen lassen würde und der immer versuchen würde, alles alleine und selbstständig zu meistern.

16.11.2018

Nun waren es nur noch wenige Tage bis zur Reha. Ich freute mich tierisch auf meine Auszeit. Hatte aber fast Angst, mich zu sehr darauf zu freuen und dann enttäuscht zu werden. Wenn ich so große Hoffnung und Erwartungen an meine Reha habe, und sie dann nicht erfüllt werden, das wäre grausam.

Morgen werde ich anfangen, meine Tasche zu packen. Ein paar Dinge hatte ich in den letzten Tagen schon parat gelegt. Im Anhang werde ich in der Rubrik Überlebenstricks meine Packliste für die Reha einstellen und ein paar gut gemeinte Ratschläge.

Gestern war ich übrigens wieder beim Osteopathen, der versucht hat, meine eingeschränkte Muskulatur und schmerzhaften Faszien zu lockern. Das war teilweise ganz schön schmerzhaft, aber ich hoffte, dass es dadurch besser wird.

Müde und kaputt war ich immer noch.

19.11.2018

Heute hatte ich wieder Antikörpertherapie. Vor der Therapie hatte ich eigentlich ein Arztgespräch angemeldet. So sollte ich um halb acht in der Klinik Hancken sein und mich in Zimmer 18 melden. Ausnahmsweise war dort sogar mal eine sehr freundliche Ansprechpartnerin. Sie wusste leider nicht, ob meine Onkologin im Hause sei, da sie in der letzten Woche krank war. So sollte ich erstmal rauf in die Chemo-Ambulanz gehen und mir Blut abnehmen lassen. Bis die Antikörper aus der Apotheke kamen, dauerte es ja sowieso. Nach der Blutabnahme wurde ich doch wieder nach unten in die Wartezone vor die Onkologie geschickt. Dort wartete ich eine Weile und sah sie, mit einem Arm voller Papiere, das Zimmer verlassen. Zehn Minuten später wurde ich von einer Arzthelferin angesprochen und aufgefordert, zurück zur Chemo-Ambulanz zu gehen. Die Ärztin sei auf Station und man wüsste nicht, wann sie wieder zur Verfügung stehen würde. Sehr schade, denn ich hatte mir einige Fragen aufgeschrieben. Und ich habe meine Onkologin schon lange nicht mehr gesprochen - dabei sollte sie doch meine behandelnde Ärztin sein. Das letzte Mal hatte ich im Juli kurz vor Ende meiner Chemo mit ihr gesprochen - jetzt ist das Jahr fast rum. War man nach der Chemo nicht mehr in onkologischer Behandlung? War dann alles »vorbei« und man war ausgemustert? Nur noch ein Fall für die Gynäkologin? Ich war etwas überrascht und verwirrt.

Ich dachte, dass solange ich noch in der Antikörpertherapie bin, meine Onkologin meine Ansprechpartnerin ist. Scheinbar aber nicht.

Man versprach mir jedenfalls, dass ich nach der Antikörpertherapie zum Gespräch könnte, bzw. man versuchen würde, Frau Dr. von der Station zu holen. Heute dauerte es wieder mal sehr lange, bis meine Antikörper aus der Apotheke kamen - fast zwei Stunden. Ich war gegen halb elf fertig und hatte keine Ruhe mehr, auf einen eventuellen Gesprächstermin zu warten. Ich habe mich abgemeldet und bin nach Hause gefahren.

Meine Taschen sind gepackt und bin bereit für die Reha. Morgen früh fahre ich los nach Schönhagen in Schleswig-Holstein, direkt an der Ostsee. Ich freue mich darauf, endlich mal ein paar Tage nicht für andere da sein zu müssen und endlich mal nur an mich zu denken. Ohne Verpflichtungen und mit ganz viel Zeit für mich. So war mein Plan - ich hoffte, dass es klappt. Zum Glück konnte mein Mann für die nächsten Wochen seinen Resturlaub einplanen und war für die Kinder zuhause. Ich hätte glaube ich keine Ruhe, wenn die Kinder jeden Tag anders organisiert werden müssten und ich nicht weiß, wann und wer mit ihnen für die Schule übt.

Phase 5 – Erholung … oder der Weg zurück ins normale Leben?

20.11.2018

Heute war mein erster Tag in der Reha bzw. in der AHB. Die AHB – Anschlussheilbehandlung – muss bis zu fünf Wochen nach Ende der Akut-Behandlung angetreten werden. Eine Reha kann man auch später machen. So wie ich von meiner Krankenkasse gehört habe, darf man in den drei Folgejahren pro Jahr eine Reha beantragen.

Ich war heute Morgen nach dem gemeinsamen Frühstück mit der Familie bei kalten drei Grad und Sturmböen losgefahren. Vor der Elbfähre musste ich lange warten. Die Fähre hatte Probleme beim Anlegen, da so wenig Wasser in der Elbe war. Auf der Fähre stand ich total eingekeilt zwischen LKWs und einer Wand, aber irgendwie passte es doch immer. Ich war fest davon überzeugt, dass die Angestellten auf der Fähre als Kind viel mit Lego gebaut haben und daher wissen, wie man etwas passend machte, was eigentlich nicht passen konnte. Auf der anderen Seite ging es zwei Stunden durch die Prärie – also nur über die Dörfer. Kurz nach elf war ich in Schönhagen. Die Klinik ist an ein altes Schloss angebaut – der Empfang ist sozusagen im Schloss, auch einige Räumlichkeiten der Ärzte und bestimmter Therapeuten sind im alten Gemäuer untergebracht. Die Begrüßung war ganz nett, aber ich bekam sehr viel Input auf einmal und wusste dann gar nichts mehr. Da dies nicht meine erste Reha war, konnte ich mir das meiste denken und würde mich sicherlich schnell zurechtfinden.

Die Zimmer und die Therapieräume waren in den beiden hintergelagerten Häuser. Mein Zimmer war im Haus 2 im fünften Stock. Der Parkplatz war ziemlich weit weg, aber zum Entladen durfte ich den Wagen kurz vorfahren. (Da hätte ich mir den Harry herbeigewünscht, der den Wagen vorfährt). Also alles nach oben geschleppt und das Auto wieder weggebracht. Da es Mittagszeit war, bin ich auch erstmal zum Essen gegangen. Morgens und abends gab es ein Buffet. Mittags wurde der Hauptgang vom Servicepersonal auf einem Teller angerichtet, die Beilagen durfte man sich selbst nehmen. Es gab keine feste Sitzordnung, jeder suchte sich seinen Platz selbst. Ich hatte mich zu einer etwa gleichaltrigen Patientin gesetzt, die mir sehr sympathisch aussah. Wie sich später rausstellen sollte, eine gute Wahl, denn wir verbrachten in den kommenden Wochen viel Zeit miteinander.

Um eins sollten die neuen Patienten im Schwesternzimmer antreten und wir wurden auf die verschiedenen Ärzte aufgeteilt. Leider war mein Arzt krank, so dass die Oberärztin meine Aufnahme übernahm. Ärzte sind wohl irgendwann abgestumpft oder auf Automatik-Modus gepolt, sie fragte mich, ob ich eine gute Anreise hatte und wie ich denn gefahren wäre (Fähre oder Elbtunnel). Später fragte sie mich, ob ich einen Führerschein und ein Auto hätte. Genauso haben wir über meine Operationen gesprochen (unter anderem zweimal ein Kaiserschnitt) - dann fragte sie mich, ob ich überhaupt Kinder hätte. Okay, etwas verwirrend. Und ich dachte schon, ich sei etwas verpeilt.

Die ganze Aufnahmeprozedur verzögerte sich ziemlich und der ganze Nachmittag ging dabei drauf. Da meine Verbrennung noch nicht ganz verheilt war, hatte ich darum gebeten, kein Schwimmen auf den Plan zu bekommen. Das hatte man auch verstanden und so sollte es dann eigentlich auch sein. Ich war gespannt, was am nächsten Tag in meinem Therapieplan stehen würde.

Heute Abend war noch eine kleine Einführung in die Rehaklinik und in die Umgebung. Hier wurde einiges an Abendveranstaltungen und an Aktivitäten angeboten. Das musste ich mir nochmal genauer anschauen. Nächsten Montag ist Zumba - da habe ich mich schonmal eingetragen.

Das Zimmer war ganz ok. Ich hatte ein Einzelzimmer mit Balkon und Blick Richtung Ostsee. Leider versperrten ein paar Bäume den Blick aufs Meer. Aber das Rauschen des Meeres konnte man hören und die Seeluft riechen.

Auf meiner Fensterbank hatte ich die tollen Mitbringsel von daheim aufgebaut. Von meinen Kindern hatte ich einen selbstgebastelten Adventskalender bekommen und von meinem Mann auch einen Pralinenadventskalender. Von meiner Freundin einen Karton mit einer ganz tollen Überraschung. Drin war ein LED-Weihnachtslicht, eine Teetasse, Zucker und viele bunte Briefumschläge, von denen ich jeden Tag einen aufmachen durfte. Im ersten Umschlag war ein leckerer Tee, den ich mir, da ich einen Wasserkocher mithatte, gleich aufbrühte.

Abends war ich ziemlich müde und kaputt und bin wohl früh zu Bett gegangen.

21.11.2018

Die erste Nacht war etwas ungewohnt und ich habe nicht so gut geschlafen. Das Bett war im Vergleich zu meinem daheim sehr klein und die Matratze ziemlich hart. Also war ich mehrmals aufgewacht und hatte heute Morgen sogar Kopfschmerzen. Ob das nun am Bett lag oder an der ungewohnten Umgebung und der Seeluft, dass wusste ich nicht. Jedenfalls waren die Kopfschmerzen den ganzen Tag über immer wieder da.

Mein heutiger Therapieplan lag vor dem Frühstück im Postfach und ich konnte bei meiner ersten Tasse Kaffee lesen, was heute auf mich zukommen würde. Um halb 9 durfte ich in die »Muckibude« und bekam die Einweisung in die für mich passenden Geräte. Anschließend war noch 25 Minuten Fahrradfahren bei

60-70 Umdrehungen pro Minute. Damit sollte mein Puls vor, direkt nach und zwei Minuten nach der Sporteinheit gemessen werden.

Um elf habe ich noch einen Stretching-Kurs bekommen. Der war sehr gut, zeigte aber auch, dass mein Körper in den letzten Monaten gewaltig gelitten hatte. Nicht nur, dass ich das Gefühl hatte, mein Körper sei total aus dem Leim gegangen (dabei hatte ich fast nix zugenommen), auch meine Beweglichkeit war total verschlechtert. Ich wünschte mir wirklich, dass ich hier wieder fit werden würde, meine Beweglichkeit zurückbekäme und vielleicht auch noch das eine oder andere Gramm verlöre. (Wenn es das eine oder andere Kilo wäre, wäre ich auch nicht böse drum).

Auf dem Plan standen heute noch zwei Vorträge. Einmal »Das Kreuz mit dem Kreuz« - ein sehr informativer und gleichzeitig kurzweiliger Vortrag zum Thema Rückenschmerzen und was man dagegen tun kann. Der Therapeut gab zahlreiche kleine Tipps, die sich auch im Alltag umsetzen lassen. Der nächste Vortrag hingegen war ziemlich merkwürdig. Auf dem Plan stand »Ihre Reha« - es ging aber eigentlich nur um die Definition des Wortes »Ziele« und um ganz allgemeine Phasen in der Erkrankung, quasi vor der Reha. Schock - Reaktion - Bewältigung - Neuorientierung. Solche Worte waren ja ganz nett, aber das war nicht das, was ich mir unter dem Vortrag »Ihre Reha« vorstellte. Der Vortrag wurde von einer Psychologin gehalten und sprach glaube ich keinen der 43 Zuhörer an. Schade, aber auch das gehört in der Reha dazu.

Als letzten Punkt hatte ich heute noch die Wirbelsäulengruppe auf dem Plan. Zehn Teilnehmer warteten gespannt, auf das, was da kommen sollte. Es kam auch etwas - in Form eines Therapeuten und eines zuschauenden Therapeuten (Praktikant?). Erstmal wurden die Therapiepläne abgezeichnet und wir sollten uns einen Hocker und ein Keilkissen holen. Dann ging es endlich mal los. Etwa 15 Minuten wurden für den richtigen Sitz aufgewendet und wir hatten noch zehn Minuten für drei weitere Übungen. Ich hatte mir etwas mehr von der Anwendung versprochen, aber ok. Da musste ich nun durch.

Was mich aber wirklich wunderte, waren die Messer und Gabeln im Speisesaal. Gerade für einige Chemo-Patienten waren dünne und scharfkantige Gabeln die Hölle. Ich hatte durch die Chemo Probleme mit dem Gefühl in den Fingern, besonders den Fingerspitzen, und daher empfand ich die dortigen Gabeln als Quälerei. Ich wollte mal das Personal fragen, ob sie auch anderes Besteck haben.

Das Wetter war ziemlich herbstlich. Gestern und heute total stürmisch, fast schon Orkanböen. Ich war vorhin kurz draußen, hatte aber meine Mütze vergessen (bin kein Mützenträger und musste mich nun bei den kurzen Haaren erstmal daran gewöhnen) - also kein Spaziergang zur Ostsee. Aber, die lief mir ja nicht weg.

22.11.2018

Heute hatte ich schon einen einigermaßen gut gefüllten Therapieplan. Ich mag es ja, wenn ich einiges auf dem Plan habe und aktiv werden kann. Es ging um 9 Uhr mit der »Chefärztlichen Einführung in die Reha« los - das war schon mal sehr interessant, da er die Reha als freiwilliges Angebot angepriesen hat. Niemand sollte sich zu etwas gezwungen fühlen, was er nicht möchte. Und wenn einem etwas fehlen würde oder man noch etwas vom Arzt möchte, solle man sofort ins Schwesternzimmer gehen und sich dort melden. Habe ich nach dem Vortrag gemacht und wurde von der anwesenden Schwester gleich von oben herab angeblafft, dass ich meine Wünsche doch nächste Woche beim Arztgespräch kundtun könnte. Soweit zur Theorie und Praxis.

Anschließend durfte ich das erste Mal auf den »Hydrojet« - ein tolles Teil. Wie ein Wasserbett, aber mit netter Massage im Rücken und Nacken. Sehr nett. Leider waren die zwölf Minuten Anwendung viel zu schnell vorbei. Aber ich denke, dass ich da nochmal wieder drauf darf.

Die Ergotherapie Gruppe »Sensi-Hände« sollte dabei helfen, die Nerven in den Händen wieder auf Vordermann zu bringen. Erst habe ich mit meinen Hände Linsen geknetet - dabei musste ich immer daran denken, ich könnte mal wieder eine leckere Linsensuppe kochen. Jedenfalls tat das ganz gut. Anschließend mussten wir einen Lockenwickler in den Händen rollen. Das hingegen war ganz schön unangenehm und tat an den Fingern weh. Als drittes hatte die Therapeutin noch Honig für uns. Den bekamen wir in die Hände und mussten die Hände immer aneinander reiben und die Hände öffnen und schließen. Dass wurde mit der Zeit immer anstrengender und schwerer. Zum Glück durften wir den Honig abwaschen und mussten ihn nicht ablecken.

Weil es so schön war, gab es anschließend wieder einen Vortrag. Wenn man überlegt, dass wir hier in der Reha eigentlich fit gemacht werden sollten, passte das mit dem Sitzen in den bis zu drei oder vier Vorträgen am Tag, die jeweils zwischen 45 bis 60 Minuten oder länger dauerten, nicht ganz zusammen. Etwas kontraproduktiv, dachte ich mir. Oder aber, der Gedanke war, dass man zu Beginn der Reha sowieso noch nicht fit genug für zu viele Anwendungen war und sich daher auch theoretisches Wissen aneignen könnte. Dies war jedenfalls ein Vortrag zum Thema »Bluthochdruck, Ursachen, Folgen«. Okay, bis jetzt hatte ich noch keinen Bluthochduck - aber vielleicht ja nach dem Vortrag. Der Dozent versuchte immer wieder witzig zu sein und in seinen Beispielen musste seine Frau immer herhalten. Leider machte sie dabei keine gute Figur - mir tat die arme Frau fast leid. Naja, nach einem schnellen Mittagessen (Waldpilzragout mit Semmelknödeln) ging es - welch Wunder - wieder in einen Vortrag. In diesem Fall hieß der

Vortrag »Medizinische Aspekte bei Brustkrebs« und wurde vom Oberarzt gehalten, dem Arzt, der eigentlich für mich zuständig sein sollte. Somit habe ich am dritten Tag endlich mal meinen Arzt gesehen. Der Vortrag war eigentlich ziemlich interessant und ich möchte hier ein paar meiner Notizen niederschreiben. Ausdrücklich möchte ich darauf hinweisen, dass ich keine medizinischen Vorkenntnisse habe und dies aus meinem Gedächtnis nach entsprechenden Notizen niedergeschrieben habe. Dies sollte weder ein ausführliches Arztgespräch noch die eigene Meinungsfindung ersetzen, sondern nur Gedankenanstöße geben und vielleicht einiges in meinen eigenen Worten verdeutlichen, was man seitens des Arzt-Deutsch vielleicht nicht verstanden hat.

Auf der Webseite AGOMAMMA (www.ago-online.de) sollen sehr viele nützliche Informationen und die Leitlinien zum Thema Brustkrebs zu finden sein. Der Oberarzt bezog sich oft darauf.

Anschließend erklärte er uns nochmal die Diagnose in allen Einzelheiten und die einzelnen Bedeutungen der Abkürzungen.

Zum Thema Chemotherapie meinte er nur, eine Chemo würde mit dem Hammer auf alle Zellen im Körper hauen. Egal ob gute - oder ob böse Zellen. Der Vorteil an der Chemo sei, dass alle Zellen zerstört werden, aber das Krebszellen, im Gegensatz zu den anderen Zellen nicht in der Lage seien, sich selbst zu reparieren. Alle anderen Zellen könnten sich zum Glück selbst reparieren und sollten im Normalfall irgendwann wieder funktionieren und ihren Dienst tun. Eine beruhigende Aussicht. Die Art der Chemo sei übrigens immer abhängig vom Tumor, auch die Form der Zellteilung sei für die Chemotherapie wichtig. Hier spielt der Wert KI67 eine große Rolle. Die Chemo fordert auch noch lange nach der letzten Gabe ihren Tribut und kann auch sechs Monate später noch für Seh- und Hörstörungen sorgen.

Die Taxane (natürlich vorkommende Zytosatika - also Stoffe - die das Zellwachstum und die Zellteilung verhindern sollen) sind leider auch verantwortlich für das Nachlassen des Gedächtnisses, der Konzentration und für die Gefühlsstörungen an Händen und Füßen. An den Händen und Füßen werden bei der Neuropathie die Nerven repolarisiert, das heißt, die Nerven werden »umgepolt«. Mit verschiedenen Übungen kann man versuchen, dies rückgängig zu machen. Bei vielen Patienten funktioniert es, auch wenn es lange dauern kann. Es gibt leider auch Ausnahmen, wo die Neuropathie nicht wieder weg geht.

Die Antihormonbehandlung ist für die meisten wegen der vielen Nebenwirkungen extrem unbeliebt, aber lebensrettend - sozusagen die Lebensversicherung. Im Gewebe werden lebenslang weibliche Hormone gebildet, die in manchen Fällen für einen hormonabhängigen Krebs sorgen können, oder für ein Rezidiv

(Wiederauftreten einer Krankheit). Daher ist eine antihormonelle Behandlung bei Frauen lebenswichtig. Trotz der vielen Nebenwirkungen sind die lebensrettenden Wirkungen als enorm wichtig einzuschätzen. Es gibt zwei Gruppen von Antihormonen. Das Tamoxifen und die Aromatesehemmer.

Das Tamoxifen sei laut der Aussage des Oberarztes das am besten untersuchte Medikament der Welt. Es ist seit zwanzig Jahren auf dem Markt. Tamoxifen blockiert das Östrogen in der Brust. Es funktioniert wie eine Art Bautrupp – das Tamoxifen wandelt sich im Körper zu Endoxifen um.

Die Einnahme soll täglich zur gleichen Zeit erfolgen und nach Möglichkeit nicht vergessen werden. Wichtig ist, kein Johanniskraut einzunehmen und keinen oder kaum grünen Tee zu trinken. Die Einnahme von Tamoxifen ist auf 5 bis 10 Jahre terminiert. Die wichtigsten Nebenwirkungen sind Hitzewallungen, Schlafstörungen, Gewichtszunahme, Gelenkprobleme und ein erhöhtes Thromboserisiko (Bei längeren Reisen an Thrombosespritzen denken!). Vor der Einnahme empfiehlt der Facharzt die Kontrolle der Augen. Tamoxifen sorgt zudem für eine stark durchblutete Gebärmutterschleimhaut. Sollte es zu einer Blutungsstörung kommen, ist eine Ausschabung ratsam, um die Gefahr von Gebärmutterhalskrebs zu minimieren. Alle sechs Monate sollte der Gynäkologe ein Ultraschall der Gebärmutter machen.

Aromatasehemmer sorgen dafür, dass kein Östrogen mehr gebildet wird. Die Aromatasehemmer können sich ungünstig auf die Knochen auswirken, daher wird regelmäßige Bewegung empfohlen. Auch eine Knochendichtemessung wird angeraten.

Zum Thema Nachsorge empfahl der Oberarzt, die monatliche Selbstuntersuchung der Brust vor dem Spiegel und die Tastuntersuchung. Alle drei Monate sollte eine Frau nach dem Brustkrebs zum Frauenarzt gehen und einmal im Jahr zur Mammographie und zum Ultraschall.

Leider ging die Zeit schnell vorbei. Dieser Vortrag war sehr interessant und nützlich. Ein Handout mit allen wichtigen Fakten wäre klasse gewesen, denn die wenigsten hatten sich darauf eingestellt, Notizen zu machen.

Nach dem Vortrag hatte ich noch die Wirbelsäulen-Gruppe. Da ich sowieso schon in dem Therapieraum neben dem Sportraum war, bin ich direkt noch in die »Muckibude« gegangen, habe meine Geräte absolviert und bin noch 25 Minuten auf dem Fahrrad gefahren.

Ein einigermaßen erfolgreicher Tag.

Ach ja, die »nette Dame« aus dem Schwesterzimmer hat sich noch gemeldet wegen meines Antikörpers. Den werde ich wohl am 12. Dezember bekommen, damit war auch eine Verlängerung bei mir eingebucht. Bei dem Telefonat war sie sogar sehr freundlich – komisch, mal so, mal so.

23.11.2018

Tag 4 in meiner AHB an der Ostsee und ich fühlte mich bereits wie ein alter Hase. Gestern war wieder Anreisetag und nun konnte man mit seinen »Ortskenntnissen« prahlen und sagen, wo es lang geht. Dieses Haus ist echt verwinkelt und mit seinen vielen Etagen und Häusern, da musste man schon einigermaßen fit im Kopf sein, um seinen Weg zu finden. Zwar konnte jeder Rollator-Fahrer überall hinkommen, aber teilweise mussten auch mal drei oder vier Treppenstufen mit dem Fahrstuhl überbrückt werden. Diese Zeit mussten die Gäste der fahrenden Zunft immer einkalkulieren.

Als ich vor dem Frühstück mein Postfach prüfte, fand ich meinen Tagesplan vor und musste feststellen, dass der Vortrag um 8 Uhr ausfallen würde. Na prima, da stand man extra früh auf, um sich einen Vortrag zum Thema »Verhalten im Beruf / Alltag Stressbewältigung« anzuhören und vielleicht auch noch einiges zu lernen – da fällt der einfach aus und man darf 1,5 Stunden auf die nächste Aktion warten. Ich hatte erst um 9:15 Uhr meinen Ergometer-Termin (25 Minuten Fahrradfahren). Da ich dafür in der Sporthalle war, habe ich gleich Gerätetraining und meine Bodenübungen gemacht und bin zum Vortrag »Einweisung zum Angebot im Buffet-Restaurant« gegangen. Da ich aber die ersten vier Tage auch ohne diese Einweisung überlebt hatte, fand ich den Vortrag nun unspektakulär. Wenn man aber nicht teilnahm, stand der gleiche Vortrag immer wieder auf dem Plan. Bei den Vorträgen und Seminaren musste man seinen Barcode auf dem Plan immer einscannen, der die Teilnehmer zählt. Der Vortrag »Perspektiven für den Alltag« war auch ausgefallen – somit hatte ich nur noch die Ergotherapie Sensi-Gruppe Füße. Das war auch niedlich. Die Ergotherapeutin fing fünf Minuten später an und hörte sieben Minuten früher auf – war ja Freitagnachmittag. Ein fast vergeudeter Termin.

Nachmittags haben wir uns mit ein paar Mädels auf der Treppe des Schlosses getroffen, um an die Ostsee zu gehen. Die Ostsee war nur ein paar Minuten weit weg und da es heute nicht mehr so stürmisch war, wie in den letzten Tagen, war es ganz angenehm. An der Promenade ist ein kleines Café, in dem wir uns erstmal gestärkt haben. Ein Stück Streuselkuchen mit fünf Gabeln – wir hatten Spaß. Nun hatten wir eine WhatsApp Gruppe »Schlossgespenster« und es waren zurzeit sieben Gespenster, äh Mädels, in der Gruppe. Wir waren meistens auch während der Mahlzeiten zusammen und hatten so wie heute Abend extrem viel Spaß. Morgen wollen wir wohl mittags nach Kappeln oder Eckernförde fahren – der Mittagsplan war nicht wirklich lecker, also flüchten wir lieber (Man durfte sich zu einzelnen Mahlzeiten abmelden. Dazu sollte man vorher einen Zettel ausfüllen, damit das Servicepersonal nachvollziehen konnte, ob man im Hause war oder nicht. Da am

Wochenende ja keine Therapien stattfanden, hatte man sonst keinen Überblick, ob alle Patienten da waren oder ein gesundheitliches Problem hatten und kopfüber im Zimmer hingen.)

24.11.2018

Heute war der erste Samstag in der AHB – der Vorteil einer Anreise Anfang der Woche war, dass man bis zum Wochenende schon ein paar Leute kennengelernt hatte und das Wochenende nicht alleine verbringen musste. In diesem Sinne hatte ich heute Morgen eine Stunde in der Muckibude verbracht und wir fuhren mittags nach Kappeln und haben im »Landarzt-Restaurant« ein saftiges Steak gegessen. Wir, das waren Martina, Claudia, Anke und ich. Nach dem leckeren Essen haben wir noch etwas gebummelt, die Mädels haben erfolgreich geshoppt und ich hatte für meine Kinder was zum Nikolaus gefunden. Zurück in der Reha habe ich mir erstmal einen von dem leckeren Teebeutel aus meiner Geschenkbox aufgegossen und noch eine heiße Zitrone getrunken.

Beim Abendessen haben wir wieder mit einer großen Truppe Mädels zusammengesessen und viel Spaß gehabt. Wir haben fast zwei Stunden unten in dem Speisesaal gesessen und Tee getrunken, geklönt und viel gelacht. Heute Abend war noch »Putenrennen« – über den Ausdruck mussten wir doch sehr lachen. Ich kannte da eher »morgens Fango, abends Tango«. Hier sollte jedenfalls Musik und Tanz im Wintergarten angeboten werden, aber irgendwie war ich total müde und im Moment noch unmotiviert. Gegen einen Abend mit meinem Buch hatte ich auch nichts einzuwenden.

Das Essen hier in Schönhagen war gewöhnungsbedürftig. Gerade abends fehlte mir die frische Auswahl. Es gab zwar Salate, aber so etwas wie heute der »Käse-Wurst-Salat« und »Heringssalat« sind für mich kein frischer Salat. Wenn ich bedenke, dass gerade einige Muskelaufbau betreiben möchten, dann fehlte das Eiweiß. Mit Brot und einer Scheibe Putenbrust war da nicht viel zu machen, und der Salat war auch nicht eiweißreich. Ich glaube, ich werde da Anfang der Woche mal bei den Diätassistentinnen nachfragen. Manche Patienten bekamen nämlich extra Essen, aber das nur auf Anfrage.

25.11.2018

Heute war Totensonntag und meine Familie war zusammen mit meiner Mutter in der Kirche und anschließend auf dem Friedhof. Ich musste von hier aus viel an meinen Vater denken und hatte mir das kleine Video, das meine Tochter für mich zusammengeschnitten hat, mehrmals geschaut. Da sind viele Bilder von meinem Vater und meiner Familie drin, und im Hintergrund laufen zwei sehr emotionale

Lieder, die wir auch bei der Beerdigung im März haben spielen lassen. Auch wenn mein Vater nun schon 8 Monate nicht mehr bei uns ist, so war es immer noch sehr, sehr schwer für mich und ich vermisste ihn immer noch sehr. Mein Vater und ich hatten eigentlich immer eine gute Beziehung zueinander. Auch wenn ich bis heute einige Erziehungsmethoden meiner Eltern nicht verstand, so hatte ich doch immer ein enges Verhältnis zu meinem Vater. Heute Morgen musste ich einige Tränen vergießen, aber zum Glück hatten meine »Mädels« das verstanden.

Gegen 10 Uhr sind wir zu dritt ans Wasser gegangen. Es war schon schön, wenn man in wenigen Minuten am Strand war und dort tief durchatmen konnte. Nachmittags waren meine Schwägerin und meine Nichte hier - wir sind in ein Café in der Nähe gegangen und haben eine leckere Waffel mit Eis und heißen Kirschen gegessen. War ein super gemütlicher Nachmittag und ich habe mich sehr über diesen Besuch gefreut.

Beim Abendessen hatten wir wieder eine Menge Spaß gehabt. Ich glaube, die anderen dachten langsam, wir waren immer unter Drogen oder unter Alkohol, weil wir so viel lachten. Egal. Hauptsache hier war es nicht langweilig.

26.11.2018

Mein Montag-Plan war ganz gut gefüllt. Gleich nach dem Frühstück ging es für mich auf das Ergometer. Heute war ich 30 Minuten gefahren. Anschließend hatte ich gleich die Muckibude absolviert und meinen Plan abgearbeitet. Dabei habe ich den Fehler gemacht, die eine Therapeutin nach einer weiteren Übung zu fragen - Holla die Waldfee - da gab es eine Hammer-Übung für Bauch, Beine und Po. Sozusagen drei in einem. Nichts für Weicheier, aber okay, dafür war ich ja hier. Von der Muckibude aus bin ich direkt ins Labor gegangen, dort hatte ich EKG. Um 10 Uhr ging es weiter mit Wirbelsäulengymnastik, heute mit einem neuen Therapeuten, der seine Sache mega gut gemacht hatte. Endlich mal so, dass man auch merkte, dass man was getan hatte. Wie sagte der Patient neben mir »man, da kommt man ja ins Schwitzen«. Genauso ging es mir auch. Aber, wie hieß unser Leitspruch am Tisch »wir hatten Chemo« - das Schwitzen kam leider immer noch von der Chemo und von der Antihormontherapie. Nach einer kurzen Pause hatte ich schon wieder den nächsten Termin - Stretching. Auch das war heute gut und effektiv. Vor dem Mittag war noch »Sensi-Hände« angesagt, da hatten wir alle eine Art Igelball in die Hand bekommen, der vorher mit Rasierschaum eingeschmoddert wurde. Denn mussten wir immer hin und her drehen. Anschließend den restlichen Schaum in eine geriffelte Matte abstreifen - das war sehr unangenehm und tat etwas weh. Sollte aber ja die Nerven wieder auf Vordermann bringen.

Das Mittagessen war wieder sehr einfach. Nudeln mit Schweinegulasch - gut das ich dank der Kontaktlinsen so gute Augen hatte, sonst hätte ich das Gulasch zwischen den Nudeln gar nicht gefunden. Das Essen war wirklich etwas speziell. Ich erwartete hier kein Sternekoch-Menü, aber wenn ich überlegte, wieviel Krebspatienten Probleme mit dem Essen und keinen Appetit haben, dann wunderte mich das Angebot doch sehr. Es war weder ansprechend, noch farbenfroh noch wirklich abwechslungsreich. Morgens und abends gab es immer die gleichen Brötchen (vier Sorten), und das gleiche Brot, zwei Sorten Aufschnitt und zwei bis drei Sorten Käse - hier auch immer das gleiche. Die »Salatbar« war leider auch nicht so ansprechend. Blattsalat - evtl. Karottenstreifen und noch eine komische Komponente, wie Sellerie, Heringssalat oder so. Jedenfalls nicht so, dass man sich einen schönen, bunten Salatteller zusammenstellen könnte. Obst gab es auch nur morgens (Apfel, Birne oder Orange) und selten abends, und wenn, nur aus der Dose. Ich war zwar nicht anspruchsvoll, aber irgendwie war es ganz schön eintönig. Auch die Mittagssalatbar war nicht wirklich besser - schade. Vor allem fehlte mir die Abwechslung, ich mochte abends eigentlich nicht so gerne Brot, aß lieber einen schönen Salatteller mit Ei, Mozzarella, Avocado oder Putenstreifen. Aber das war hier nicht möglich.

Nach dem Essen bin ich mit Claudia noch an die Ostsee gegangen - dort haben wir uns an der Steilküste entlanggekämpft. Die Sonne hatte heute ein Einsehen und das Wetter war echt schön. Kalt, aber schön.

Danach musste ich meine Beine wieder auftauen, die waren etwas durchgefroren. Halb vier hatte ich das erste Mal in der Reha Yoga. War soweit okay, aber mir fehlten die Bewegungen. Es ging hauptsächlich darum, den Rücken auf der Unterlage zu spüren, zu spüren und nochmal zu spüren. Zwischendurch haben wir mal das eine, dann das andere Bein angehoben, und wieder ausgiebig nachgespürt, und gespürt, und gespürt. Diese »Übung« hatten wir mehrmals, auch die Entspannung haben wir lange praktiziert - aber, wenn ich mich vorher nicht wirklich bewegt hatte, dann brauchte ich mich nicht auf einer harten Yogamatte entspannen. Ich fand den Anteil von Bewegung zur Erholung nicht passend, aber mal schauen, ich habe Freitag nochmal wieder und ich gebe der Yogalehrerin noch eine zweite Chance.

Heute Abend habe ich sogar noch Zumba mitgemacht. Das wird sozusagen als Abendprogramm angeboten. Nur eine halbe Stunde, aber dafür total klasse. Hat Spaß gemacht. Durch die ganzen Aktivitäten war ich sogar auf über 17.000 Schritte gekommen. Wahrscheinlich kann ich mich morgen gar nicht mehr bewegen. Dafür war mein Programm für den nächsten Tag total schwach. Aber mal sehen wie das Wetter wird, vielleicht kann ich ja eine Runde mit meinen Stöckern drehen.

27.11.2018

Zum Glück hatte ich heute kein Muskelkater und ich konnte einigermaßen fit aus dem Bett krabbeln. Die Morgensteifigkeit war natürlich trotzdem vorhanden und das Anziehen der Socken war immer mehr eine Herausforderung. Meine Beweglichkeit in der Hüfte war ziemlich eingeschränkt. Mein heutiger Anwendungsplan war total klein. Um 9 Uhr startete ich mit »Meditation zum Kennenlernen«. Hier bekamen wir eine kurze Erläuterung zum Thema Meditation und anschließend eine kleine Testphase mit dem Fokus auf das Atmen. Am Donnerstag sollte es weiter gehen, mal schauen, ob es etwas für mich ist.

Um 10:40 Uhr hatte ich meine Zwischenvisite bei meinem Arzt. Da ich ihn vorher noch nicht persönlich kennen gelernt hatte, war ich schon gespannt, wie er so tickt. Er war aber sehr, sehr nett, und nahm sich Zeit. Er ist auch direkt auf meine Wünsche eingegangen. Ich hatte mir mehr Sportanwendungen und etwas für meinen Rücken gewünscht. Er wollte meinen Plan modifizieren und anpassen. Anschließend hatte ich mal wieder ein Seminar - diesmal »berufliche Wiedereingliederung«. Ein sehr interessantes Thema mit vielen wertvollen Tipps, die ich unter der Rubrik »Überlebenstricks« kurz zusammenfasse.

Nach dem Essen war ich in der Muckibude und habe zudem noch 15 Minuten Fahrrad gefahren. Da das Wetter einigermaßen gut war, sind wir noch raus gegangen und haben der Ostsee Hallo gesagt. Abends hieß es noch einmal den Kopf anstrengen beim Kniffeln - hat Spaß gemacht.

28.11.2018

Heute hatte ich einen neuen Plan im Postfach und der Arzt hat sein Wort gehalten, ich habe etwas mehr Sport verordnet bekommen.

Der Tag ging aber mit einem von vier Vorträgen los. »Verhalten im Beruf / Alltag - Alltagsdrogen«. Wir haben vorher schon gewitzelt, ob wir Drogen zum Ausprobieren bekommen würden. Aber zum Glück hatten wir beim 8 Uhr Seminar einen sehr lockeren Referenten, der eine Prise Humor einbrachte. Erstaunt schauten einige Mitpatienten, wie schnell man zum Alkoholiker werden kann. Schon wenn man regelmäßig am Wochenende seinen Alkohol verlangt, gilt man als Alkoholiker. Ansonsten ging es um die bekannten »Drogen«: Zigaretten, Schmerz- oder Schlaftabletten, aber auch Zucker oder Sport. Ein interessanter und kurzweiliger Vortrag.

Anschließend durfte ich mich zwölf Minuten auf dem Hydrojet erholen. Ein sehr schönes Gerät, könnte mir auch gefallen. Ob die es wohl merken, wenn einer von den vier Hydrojets fehlt und ich ihn einfach in mein Auto schmuggeln würde?

Ich hatte noch ein Stündchen frei und bin bei herrlichstem Sonnenschein, aber super kaltem Wind, an die Ostsee gegangen. War sehr schön und die Seeluft tat richtig gut.

Vor dem Mittag hieß es nochmal »Schlafseminar« und »Perspektiven im Alltag« absitzen. Absitzen ist aber das falsche Wort – hier gab es auch interessante Aspekte, die ich ebenfalls in meinen Überlebenstricks zusammenfasse.

Nach dem Mittagessen hatte ich die Wirbelsäulen-Gruppe (sehr gut – wir haben Übungen mit dem großen Pezziball gemacht) und Mehrzellenbad. Im Mehrzellenbad kommen Hände und Füße je in ein kleines Bassin, das mit Strom angereichert wird. Das Bad sollte dafür sorgen, dass meine Nerven in den Fingern und Füßen wieder besser funktionieren.

Nachmittags bat der Chefarzt noch zum Seminar »Reha-Zwischenstand und Empfehlungen für zu Hause«. Hier forderte der Arzt uns noch einmal auf, uns jederzeit beim Arzt oder im Schwesternzimmer zu melden, wenn wir Wünsche, Therapieänderungen oder Anregungen haben.

Ich bin dann tatsächlich ins Schwesternzimmer gegangen, da ich eine komische Veränderung unter meiner rechten Achsel fühlte. Eine Verkapselung habe ich dort schon lange, nun ist da aber noch eine weitere Stelle aufgetaucht, die schmerzhaft war und knallrot aussieht. Die Krankenschwester hat es sich zum Glück gleich angeschaut und mich für morgen früh beim Arzt eingetragen, der sich das sicherheitshalber angucken sollte.

Danach bin ich noch eine Stunde in die Muckibude gegangen. Erst 25 Minuten auf dem Fahrrad, dann ein paar Geräte und nochmal zehn Minuten Crosstrainer.

Nun hatte ich fast 13.000 Schritte geschafft und wollte mich als Belohnung heute Abend gemütlich auf meinen Sessel unter meine Wolldecke legen und lesen. Ich konnte mich zwar immer noch nicht auf anspruchsvolle Lektüre konzentrieren, hatte aber ein paar sehr spannende Bücher dabei. Leicht historisch angehaucht und super toll geschrieben, da konnte ich mich reinversetzen und mitfühlen. So konnte ich beim Lesen etwas abschalten und entspannen.

29.11.2018

Wieder ein voller Therapieplan, aber das fand ich gut. Ich hatte hier trotz vollen Plans auch Zeit und Ruhe, endlich mal mich in den Mittelpunkt zu stellen und meine Übungen in aller Ruhe machen zu können. Zuhause hat man immer etwas im Kopf oder im Kalender, seien es die Einkäufe, das Essen kochen oder die Hausaufgaben mit den Kindern.

Um 9 Uhr ging es heute Morgen schon mit Meditation los. Heute konnte ich mich nicht so gut konzentrieren und meine Gedanken wanderten immer wieder ab. Die Aufgabe bei der heutigen Meditation war, alle ankommenden Gedanken in Kategorien einzuteilen. Entweder Erinnerungen, Pläne oder, hm, das dritte habe ich gerade vergessen. Es war echt blöd, dass das Gedächtnis mich immer noch im Stich ließ. Ich habe immer wieder versucht, meine Gedanken in eine Schublade zu stecken, aber das war nicht einfach. Heute wäre die Goldene Hochzeit meiner Eltern gewesen, daran musste ich heute Morgen viel denken und habe mich meinem Vater einerseits sehr nah – andererseits sehr fern gefühlt. Gerne hätten meine Eltern diesen Tag noch zusammen gefeiert.

Nach der Meditation bin ich auf das Ergometer gegangen und 25 Minuten Fahrrad gefahren. Sogar mit Pulsmessung. Das sollte man eigentlich einmal die Woche machen.

Eigentlich hatte ich um 10:50 Uhr noch meinen Arzttermin wegen der Stelle unterm Arm, aber dann hätte ich das Dehnen nicht geschafft, und das war mir wichtig. Zum Glück hatte die Arzthelferin ein Einsehen und ich durfte um 11:30 Uhr wiederkommen und konnte schnell ins Haus 2 rüberflitzen zum Dehnen. Wir hatten fast unseren Personal Trainer, denn wir waren nur zu dritt in der Gruppe. Die Dehnungsübungen waren total klasse und der Therapeut hat mir sogar versprochen, mir einen Plan mit verschiedensten Übungen für Zuhause per Mail zukommen zu lassen. Ich hoffe, er denkt daran.

Der Oberarzt nahm mich und meine Bedenken wegen der Stelle unter dem Arm ernst und hätte sofort einen Ultraschall gemacht, wenn es notwendig gewesen wäre. Die Stelle war aber zum Glück »nur« eine kleine Entzündung. Durch das Schwitzen und den verstärkten Sport war die Haut sehr gereizt und empfindlich. Ich habe nun ein Hautantiseptikum bekommen und soll die Haut damit dreimal täglich einsprühen. Ich fand es klasse, dass der Arzt mich ernst genommen und ich sofort einen Termin bekommen hatte.

Vor dem Mittagessen hatten wir noch den Vortrag »Verhalten im Beruf / Alltag Bewegung und Sport.« Der Therapeut hatte auf lustige und unterhaltsame Art und Weise Tipps für das Verhalten nach der Reha aufgezeigt. Mehr Sport machen, indem man auf die Rolltreppe oder den Fahrstuhl verzichtet, oder auch beim Einkaufen das Auto nicht vor dem Eingang parkt und so immer mal wieder ein paar Schritte mehr geht. Der Vortrag war ziemlich unterhaltsam und hat nette kleine Anregungen gegeben.

Nach dem Mittagessen hatte ich eine kleine Pause und konnte mich kurz hinlegen und lesen, bevor es mit der Ergotherapie Sensi-Gruppe Füße weiter ging. Dort haben wir mit Igelball und anderen Geräten die Nerven in den Füßen stabilisiert.

Sehr aufwühlend war die Gesprächsgruppe für junge MCa-Patientinnen. (MCa steht für Mamma-CA – also Brustkrebs) Hier waren wir mit zehn Frauen im mittleren

Alter, die über ihre Zeit nach der Diagnose gesprochen haben. Ob und wie wir es der Familie und den Freunden gesagt haben, wie deren Reaktionen waren und was sich bei uns im Leben und Umfeld verändert hat. Diese Gesprächsrunde war sehr interessant und das Verhalten von uns Brustkrebspatientinnen war sehr unterschiedlich. Während die eine das Ganze mit sich selbst abgemacht hat und das Wort Krebs vermieden hat, hatte die andere offen drüber geredet. Wir haben auch über die üblichen Sprüche zitiert, die jede von uns gehört hat: »Du bist stark, du schaffst das« oder »Du siehst aber gut aus«. Oder dass man von den gut gemeinten Ratschlägen fast erdrückt werden konnte. Aber – wie kann man uns denn wirklich am besten helfen, oder welche Wünsche und Phrasen sind wirklich angebracht? Jede von uns hatte ihr Päckchen zu tragen und die 1,5 Stunden waren extrem aufwühlend und anstrengend. Sicher war nur, es gibt kein Patentrezept. Jede Frau geht anders mit der Diagnose um und reagiert anders auf das Umfeld. Mein gut gemeinter Ratschlag: einfach fragen, ob und wie man helfen kann. Ein Satz wie »Darf ich fragen wie es dir geht?« lässt alle Möglichkeiten offen und die Patientin kann entscheiden, was sie antwortet. Bitte nie die Patientin ignorieren, das erzeugt bei uns das Gefühl, eine ansteckende Krankheit zu haben. Ach, und das streicheln über die nachwachsenden Haare ist genauso wie das Tätscheln eines Babybauches. Ein Eingriff in die Privatsphäre. Wer mich fragt, ob er meine nachwachsenden Haare mal anfassen darf, bekommt ein JA, aber einfach durch meine wenigen Haare zu wuscheln, war mir manchmal zu viel, zu dicht, zu eng.

Nach der Gesprächsgruppe bin ich noch in die Muckibude gegangen und habe erst zwölf Minuten auf dem Crosstrainer verbracht, meine Geräte absolviert und noch Bodenübungen gemacht. Anstrengend, aber das tat sehr gut.

30.11.2018

Es war Freitag und gestern waren sehr viele neue Patienten und Begleitpersonen angereist. Eine ganz andere Gruppe, die Zusammenstellung im Haus hat sich total geändert. Das Durchschnittsalter war extrem angestiegen und auch das Auftreten der Patienten. Bin mal gespannt, wie es weitergehen wird.

In meinem Postfach fand ich vor dem Frühstück einen neuen Plan vor, aber irgendwie war da keine Änderung drauf. Habe jede Position mehrfach verglichen, aber nichts Neues gefunden. Also hatte ich gleich nach dem Frühstück eine schöne Wärmepackung. Da habe ich mir erstmal meine Ohrstöpsel eingesteckt und Musik gehört, denn die Wartezone für die nachfolgenden Patienten und auch für andere Bereiche war genau neben meiner Pritsche. So konnte ich 20 Minuten Wärme und schöne Musik genießen.

Eine Stunde später habe ich mich um meine Füße gekümmert und war in der Sensi-Gruppe. Dort mussten wir zuerst die Füße desinfizieren und konnten sie danach in eine große Box stecken, die mit unterschiedlichen Materialien gefüllt waren. Entweder Linsen, Erbsen, Bohnen oder ein Mix mit anderen Samen. Ich hatte die Mix-Kiste und musste anschließend die ganzen kleinen Krümel aus den Zehenzwischenräumen entfernen. Dann hieß es, Papiertücher falten. Einfaches Küchenpapier sollen wir mit den Füßen nach Anweisung falten. Das war gar nicht so einfach und man musste sich echt konzentrieren. Bei der Sensi-Gruppe bekamen wir immer nette Tipps, wie man Zuhause die Nerven in den Händen und Füßen wieder anregen kann. Die einfachsten Haushaltsmittel können dabei helfen und unserer Fantasie waren keine Grenzen gesetzt.

Das absolute Highlight der bisherigen AHB war heute die »klassische Massage«. Es gab hier ganz selten mal eine richtige Massage und ich hatte heute dieses unsagbare Glück einer Anwendung wegen meiner Schulter-Nacken-Schmerzen und den daraus resultierenden Taubheitsgefühlen und dem Einschlafen der Finger und Arme. Der Therapeut war erst so drauf: »Sind Sie mit dem Arzt verwandt, dass Sie eine Massage bekommen?«. Aber als er meinen Rücken bzw. meinen Schulter-Nacken-Bereich am Wickel hatte, hat er auch verstanden, warum ich bei ihm war. Der Therapeut hatte begnadete Hände und meine »Problemzone« richtig bearbeitet. Ich hoffe, dass ich nächste Woche noch ein oder zwei Termine bei ihm haben werde. Morgen früh gibt es den neuen Plan. Ich war gespannt, wie die nächste Woche aussehen würde.

Die Diätassistentin hat kurz vor dem Mittag noch einen Vortrag zum Thema »Gesunde Ernährung« gehalten. Für mich eigentlich nichts Neues und ich wäre fast gegangen. Aber da wir uns sowieso erst nach dem Vortrag mit den Mädels zum Mittag verabredet hatten, bin ich geblieben. Zum Glück, denn zum einen konnte ich etwas Positives zum Vortrag beitragen, zum anderen profitierte ich hoffentlich von einer Frage meinerseits. Beim Thema »Getränke« und Mineralwasser konnte ich meine gerade leer gewordene Contrex-Flasche hochhalten. Contrex ist ein stilles Wasser, das reich an Calcium (468 mg) und Magnesium (74,5mg) und arm an Natrium (9,4mg) ist. Die Referentin war ganz erstaunt über die guten Werte meines Wassers, denn diese Marke kannte sie noch gar nicht. Ich habe ihr meine leere Flasche überlassen. Beim Thema »Eiweiß zu jeder Mahlzeit« fragte ich, wie ich mein Eiweiß am Abend abdecken könnte, denn ich esse keinen Käse und trinke keine Milch. Sie bat mich im Anschluss an den Vortrag nochmal zu ihr zu kommen. Ich habe ihr mein Problem geschildert und sie wollte für mich etwas organisieren. Auf meine Aussage hin, ich hätte bereits mit einer Kollegin gesprochen, meinte sie, sie wolle das prüfen. Jedenfalls dürfte ich mir mittags einen Naturjoghurt für abends mitnehmen. Diese Dinge bekam man nur auf »Zuteilung«, quasi wenn man besondere Kost braucht oder zunehmen muss. Ich fand es sehr nett, dass sie so schnell auf meine Wünsche eingegangen ist.

Nach dem Mittag hatte ich Ergotherapie »Konzentrationstraining«. Hier ging es darum, mein Gedächtnis auf Vordermann zu bringen und meine Konzentrationsfähigkeit wieder zu verbessern. Im Moment war ich schon überfordert, wenn ich mehr als zwei Informationen aufnehmen oder mir Dinge merken musste. Das war sehr belastend für mich und ich konnte im Moment noch nicht abschätzen, wie es sich entwickeln würde. Beim Konzentrationstraining bekam ich einige Tipps, was ich machen könnte, und musste mit bestimmten Bauklötzen einen Turm auf einer Abbildung nachbauen. War gar nicht so einfach, aber ich habe es hinbekommen.

Anschließend hatte ich noch die zweite Yoga-Einheit. Eigentlich mag ich Yoga, aber hier war es mir einfach zu viel »nix«. Zu viel »liegen und spüren« und keine bzw. kaum Bewegungen. Ich habe mich heute wieder durch die 45 Minuten gequält und hatte hinterher sogar Rückenschmerzen vom Liegen und Spüren. Ich wollte direkt in die Muckibude und meinen Körper durchbewegen und dehnen, aber die Abteilung war leider geschlossen. Na gut, laut Plan sollte sie um 17 Uhr für die freiwillige Sporttherapie aufmachen. Also bin ich wieder rauf in den fünften Stock (alleine das war schon Sport) und habe eine halbe Stunde gewartet und bin wieder runter zur Muckibude getrabt. Dort warteten schon einige Patienten vor der verschlossenen Tür. Aber keiner kam. Wir haben eine Weile gewartet und dann habe ich mit dem Haustelefon im Schwesternzimmer angerufen und gefragt, ob die etwas wüssten. Von dort hieß es nur, sie hätten keine Info vom Therapeuten und wenn bis jetzt keiner da sei, würde wohl auch keiner mehr kommen. Also sind wir alle unverrichteter Dinge mit unserer überschüssigen Energie wieder abgezwitschert.

Wie doof. Hätte ich das gewusst, wäre ich noch raus an die Ostsee gegangen und hätte eine Nase voll Seeluft genommen.

Teilweise klappte die Kommunikation hier im Hause nicht wirklich optimal. Schade.

Beim Abendbrot habe ich übrigens eine halbe Salatgurke, eine Tomate, ein Viertel Paprika und ein hart gekochtes Ei bekommen. Daraus habe ich mir einen Salat gebaut. Wenigstens das hat geklappt.

01.12.2018

Heute war Samstag und ich hatte nur den Crosstrainer auf dem Plan. Ich bin aber gleich nach dem Frühstück in die Muckibude gegangen und habe sogar meine 25 min auf dem Crosstrainer geschafft. Anschließend habe ich noch Geräte absolviert und mich auf der Matte mit meinen Bauch-weg-Übungen gequält.

Nach einer schön heißen Dusche habe ich mich noch ein Stündchen hingelegt und gelesen. Ich hatte ein paar Bücher von Ulrike Renk dabei. Diese Bücher konnte ich lesen und den Inhalt aufnehmen. Die Schriftstellerin schreibt sehr anschaulich und man fühlt sich in eine andere Zeit und eine andere Welt versetzt. Da kam sogar ich mit und konnte dem Buch und dem Inhalt folgen.

Mittags bekam ich super lieben Besuch. Meine Freundin aus Bremen war gekommen und hatte auch ihren Hund mitgebracht. Normalerweise habe ich Panik vor Hunden, aber Sheldon ist ein lieber Australien Shepard, der mich nicht anspringt, nicht anbellt und akzeptiert, dass ich ihn nicht immer streicheln möchte. (Er hat aber gewonnen, nachmittags hat er doch noch seine Streicheleinheiten von mir bekommen). Wir sind in Kappeln lecker Essen gegangen und haben nach einer Tasse Kaffee noch einen kleinen Spaziergang gemacht.

Es war total schön, meine Freundin und ich kennen uns seit fast 30 Jahren und haben schon so einiges zusammen durchgemacht.

Die letzten zehn Monate haben gezeigt, dass nicht alle Freunde geeignet waren, solch eine Diagnose »auszuhalten« oder mit ihr klarzukommen. Ich war zeitweise schon verwundert, wie sich einige Freunde und Nachbarn in den letzten Monaten verhalten haben. Einige haben mich mit ihrer tatkräftigen Unterstützung überrascht, andere durch ihren konsequenten Rückzug. So wirklich an meiner Seite waren nur eine Handvoll Mädels geblieben, und das zeigte mir wieder den Unterschied zwischen Freunden und Bekannten.

02.12.2018

Ein regnerischer Sonntag in der Reha kann ganz schön lang sein. Heute hatte ich das Glück, dass ich mit drei weiteren Mädels nach Eckernförde gefahren bin und wir dort erst über den Weihnachtsmarkt und anschließend über den Fischmarkt geschlendert sind. Nach einem leckeren Mittagessen und einer Tasse Kaffee sind wir in Schönhagen an den Strand gegangen. Da hat heute die Glühweinbude aufgemacht und wir haben dort für Stimmung gesorgt. Auch wenn ich den Glühwein ohne Alkohol trinke, konnte ich Spaß haben, und den hatten wir. Irgendwann wurde mir kalt und ich bin zurückgegangen und habe mich in meine Kuscheldecke eingewickelt, um wieder warm zu werden. Zum Glück hatte ich wieder einen leckeren Tee in meiner Überraschungsbox von meiner Freundin. Auch wenn es ein ruhiger Tag war, so hatte ich meine 11.000 Schritte auf der Uhr und ich war zweimal zu Fuß in den 5. Stock raufmarschiert. Ich merkte so langsam, dass ich etwas fitter wurde.

03.12.2018

Montagmorgen in der Reha, und alle waren hochmotiviert beim Frühstück und verglichen die aktuellen Pläne. Was hast du - was habe ich. Sehr interessant, was so alles im Angebot war und wie die Patienten mit dem Pensum umgingen.

Ich bin gleich morgens zum Planungsbüro gegangen und habe mich beim

Yoga abgemeldet. Das Yoga in der Reha ist mir eindeutig zu soft. Zu wenig Bewegung und viel zu viel »auf dem Boden liegen und Spüren« für mich, also gab ich den Platz lieber für jemanden anders frei, der Yoga kennenlernen möchte.

Um 9 Uhr hatte ich Ergotherapie-Konzentrationstraining. Das war sehr gut. Ich habe Übungen am Computer gemacht und in verschiedenen Spielen mit unterschiedlichen Leveln meine Konzentration getestet. Teilweise musste ich vier Dinge gleichzeitig machen – Zahlen unter 20 mit der einen, Zahlen über 20 mit der anderen Maustaste anklicken, wenn ein bestimmtes Tiergeräusch ertönt, das entsprechende Bild anklicken und nebenbei noch die Anzahl der Glockenschläge zählen. Uff, das war anstrengend und erforderte wirklich allerhöchste Konzentration. Sehr interessant und eine gute Geschichte auch für Zuhause.

Danach hatte ich wieder Entspannung auf dem Hydrojet. Eine schöne kurze Wellnesseinheit am Vormittag.

Da ich bis zur Dehnungseinheit noch eine halbe Stunde Zeit hatte, habe ich mein Fahrradfahren vorgezogen und mich vor dem Dehnen gut aufgewärmt. Das Dehnen heute war sehr gut, viele neue Übungen für mich, die ich auch Zuhause gut machen kann. Der Fokus lag heute auf den Beinen und dem Hüftgürtel. Am Mittwoch soll es mit dem Schulter-Nackengürtel weiter gehen. Ich hoffe nur, dass ich mir die ganzen Übungen merken kann.

Nach dem Mittagessen hatte ich meine Zwischenvisite bei meinem zuständigen Arzt. Ich habe ihn gebeten, das Yoga komplett von meinem Therapieplan zu streichen und auch die »künstlerische Selbsterfahrung«. Ich bin ein Mensch, der lieber etwas mit Bewegungen macht und nicht nur so stumpf auf der Erde rumliegt oder mit Farbe die eigenen Gefühle ausdrücken kann und will. Für die Zeit nach der Reha wollte er mir noch Rehasport aufschreiben. Auch das Thema »Arbeit nach der Reha« wurde besprochen. Dazu konnte ich im Moment noch gar nichts sagen, ich war einfach noch nicht fit genug, um den Ansprüchen meiner Chefin zu genügen. Dafür musste meine Konzentration noch besser werden. Ich gebe aber die Hoffnung nicht auf. Meine Hände und Füße werden auch langsam besser. Die Ergotherapie Sensi-Hände hilft da weiter. Heute haben wir erst mit einer elektrischen Zahnbürste die Fingerspitzen bearbeitet und danach mit Therapie-Knete gearbeitet. Das war ganz schön anstrengend, denn solche Bewegungen und Übungen macht man ja im normalen Alltag nicht.

Im Anschluss hatte ich sogar noch etwas Freizeit und bin noch eine Runde an die frische Luft gegangen. Die Ostsee war glatt wie ein Baby-Popo und die Temperaturen waren ziemlich hoch. Komisch, denn wir hatten Anfang Dezember. So kam noch keine Weihnachtsstimmung auf.

Das Highlight des heutigen Tages war die Zumba-Stunde. Außerhalb des

Therapieplanes wird abends noch einiges angeboten, so wie heute Abend Zumba. Nur eine halbe Stunde, aber diese halbe Stunde war mega klasse. Nun war ich bei fast 14.000 Schritten gelandet und habe sogar schon mehrmals die Treppen bis in den 5. Stock rauf geschafft und den Fahrstuhl ignoriert. Auch wenn ich immer noch ein Sauerstoffzelt brauchte, wenn ich oben war, so freute ich mich doch jedes Mal, wenn ich es geschafft hatte.

04.12.2018

Heute hatte ich nur ein kleines Programm, fast wie ein »Halbtagsjob«. Ich war gleich um halb neun in der Muckibude und habe erstmal 25 Minuten auf dem Crosstrainer verbracht. Anschließend habe ich noch eine Stunde Geräte und Bodenübungen gemacht. Da die Sonne schien, habe ich mich umgezogen und bin raus an die frische Luft gegangen. Es war sehr schön, bei dem Wetter eine kleine Runde an der babypopoglatten See zu drehen und tief durchzuatmen. Da war ich fit und aufnahmefähig für das Seminar »Schwerbehinderung«. Nach dem Mittag habe ich mich etwas hingelegt und gelesen, bevor ich meine vierte und letzte Anwendung des heutigen Tages hatte - eine klassische Massage. Ich war ein paar Minuten früher im Wartebereich und hatte Glück, dass ich gleich aufgerufen worden bin. Und der Masseur hat sogar ein paar Minuten länger gemacht. War teilweise sehr schmerzhaft, aber ich hoffte, dass es mit der Zeit besser wird und meine Verspannungen und Muskelverklebungen weniger werden.

Nach der Erholung bin ich mit einigen Mädels rausgegangen an die Ostsee. Eine von uns hat morgen Geburtstag, da haben wir noch eine Kleinigkeit gesucht, damit wir sie morgen überraschen können.

Mein Schrittzähler war heute wieder ganz glücklich - ich habe 15.000 Schritte geschafft. Bin ganz stolz darauf.

05.12.2018

Heute hat unsere Angelika Geburtstag, eine unserer Schlossgespenster-Mädels. Wir hatten ihr ein kleines Geschenk besorgt und eine Krone gebastelt. Also haben wir beim Frühstück auf unser Geburtstagskind gewartet und ihr sehr laut und sehr falsch ein Ständchen gebracht. Das war ihr fast etwas unangenehm, aber gefreut hat sie sich doch.

Nach dem Frühstück ging es mit dem Seminar zum Thema »Krebs und Ernährung« weiter. Wie bei den anderen Seminaren werde ich meine Notizen und Gedanken im Anschluss niederschreiben. Da ich heute meinen neuen Plan im Briefkasten vorgefunden habe, brauchte ich nicht zum Kurs »künstlerische Selbsterfahrung« und hatte dafür den Kurs »Dehnungsübungen« auf dem Plan.

Bis zum Dehnen hatte ich noch eine Dreiviertelstunde Zeit, so dass ich noch in die Muckibude gegangen bin, um mich auf dem Fahrrad warm zu machen und an die Geräte zu gehen. Beim Dehnen haben wir heute mit simplen Mitteln (kleiner Ball) schnell und effektiv fast den ganzen Körper durchgedehnt. Die Übungen haben mir so gut gefallen, dass ich sie mir hinterher noch aufgeschrieben habe, um sie Zuhause auch machen zu können.

Nachmittags hatte ich noch drei weitere »Pflichttermine« und einen freiwilligen. Erst durfte ich in die Wirbelsäulengruppe. Da haben wir ein paar Boden- und Ballübungen gemacht, die ich schon kannte, die man aber auch Zuhause sehr gut machen kann. Sehr intensiv war heute das Mehrzellenbad. Diese Anwendung hatte ich heute das zweite Mal. Heute wurde die Intensität bzw. der Strom etwas höher gedreht. Ein leichtes Kribbeln war in der rechten Hand zu spüren, in der linken noch nichts. Auch in den Füßen war zu Anfang wenig zu merken. Nach wenigen Minuten wurde das Kribbeln immer stärker und ich hatte das Gefühl, als ob da Tabula rasa in der Hand war. Einige Stellen der Hände wurden richtig rot und auch Stunden später hatte ich noch ein Kribbeln in den Händen und Fingern. Ich hoffe, dass das Gefühl in den Händen langsam wieder richtig zurückkommt.

Als letzte offizielle Anwendung hatte ich um 16 Uhr »Musikgymnastik«. Da haben wir ein paar Übungen zur Musik gemacht. Eigentlich ganz nett, aber irgendwie war heute der Wurm drin. Einige Teilnehmerinnen hatten arge Koordinationsprobleme und auch unser »Vorturner« hatte ein paar Probleme mit rechts, links und dem Takt. Egal, es hat Spaß gemacht. Da ich ein paar überschüssige Kräfte hatte, bin ich noch auf den Crosstrainer gegangen und habe 25 Minuten trainiert. Super anstrengend, aber das tat sehr gut. Anschließend war ich aber doch sehr kaputt und brauchte eine heiße Dusche. So habe ich wenigstens wieder viele Schritte gemacht und arbeite an meiner Fitness. Ein gutes Gefühl.

06.12.2018

Nikolaustag in der Reha. Kein gefüllter Stiefel vor der Tür, aber das war bei weit über 250 Patienten auch kaum zu erwarten. Tatsächlich gab es aber beim Mittagessen einen kleinen Schokoladenweihnachtsmann für jeden Patienten. Beim Eingang in den Speisesaal erwartete uns ein Mitarbeiter und wünschte uns mit den schokoladigen Grüßen einen schönen Nikolaustag.

Wieder hieß es Abschiednehmen. Gestern ist die erste von uns sechs Schlossgespenstern abgereist, heute die zweite. Wir hoffen aber, dass wir in Kontakt bleiben. Die nächsten zwei werden uns am kommenden Dienstag verlassen, das wäre eigentlich auch mein Abreisetag gewesen, aber ich hatte ja eine Woche verlängert. Man merkte aber schon, dass es auf Weihnachten zuging und das Klientel in der Rehaklinik sich wandelte. Waren am Anfang noch alle Altersschichten ausgeglichen, so überwogen langsam die älteren Semester. Warum war das so? Laut Aussage der Klinikangestellten würden nun diejenigen kommen, die sonst Weihnachten alleine zuhause wären oder die Weihnachtsmuffel sind. Nun bin ich gespannt, wie die nächsten eineinhalb Wochen sich entwickeln und wer noch so alles anreist. Zum Glück hatte ich schon ein paar Patientinnen kennengelernt, die auch bis zum 18. Dezember blieben und noch nicht im Renteneintrittsalter waren.

Aber noch hatte ich meine Mädels bei mir und heute ein volles Programm. Gleich nach dem Frühstück hatte ich schon Ergotherapie Konzentrations-übungen. Da ging es wieder an den PC und ich durfte ein paar anspruchsvolle Aufgaben lösen. Das witzige ist wirklich, dass man das Üben und Spaß verbinden kann. Heute gab es sogar eine Hausaufgabe. Ich hatte ein paar Buchstaben mitbe-kommen, die richtig zusammengelegt ein Wort ergeben. Die Buchstaben lauteten O W R E M S H C V A L G. Ich würde sagen, da kann jeder mal üben. Falls die Lösung nicht gefunden wird, kann man mich gerne anschreiben und ich gebe ein paar Tipps (oder verrate die Lösung). Ich habe es tatsächlich relativ schnell heraus-gefunden – ich glaube so drei Minuten habe ich gebraucht.

Anschließend ging es mit der Wärmepackung weiter. Also schnell in den Keller und ich kam auch gleich dran. Damit ich die Wärme gut genießen konnte, habe ich mir wieder meinen MP3 Player angemacht und Musik gehört. 20 Minuten Entspannung pur.

Schön durchgewärmt bin ich weiter in die Mucki-Bbude geflitzt. Eigentlich hatte ich noch 20 Minuten Zeit bis zur Wirbelsäulengymnastik, aber bevor ich wieder runterkühle, habe ich mich 15 Minuten auf das Fahrrad gesetzt und ein wenig gestrampelt. In der Wirbelsäulengymnastik haben wir fast nur Boden-übungen gemacht, die waren sehr gut. Teilweise anstrengender Muskelaufbau, teil-weise mobilisierend.

Da ich eine halbe Stunde Leerlauf hatte, bevor ich zu den Dehnungsübungen musste, habe ich mich wieder in die Muckibude geschlichen und ein paar Kraft-geräte gequält und noch ein paar Bodenübungen absolviert. Die Dehnungsstunde hat heute die FSJ-lerin gemacht. Unter der Aufsicht eines Therapeuten hat die junge Dame nette Übungen mit uns gemacht und der Lachfaktor war dank ihrer jugendlichen Unbedarftheit und kleiner Wortversprecher auch nicht zu verachten. Meine letzten überschüssigen Kräfte habe ich auf dem Crosstrainer gelassen, indem ich nochmal 25 Minuten versucht habe, alles zu geben. Auf der geringsten Stufe schaffte ich das auch und war anschließend immer schweißgebadet. Aber ich versuchte, mir meine alte Form wiederzuholen, auch wenn es nicht einfach war und sicherlich noch eine Weile dauern würde.

Am Nachmittag hatte ich nur zwei Anwendungen. Einmal »Sensi-Füße«, also Sensibilisierung der Nervenenden. Mit einer Handbürste hatten wir die Füße bearbeitet, auch mit kleinen Bällen. Alles, was die Nervenenden animiert, wieder zu werden wie früher, war gut. Dafür hatte das Sensi-Team eine große Auswahl an Hausmitteln.

Der letzte Termin für heute war die Gesprächsrunde für Brustkrebspatientinnen. Wir waren neun Mädels und das heutige Thema wurde offengehalten. Als Diskussionsgrundlage wurden viele Karten auf den Tisch gelegt, die verschiedene Bilder und Sprüche zeigten. Jede von uns sollte sich zwei Karten aussuchen, eine die uns positiv anspricht und eine negativ. Ich hatte als positive Karte ein Mädchen mit dem Spruch: »Ändere deine Perspektive«. Meine Chefin hatte mir in einem Gespräch zu Beginn meiner Diagnose gesagt, dass diese Erkrankung für irgendetwas gut sein sollte. In diesem Moment konnte ich das nicht wirklich gut verarbeiten und war etwas überfordert. Aber bereits kurze Zeit später habe ich erkannt, wofür diese Diagnose unter anderem gut war. Ich hatte mich von vielen meiner Ehrenämter zurückgezogen und mein »Helfersyndrom« runtergeschraubt.

Aber das wichtigste für mich war und ist dieses Projekt, mein Buch. Ich wollte schon als Kind ein Buch schreiben und habe es nie geschafft, aber nun freute ich mich darüber, dass mein Wunsch immer mehr Struktur annahm und ich irgendwann vielleicht tatsächlich meine Geschichte in Form eines Buches in der Hand halten kann. Vielleicht kann ich mit meinen Gedanken und mit meiner Geschichte anderen Patienten oder auch Angehörigen von Krebserkrankten Mut machen. Mut machen, bei einer Erkrankung nicht den Kopf in den Sand zu stecken. Aber auch nichterkrankten Lesern Mut machen, mit den Kranken offen umzugehen. Einfach auf Augenhöhe sagen: »Hey, darf ich dich fragen, wie es dir geht« oder »Ich habe erst jetzt erfahren, dass du krank bist«, denn nichts ist schlimmer, als Krebspatienten zu ignorieren und damit aus dem Leben auszuschließen.

Meine Negativkarte in der Gesprächsrunde war ein Mädchen mit dem Spruch: »Du schaffst das schon«. Genauso wie der Spruch »Du bist stark« ist dies eine Unterstellung, die überhaupt keinen Spielraum lässt. Es ist eine Aussage, die steht. Die mir immer signalisierte, dass mein Gegenüber gar nichts anders als »ja, danke« hören möchte. Sonst hätte man vielleicht gefragt »Wie schaffst du das?« oder »Wie kann ich dir helfen?«. Zum Glück ging es nicht nur mir so, auch die anderen Patientinnen hatten das gleiche Gefühl und es tat gut, mit Gleichgesinnten einen Austausch auf Augenhöhe zu führen. Hier verstand Frau sich und keine musste sich verstellen. Selbst Tränen wurden geteilt. Mit einem verstehenden und aufmunternden Lächeln wurde ein Taschentuch gereicht und ein Gefühl der Zusammengehörigkeit machte sich breit. Die Gesprächsrunde war sehr hilfreich. Leider gab es diese Runde nur zweimal während der Reha, schade. Ich hätte mir mehr Austausch gewünscht.

07.12.2018

Freitag in der Reha, irgendwie waren schon morgens alle in Wochenendstimmung. Viele Patienten bekamen Besuch und man bemerkte die freudige Stimmung schon beim Frühstück. Auch meine Familie wollte an diesem Wochenende nach Schönhagen kommen. Mein Mann holt die Kinder von der Schule ab und fährt mit ihnen hierher. Ich hatte ein Apartment für die drei gebucht, das zur Rehaklinik gehört. Nur wenige Meter vom Haupthaus entfernt können die drei in Ruhe das Wochenende verbringen. Die Wohnung hatte eine Küche, so dass sie nicht im großen Speisesaal mitessen müssen. Finde ich angenehmer, denn die anderen Patienten hatten auch keine Kinder dabei. Das würde auch zu viel Unruhe reinbringen. Aber bevor es soweit war, hatte ich noch fünf Anwendungen auf meinem Tagesplan.

Um 8.40 Uhr sollte ich bei der Massage sein. Ich war schon rechtzeitig da, für den Fall des Falles, dass der Therapeut eher anfangen wollte. Tatsächlich hatte ich Glück. Der Patient, der vor mir dran war, war nicht erschienen. Also nahm der nette Masseur mich gleich mit und ich konnte eine halbe Stunde Verwöhnen genießen. Das tat sehr gut. Direkt im Anschluss hatte ich »Sensi-Füße« und kurz danach »Sensi-Hände«. Die Füße wurden heute mit unterschiedlichen Igelbällen und mit etwas Fußgymnastik trainiert. Die Hände wurden zuerst mit der Kante eines Löffels bearbeitet, danach mussten wir Papier falten und zum Schluss gab es noch eine Zucker-Öl-Massage. Das hörte sich angenehm an, war aber teilweise schmerzhaft, da die Nervenenden direkt bearbeitet wurden. Durch das Aneinander-reiben der Hände konnte jeder den Druck und damit die Intensität selbstständig regulieren. Und als netter positiver Nebeneffekt gab es durch das Öl schöne, samt-weiche Hände.

Vor dem Mittagessen hatte ich noch Zeit, also bin ich in die Muckibude gegangen und habe meinen Crosstrainer Termin von nachmittags vorgezogen. Nach dem Mittagessen bin ich 25 Minuten Fahrrad gefahren und an die Geräte gegangen. Auch die Bodenübungen habe ich noch absolviert und um einige Dehnungsübungen ergänzt.

Durch meine Fibromyalgie haben sich meine Muskeln, Sehnen und Bänder gewaltig zurückgezogen und waren quasi geschrumpft. Immer, wenn ich eine Weile gesessen hatte, hatte ich extreme Anlaufschwierigkeiten und mir tat alles weh. Das wurde auch hier in der Reha noch nicht besser. Der Antikörper (Herceptin) hatte leider immer einige Nebenwirkungen bei mir aufgerufen, angefangen von

Muskelschmerzen und Gelenkschmerzen bis hin zu Schlaflosigkeit und Schwächegefühl. Leider musste ich das Herceptin noch eine Weile nehmen und kämpfte mich durch die Nebenwirkungen.

Am Freitagnachmittag waren meine Kinder und mein Mann endlich da. Es war sehr schön. Leider hat das Wetter nicht mitgespielt, aber egal. Wir haben viel gespielt. Rummikub, Stadt-Land-Fluss und Käsekästchen. Das war ganz schön anstrengend und ich brauchte irgendwann eine Kopf-Auszeit. Irgendwann hatte ich ein Gefühl wie Watte im Kopf. Als die drei wieder nach Hause fahren mussten, war meine kleine Tochter schon etwas traurig, aber nun waren es ja nur noch neun Tage. Und die vergehen bestimmt ganz schnell. Ich war doch ziemlich erschöpft vom Besuch – glücklich, dass sie da gewesen sind, aber kaputt von der Anstrengung. Ich habe mich hingelegt und erstmal eine halbe Stunde tief und fest geschlafen.

Ich werde nun die letzten Tage in aller Ruhe genießen und mein volles Programm tapfer absolvieren.

10.12.2018

Mein Wochenplan startete eigentlich erst um 10 Uhr mit Wirbelsäulentraining, aber ich bin schon eine halbe Stunde vorher in die Muckibude gegangen. Eigentlich wollte ich mich auf dem Fahrrad warm machen, aber die Therapeutin meinte, sie hätte so viele auf der Liste, die Fahrrad fahren wollten, dass ich keines der sechs freien Geräte nutzen konnte. Also habe ich Muskelaufbautraining an den Geräten gemacht – und in der halben Stunde waren immer mindestens fünf Fahrräder frei. Soviel zum Thema alles besetzt. Das Wirbelsäulentraining war eine Mischung aus Dehnung und Krafttraining, das hat Spaß gemacht und es waren wieder gute Übungen für Zuhause dabei. Da ich bis zum anschließenden Kurs noch eine halbe Stunde Zeit hatte, bin ich einfach auf das Fahrrad gegangen, ohne zu fragen. Es waren auch genug Geräte frei. Manchmal muss man sich einfach durchmogeln, sonst kommt man zu nix. Zum Abschluss bin ich nach dem Dehnen auf den Crosstrainer gegangen. Das war heute echt eine Qual und ich war immer wieder kurz davor, abzubrechen. An manchen Tagen taten mir die Beine und Gelenke gewaltig weh und jede Bewegung war ein Kampf.

Zur Erholung hatte ich nach dem Mittagessen das Mehrzellenbad. Heute habe ich es nicht so stark stellen lassen wie beim letzten Mal, denn da zwiebelte es doch ganz gewaltig. So war es etwas angenehmer.

Danach hatte ich »Sensi-Hände«, da haben wir wieder zwei spannende Übungen gemacht. Erst die Hände in einer Erbsenkiste und anschließend die Hände mit einer Zucker-Öl-Mischung geknetet. Das sollte die Nerven stimulieren und machte auch schön weiche Hände. Mit meinen butterweichen Händen bin ich zum Konzentrationstraining gegangen. Leider war die Therapeutin heute wieder sehr gesprächig und hat von ihren Erfahrungen mit Hirnforschung und so gesprochen. Darüber hat sie ganz vergessen, weswegen ich da war, und ich konnte nur eine kleine Übung machen. Das fand ich nicht so toll. Denn deswegen war ich doch da, um Übungen zu machen, und nicht um mir ihre Tiraden über gelesene Artikel anzuhören. Schade.

Als krönenden Abschluss des Tages hatte ich Zumba. Eine halbe Stunde Tanz und Musik, das war schön. Auch wenn Koordination und Konzentration noch nicht so gut klappen, so war der Spaßfaktor doch vorhanden.

Abends war ich mega platt und reif fürs Bett.

11.12.2018

Meine letzten Schlossgespenster-Mädels sind heute abgereist - für die zwei waren nun drei Wochen rum. In dem Moment hätte ich auch heimfahren können. Aber ich hatte verlängert und habe noch eine Woche, die zum Glück auch gut gefüllt ist.

Mit Sensi-Händen und Sensi-Füßen ging es weiter. Bei der Händegruppe mussten wir die Hände in einem großen Gefäß voller warmer Linsen bewegen. Als Steigerung kamen fünf kleine Glaskugeln in die Linsen, die wir rauspicken mussten. Das war gar nicht so einfach, denn wenn man wenig Gefühl in den Fingerkuppen hat, dann fühlt sich vieles gleich an - und die Linsen und die Glaskugeln waren beide glatt und klein. Eine Herausforderung für uns, aber auch das haben wir geschafft. In der Füße-Gruppe gab es eine kleine Fußpflege, aber auch eine Handpflege. Mit Zucker und Öl mussten wir die Füße massieren, man glaubt gar nicht, wie empfindlich die Füße auf die Zuckerkrümel reagieren und wie schmerzhaft es teilweise war. Im Endeffekt gab es eine kostenlose Pflege für Hand und Fuß.

Mit meinen super gepflegten Füßen wollte ich zur wöchentlichen Zwischenvisite zu meinem Oberarzt, der aber leider nicht da war, wie mir der nette Pfleger mitteilte. Also wurde mein Kontrolltermin auf Freitagmittag verschoben. Auch mein Hinweis, ich hätte am Montag ja auch meine Abschlussuntersuchung, brachte nichts. Laut Vorschrift musste ich jede Woche einen Arzt gesehen haben. Ich würde sagen, das hat eher Abrechnungsgründe als alles andere.

Also habe ich meine freigewordene Lücke im Terminplan für eine kleine Sporteinheit genutzt, bin aufs Fahrrad gegangen und habe auch das Muskelaufbautraining absolviert. Zur Belohnung gab es eine klassische Massage.

Nach dem Mittagessen bin ich eine Runde an die Ostsee gegangen. Die frische Brise tat mir sehr gut, denn meine Nasenschleimhaut ist immer noch angegriffen.

Nachmittags hatte ich das erste Mal Qi Gong. Und zwar gleich für zwei Stunden. Die Therapeutin wollte mit uns alle vier »Gangarten« durchnehmen, gehen, stehen, sitzen und liegen. Wir haben mit Gehen angefangen. Da mussten wir atmen und gleichzeitig langsam gehen. Wie eine Slow-motion waren die Bewegungen und die dazugehörige Atmung. Im Sitzen haben wir schöne Rückenübungen gemacht, die waren angenehm und taten gut. Nach einer kurzen Pause haben wir im Stehen weitergemacht. Hier haben wir fließende Bewegungen gemacht, die wir anschließend zu einer Reihe zusammengesetzt haben. Das hat Spaß gemacht und tat meinem Rücken und Schultern gut. Zum Abschluss sollten wir uns auf die Matte legen. Ich dachte, dort geht es mit Dehnungs- oder anderen fließenden Übungen weiter. Weit gefehlt. Es ging in die Entspannung. So lagen wir in der großen Halle auf dem Boden und kühlten aus, denn wir hatten auch keine Info, das wir eine Jacke oder so mitbringen sollten. Für mich war die ganze Entspannung, die ich vorher tatsächlich verspürt hatte, futsch. Meine Muskeln wurden kalt und mein Rücken tat mir weh. Das war schade, denn bis dahin war die Qi Gong-Einheit klasse.

12.12.2018

Der gestrige Abend endete mit einem kleinen Cut – mein Internet war auf einmal weg und ich konnte keine E-Mails mehr schreiben. Aber zum Glück ging der Fernseher und ich konnte meinen Krimi vor dem Schlafengehen gucken. Heute Morgen habe ich nach dem Frühstück einen neuen W-Lan Schlüssel organisiert und hatte große Probleme, ins Netz zu kommen. Nachdem ich es gefühlte hundert Mal versucht habe, habe ich in der Sportgruppe die technisch versierten Herren um Hilfe gebeten. Nonchalant wollten mir die Herren natürlich zeigen, wie es geht, und schauten schon etwas mitleidig ob meiner nicht vorhandenen Handykenntnisse. Ein Griff zu meinem Handy und die Herren versuchten ihr Glück – scheiterten aber auch an der gleichen Stelle wie ich. War schon interessant, ihre Ungläubigkeit in ihren Gesichtern widergespiegelt zu sehen. Der Tipp, es im Schloss dicht am Router zu versuchen, brachte mich später auch nicht weiter und ich bin schließlich halb verzweifelt zum Empfang gegangen. Dort hatte ich Glück – die nette Dame (!) hinter dem Tresen konnte mir weiterhelfen und mit viel Trick 17 und bekannten Kniffen mein Handy davon überzeugen, sich im Klinik-W-Lan einzuloggen. Danke an die Frauenpower in der Reha. Nun konnte ich wieder mit der Außenwelt kommunizieren.

Mein heutiges Pensum begann mit einer netten Wärmepackung. Anschließend bin ich in die Muckibude und habe erstmal Muskelaufbau gemacht. In der Wirbelsäulengruppe haben wir wieder neue, aber effektive Übungen gemacht, die man auch Zuhause gut nachmachen kann. Da ich wieder eine halbe Stunde Zeit hatte, bevor ich in die Dehnungsgruppe konnte, habe ich meinen Crosstrainer vorgezogen und mich dort ausgetobt. Dafür war ich nach dem Dehnen richtig groggy und bin erstmal duschen gegangen.

Nach dem Mittagessen hatte ich meine Antikörpertherapie. Alle drei Wochen brauche ich ja meinen Antikörper und den hat man mir hier heute gegeben. Hat von der Zeit her etwas länger gedauert als in der Chemo-Ambulanz in Stade, aber egal. Ich hatte ja Zeit und hatte es mir mit meinem Buch dort gemütlich gemacht. Der Arzt, der den Port angestochen hat, war sehr nett und kam sogar aus meiner Region. Für den Antikörper wurde ich in einem Zimmerchen in der Nähe des Schwesternzimmers einquartiert. Dort habe ich es mir in einem gemütlichen Sessel bequem gemacht und war nach knapp 1,5 Stunden mit allem durch. Abends sollte ich mich nochmal bei der Schwester melden zum Blutdruck kontrollieren. Wahrscheinlich wollte man aber sichergehen, dass ich nicht umgefallen bin und in meinem Zimmer liege, wo mich erst die Putzfee am nächsten Tag gefunden hätte.

Den Nachmittag hatte ich frei und habe mir eine Fußpflege gegönnt. Einmal in der Woche kommt eine Mobile Fußpflege hier in die Rehaklinik und heute passte es mit meinen Terminen sogar.

13.12.2018

Nur noch wenige Tage hier in der Reha, und irgendwie macht sich so langsam Aufbruchstimmung breit. Viele Patienten sind schon abgereist und der »Nachschub« ist altersmäßig unter »sehr lebenserfahren« einzustufen, mit Rollator bewaffnet und meist mit Begleitperson. Das wird spaßig für die wenigen jungen Patienten, die jetzt noch hier sind.

Leider fielen ab jetzt auch einige Therapien aus, denn das Bad wurde saniert und war geschlossen, und auch die Musikgymnastik wurde heute zum letzten Mal für dies Jahr angeboten, da der Therapeut nun in Urlaub geht. So etwas war natürlich ärgerlich für die neu angereisten Patienten.

Mein heutiger Therapieplan war wieder sehr gut gefüllt und ich war den ganzen Vormittag unterwegs. Erst Wärmepackung, dann Ergotherapie Sensi-Füße, bevor ich bei meiner zweiten Massage für diese Woche entspannen konnte. Nach den schönen und ruhigen Anwendungen musste ich selbst aktiv werden und bin in die Muckibude gegangen. Einmal Muskelaufbau vor der Dehnungsgruppe und im Anschluss eine Runde auf dem Crosstrainer. Nach einem schnellen Mittagessen habe ich mich kurz hingelegt und sogar eine Stunde tief und fest geschlafen. Irgendwie war ich groggy. Beim anschließenden Konzentrationstraining habe ich mit der »Ärgertherapeutin« (Originalton meine Ergotherapeutin) ein paar sehr anstrengende Übungen machen müssen. Mir wurden am PC Situationen gezeigt, die ich wie ein Augenzeuge betrachten sollte. Nach wenigen Sekunden war das

Bild weg und mir wurden verschiedene Fragen gestellt. War gar nicht einfach, zumal es manchmal auch um Kleinigkeiten ging, die ich mir kaum merken konnte. Nachdem ich acht Szenen gespielt habe, war ich ganz schön erschöpft. Wahnsinn, wie anstrengend Kopfarbeit sein konnte. Um mich wieder »aufzuladen« bin ich eine kleine Runde aufs Fahrrad gegangen, um mich für den Kurs »Musikgymnastik« fit zu machen. Abends war ich ganz schön platt. Ein Fall fürs Bett. Nicht jeder Tag war gleich und an manchen Tagen war man doch ganz schön erschöpft, sowohl körperlich als auch seelisch.

14.12.2018

Es ging in die Zielgrade und nur noch zwei volle Therapietage lagen vor mir. Ein komisches Gefühl, und so langsam fing ich an, mich von dem einen oder anderen Therapeuten zu verabschieden. In der Empfangshalle wurde heute Morgen mit Weihnachtsmusik, Punsch und Keksen ein Tannenbaum festlich geschmückt und im Seminarraum fand ein Weihnachtsbasar mit vielen Geschenkideen und netten Kleinigkeiten statt.

Mein heutiger Plan war ebenfalls wieder voll mit verschiedenen Anwendungen. Los ging es mit dem Crosstrainer. Gleich um 8 Uhr durfte ich mich auf dem Gerät austoben, eine Herausforderung für das gerade gegessene Brötchen und den Kaffee. Zum Glück ging alles gut und ich habe kein Andenken hinterlassen. Anschließend habe ich mich auf die Matte geschmissen und meine Dehnungsübungen und Kräftigungsübungen auf dem Boden gemacht. Das rauf und runter ist schon die halbe Miete, vor allem am frühen Morgen. Zur Erholung ging es kurz auf den Hydrojet. Den durfte ich heute und morgen nochmal genießen. Frisch gestärkt bin ich an die Geräte gegangen und habe meinen Muskelaufbauplan absolviert. Nach der Wirbelsäulengruppe, bei der wir heute viel Bauchtraining gemacht haben, durfte ich zur Zwischenvisite zu meinem Arzt. Niedlich war, dass er mich gefragt habt, ob er etwas in meinem Plan verändern sollte. Hm - ich habe nur noch einen Therapietag übrig, da war wohl nicht mehr viel rauszureißen. Aber ich war eigentlich sehr zufrieden mit meinem Plan und meinen ganzen Anwendungen. Und da würde der letzte Tag wohl auch gut sein. Das einzige, was ich noch brauchte, war die Nasensalbe, da meine Nase immer noch empfindlich und oft blutig war. Diesmal hat mir der Arzt »Coldastop« Nasen-Öl gegeben. Ich hoffte, dass dieses Medikament endlich mal wirken würde.

Vor dem Mittagessen hatte ich Fahrradfahren auf meinem Plan, und ich habe mir mein Essen verdient bzw. erstrampelt. Heute Nachmittag hatte ich nur noch einmal Ergotherapie Konzentrationstraining. Wie die Male davor hatte meine Therapeutin erst wieder viel zu lange rumgequatscht und schon waren zehn Minuten vorbei, in denen ich nichts machen konnte. Aber ich wollte mir das Konzentrationstraining auch für meinen privaten PC zulegen und dann weiter üben. Mein Kopf war immer noch nicht so fit, wie ich es gerne hätte. Ich merkte hier noch extreme Defizite und die Anstrengung, wenn ich mich zu lange und zu stark konzentrieren musste.

17.12.2018

Endspurt, der letzte volle Therapietag in der AHB hier in Schloss Schönhagen ist da. Vier Wochen war ich hier und ich stellte fest, es hat mir definitiv gut getan. Ich war zwar noch nicht wieder arbeitsfähig, aber ich war auf einem guten Weg.

Aber erstmal zu den letzten Tagen. Am Samstag war ich erst in der Mucki-Bude und habe mein Muskelaufbauprogramm durchgezogen. Anschließend hatte ich das letzte Mal Hydrojet. Mittags kam meine Freundin aus Hamburg mit dem Zug nach Eckernförde und wir sind lecker essen gegangen und haben viel miteinander geredet. Da meine Freundin vor einigen Jahren ebenfalls Brustkrebs hatte, weiß sie genau, wie es einem geht, und versteht mich immer. Es ist einfacher, mit ihr über etwas zu reden, was mich bewegt, als mit anderen Mädels, die diesbezüglich zum Glück noch keine Erfahrung gemacht haben.

Der Sonntag war sehr ruhig. Ich hatte mich mit meinem Buch »Mama, erzähl doch mal« beschäftigt, dass ich gerne meinen beiden Mädels schenken möchte. Diese Buchvorlage ist sehr umfangreich. Ich machte eine Zeitreise durch mein ganzes Leben, erinnerte mich an meine Kindheit, Schulzeit, Ausbildung, den ersten Kuss und die Geburt der Kinder. Die Brustkrebserkrankung hat mir gezeigt, dass das Leben viel zu schnell vorbei sein kann. Auch wenn meine Onkologin immer sagt, dass ich gesund werde, so war es doch ein großer Schuss vor den Bug, und ich möchte meinen Kindern so viel wie möglich von mir mitgeben. Mit dem Ausfüllen des Buches war ich aber noch lange nicht fertig. Und dann darf ich das Ganze ein weiteres Mal abschreiben, damit meine jüngere Tochter ein eigenes Exemplar mit Erinnerungen bekommt.

Heute, an meinem letzten Tag, hatte ich volles Therapieprogramm und von kurz nach 7 bis nach dem Mittagessen war ich gar nicht in meinem Zimmer. Um halb neun hatte ich eine klassische Massage zum Abschluss von meinem netten Therapeuten. Anschließend musste ich zur Abschlussuntersuchung zu meinem zuständigen Arzt. Leider war das Schwesternzimmer nicht besetzt und wir konnten uns nicht anmelden. Also hieß es, eine halbe Stunde im zugigen Vorraum warten. Das Abschlussgespräch verlief gut. Ich war zufrieden mit den Anwendungen und mein Arzt war zufrieden mit meinem Befinden. Ich durfte mir sogar etwas wünschen. Da ich immer noch extrem verspannt bin, habe ich mir einen kurzfristigen Termin zum Tapen erbeten und auch für den Vormittag bekommen. Tapen kommt aus der Kinesiologie. Mit selbstklebenden Bändern wird auf bestimmte Muskelgruppen Zug oder Schub ausgeübt, um Verspannungen zu lindern.

Zum letzten Mal bin ich in die Muckibude gegangen und habe meinen Muskelaufbauplan ein letztes Mal abgearbeitet. Zum Glück waren das alles Übungen, die ich auch Zuhause und in meinem Fitnessstudio machen konnte. Bei der heutigen Gruppenstunde »Dehnungsübungen« hatte unsere Therapeutin wieder klasse Übungen parat, die den Brustmuskel gut aufgedehnt haben. Dazu brauchte man zwei Hocker (oder Stühle), auf die man die Unterarme im rechten Winkel ablegt und sich quasi hinter die Hocker in den Vierfüßler Stand begibt. Vorsichtig wird der Brustmuskel erst gedehnt und direkt im Anschluss gekräftigt, indem man die Arme im rechten Winkel anhebt. Eine gute Übung, die ich Zuhause mit zwei Stühlen nacharbeiten möchte.

Als der Kurs vorbei war, kam die FSJ-lerin in den Raum und überbrachte mir eine Nachricht aus dem Schwesternzimmer. Ich solle doch nach dem Mittagessen nochmal nach oben kommen, da für den Abschlussbericht mein aktuelles Gewicht und der Blutdruck fehlen würde. Schock-schwere-Not ... Auf die Waage nach dem Mittagessen? Ging ja gar nicht. Zum Glück war auch vor dem Mittagessen noch jemand im Schwesternzimmer und ich konnte das vor dem Essen erledigen. Die Waage war lieb zu mir und zeigte ein Minus von etwas über drei Kilo an.

Am Nachmittag stand die Wirbelsäulengruppe auf dem Plan. Da haben wir einige Übungen auf dem Pezziball gemacht, die ich ebenfalls gut weiterhin machen kann. Zum Abschluss des offiziellen Programms hatte ich Sensi-Füße und habe meine Füße in Erbsen gebadet. Wie immer kam die Therapeutin fünf Minuten zu spät und hörte dafür wieder sieben Minuten früher auf. Schien ihr Markenzeichen zu sein, wie der über die Schultern gelegte Pullover. Aber egal, es war die letzte offizielle Therapie.

Mein persönliches Highlight zum Abschluss der AHB war meine freiwillige Zumbastunde am Montagabend. Zur Belohnung sind wir anschließend mit den anderen zum Steakessen in das Landarzt-Restaurant nach Kappeln gefahren.

18.12.2018

Das Abschlussessen im Steakhaus war sehr lustig. Wir haben uns gut unterhalten und viel gelacht. Es war eine tolle Truppe in der Reha, das hat die Zeit auch viel entspannter gemacht.

Am Dienstagmorgen war ich früh wach und habe kurz nach sieben gefrühstückt und im Anschluss meine letzten Sachen zusammengepackt. Kurz nach acht bin ich losgefahren Richtung Heimat. Ein kleiner Stau auf der Autobahn sorgte für starken Umleitungsverkehr auf meiner Strecke, aber ich hatte ja Zeit. Ich wollte meine beiden Mädels als Überraschung von der Schule abholen und hatte noch genug Zeit, um zwischendurch zum Friedhof, zu meinem Vater, zu fahren. Bei meiner Mutter hatte ich auch kurz angehalten.

Meine kleine Maus hat sich total gefreut, als ich vor der Schule stand, und ist mir freudestrahlend und überschäumend vor Glück in die Arme gelaufen. Ein schönes Gefühl, die unbändige ehrliche Liebe meines Kindes zu genießen. Meine große Tochter war da etwas ruhiger und zurückhaltender, zumal ihre Schulfreunde ja auch in der Nähe waren, da wäre es uncool gewesen, Gefühle zu zeigen.

Abends habe ich etwas auf meiner Zappelmaschine gezappelt und einige Dehnungsübungen gemacht. Das lange Sitzen im Auto war anstrengend und nicht rückenfreundlich.

19.12.2018

Mittwochs war immer Aerobic und ich bin zur letzten Stunde vor Weihnachten gegangen. Wie immer hat unsere Trainerin die Stunde mit Weihnachtsmusik unterlegt und wir hatten eine Menge Spaß, auch wenn ich im Vergleich zu den anderen Mädels immer noch nicht alles so gut und schnell mitmachen konnte. Gegen Abend habe ich meine Dehnungsübungen gemacht. Ich hatte wieder Probleme mit meinen Muskeln. Die Ursache dafür war immer noch unbekannt. Entweder lag es am Tamoxifen (Antihormontherapie) oder an dem Herceptin (Antikörpertherapie), dass ich immer noch bekam. Es war jeden Tag ein Kampf aufs Neue. Meine Muskeln zogen sich zusammen und jede Bewegung und Berührung tat mir weh. Ich war es manchmal wirklich leid, wie bei »Täglich grüßt das Murmeltier« immer wieder von vorne anfangen zu müssen und zu wissen, dass es nie wieder richtig gut werden würde. Ich konnte nur versuchen, meinen Level zu halten und dem Verfall meiner Muskulatur entgegenzuwirken.

Ich hatte Angst, dass es immer schlimmer werden würde. Im Moment konnte ich meinen linken Arm nicht richtig hochheben, oder nur unter Schmerzen. Ich hatte das Gefühl, als ob das seit der Bestrahlung und der Verbrennung immer schlimmer geworden war. Ich werde versuchen, bei meinem nächsten Antikörper-Termin in der Chemo-Ambulanz mit meiner Onkologin darüber zu sprechen. Leider bekam ich sie nicht immer zu sehen und zu sprechen. Im Moment fühlte ich mich da etwas alleine gelassen.

21.12.2018

Nun waren fast elf Monate seit meiner Diagnose vergangen und ich habe in diesem Jahr eine Achterbahn der Gefühle und der Erlebnisse hinter mich gebracht. Eine befreundete Psychologin nannte es, »einmal auf den Himalaya und zurück«. Ich war nun am Kämpfen, um meine alte Form zurückzubekommen, aber das war nicht einfach. Ich hatte auch das Gefühl, das die anderen denken, nach der Reha ist nun alles wieder gut. So nach dem Motto - Chemo ist durch, OP ist durch, Bestrahlung ist durch, Reha ist durch, Haare sind wieder da, abgemagert ist sie auch nicht - also ist sie wieder gesund und fit.

Aber so war es nicht. Die Fingerkuppen waren noch nicht wieder in Ordnung, die Gelenke taten weh, meine Konzentration und das Gedächtnis waren noch nicht wieder wie früher und meinen linken Arm bekam ich immer noch nicht ganz hoch. Von der andauernden Müdigkeit, Erschöpfung und Schlappheit wollte ich gar nicht reden. Ich hatte also noch einen langen Weg vor mir und musste hart an mir arbeiten.

24.12.2018

Weihnachten mit der Familie. In diesem Jahr war es alles sehr komisch, ich fühlte mich so unvollständig. Mein Vater war nun ein dreiviertel Jahr tot und es war das erste Weihnachten ohne ihn. Gestern waren wir nachmittags auf dem Friedhof und haben mit meiner Mutter und meinem Bruder und seiner Familie Blumen niedergelegt. Wenn ich am Grab meines Vaters stand oder an ihn dachte, dann kamen mir immer noch die Tränen. Ich sah ihn noch vor mir, mit seinem verschmitzten Lächeln und seiner unvergleichlichen Art. In den letzten Monaten, bevor er starb, habe ich viel Zeit mit ihm verbracht und hatte ihm viel Schreibarbeiten abgenommen. In jeder Sache, die ich in seinem Büro erledigte, spürte ich ihn, und manchmal hatte ich unverhofft eine Notiz oder einen Zettel von ihm zwischen den Papieren oder in der Schublade gefunden, so als ob er sie mir noch hingelegt hatte.

Heiligabend haben wir in diesem Jahr bei meiner Schwiegermutter gegessen und anschließend die Bescherung gemacht. Wir würfeln immer die Geschenke aus, d.h., wer eine eins oder eine sechs hat, darf ein Geschenk auspacken. So dauert es immer ziemlich lange, bis wir fertig sind, aber so erleben wir immer genau mit, was die anderen geschenkt bekommen. Ist immer sehr lustig. Bis um zehn haben wir zusammengesessen, dann war ich müde und wir sind alle ins Bett gegangen. Ich konnte kaum schlafen, denn meine Arme und Hände waren immer eingeschlafen und auch die Beine kribbelten wie blöd. Gegen kurz nach vier Uhr morgens bin ich nochmal kurz eingeschlafen und morgens entsprechend gerädert aufgewacht.

25.12.2018

Am ersten Weihnachtstag waren meine Mutter, Schwiegermutter und Schwägerin bei uns zum Essen. Ich hatte Lachsauflauf mit Apfel und Puten-Apfel-Auflauf vorbereitet und als Vorspeise mit einer Wildsuppe experimentiert. War lecker und wir haben gemütlich zusammengesessen. Aber auch heute fehlte mir mein Vater sehr und ich musste mich zusammenreißen, damit meine Kinder nicht zu sehr meine Trauer bemerkten.

Leider konnte ich heute meine Übungen nicht machen, also hieß es morgen wieder, Zähne zusammenbeißen und wieder von vorne anfangen. Die letzten Tage habe ich es jeden Tag geschafft und so gut es ging meine Dehnungsübungen gemacht.

28.12.2018

Fast das ganze Jahr konnte ich mich von Viren fernhalten - nun aber hatte es mich doch noch erwischt. Ich hatte Husten und Schnupfen und wahnsinnige Halsschmerzen. Abwechselnd war mir warm oder kalt, total ätzend. Ich hoffte, dass ich die Erkältung schnell wieder los werde. Nächste Woche habe ich Antikörper, da müsste ich wieder fit sein.

Es war aber schwer, mit der Erkältung trotzdem die Übungen zu machen. Mit einem Brummschädel auf dem Boden zu liegen und zu turnen, war nicht gerade die Erfüllung, aber da ich weiß, wie sehr mich ein paar Tage Pause zurückwerfen würden, habe ich mich durch die Dehnungsübungen gequält.

Heute kam der Abschlussbericht der Rehaklinik. Hörte sich in der Theorie ganz gut an, aber einiges fehlte darin. Aber darüber wollte ich mich nicht aufregen. Ich werde einen Dreizeiler an die Rehaklinik schreiben und hoffte, dass sie den Entlassungsbericht noch korrigieren.

Die Reha hat mir sehr gutgetan, nun hieß es am Ball bleiben, weiter üben und versuchen, irgendwann wieder richtig fit zu sein. Das war aber schwer, denn ich hatte das Gefühl, dass das Tamoxifen oder das Herceptin meine Muskeln zum Schrumpfen bringen, denn jede Bewegung tat weh. Ich hatte das Gefühl, als ob sich alles bei mir zusammenziehen würde.

Meine kleine Tochter war immer noch hypersensibel. Als sie abends ins Bett sollte, fragte sie mich mit Tränen in den Augen, ob ich an der Erkältung sterben könnte. Ich hatte ja die Kinder das ganze Jahr gebeten, wenn sie erkältet waren, nicht so sehr mit mir zu kuscheln (hatte ich meist trotzdem gemacht, denn die bedingungslose Liebe meiner Kinder hat mir sehr, sehr viel Kraft im vergangenen Jahr gegeben). Nun hatte sie große Angst, das ich sterben könnte. Ich habe lange mir ihr geredet und versucht, ihr die Angst zu nehmen.

31.12.2018

Das Jahr war fast zu Ende und ich hoffte, dass 2019 ein besseres Jahr wird. Heute habe ich die Gelegenheit genutzt, nochmal DANKE bei den Mädels zu sagen, die mir in den letzten Monaten beigestanden hatten. Für Anfang Februar habe ich eine einige vin ihnen eingeladen, mit mir zu brunchen. Einfach einen gemütlichen Vormittag zusammen verbringen und sich verwöhnen lassen. Darauf freue ich mich. Diese Mädels waren auf unterschiedlichste Art und Weise immer für mich da, und dafür wollte ich mich nochmal bedanken.

»Bevor das Jahr 2018 abläuft, möchte ich noch einmal die Gelegenheit nutzen, um DANKE zu sagen. Danke für die vielfältige Unterstützung, die meine Familie und ich in diesem Jahr von unseren Freunden erfahren haben. Unser Jahr war nicht einfach und so einige Hiobsbotschaften haben uns gefordert. Das Jahr war geprägt von Schicksalsschlägen und Krankheiten im engeren Umfeld. Der Zusammenhalt wurde dadurch intensiviert und neue, inspirierende Freundschaften haben sich ergeben. Umso mehr ein Grund, optimistisch in das neue Jahr zu blicken. Ich wünsche Euch allen einen guten Rutsch ins neue Jahr und vor allen Dingen, viel Gesundheit. Denn das ist das wichtigste Gut in unserem Leben.«

Das war mein DANKE auf Facebook. Ein paar haben sich daraufhin gemeldet und es kommentiert - viele haben sich aber auch hier in Schweigen gehüllt und nichts gesagt bzw. geschrieben.

03.01.2019

Meine Knochen mochten die Kälte gar nicht. Wenn ich morgens aus dem Bett krabbelte, dann fühlte ich mich wie eine alte Oma. Die Beine taten mir weh und die Fußsohlen brannten und schmerzten total. Die ersten Schritte waren immer sehr schlimm, das Anziehen der Socken war eine Herausforderung, und wenn ich irgendwann meine Klamotten anhatte, konnte ich mich einigermaßen bewegen.

Meine Nasenschleimhaut war immer noch angegriffen. Leider schien auch das vom Arzt verschriebene Coldastop nicht wirklich zu helfen. Das war sehr unangenehm und tat beim Naseputzen und Ausschnauben sehr weh. Gerade jetzt, wo ich so erkältet war, war das schmerzhaft.

Komischerweise fielen mir gerade die Wimpern aus. Das musste ich nochmal ein paar Tage beobachten, denn eigentlich bekam ich außer dem Tamoxifen und den Antikörpern doch keine Medikamente mehr.

Meine Haut war ebenfalls noch stark angegriffen, rau und trocken, und Wunden heilten ganz langsam. Meine Fingernägel waren mir gerade alle abgebrochen, dabei hatte ich sonst extrem feste Fingernägel, die nie abbrachen.

08.01.2019

Gestern war ich bei meiner Frauenärztin, um den weiteren Verlauf meiner »Rekonvaleszenz« zu besprechen. Laut Entlassungsbericht der Rehaklinik sollte ich Rehasport machen und Krankengymnastik für meinen lädierten Arm. Es war echt nervig, dass ich meinen Arm immer noch nicht richtig hochbekam und viele Bewegungen schmerzhaft waren. Nun hoffte ich, dass ich durch die Krankengymnastik meine Beweglichkeit wieder so, wie sie wie früher war, erlange. Den Rehasport sollte ich noch etwas nach hinten schieben und mich vorrangig um die andere Baustelle kümmern, sagte mir anschließend eine Beraterin bei meiner Krankenkasse.

Solange ich die Antikörper bekam und dadurch die Gelenk- und Muskelschmerzen hatte, hatte ich noch große Probleme lange zu sitzen. Wenn ich wieder aufstand, tat mir alles weh und ich musste mich erst wieder einlaufen, um in die Senkrechte zu kommen. Der Antikörper geht bis Mai – ich hoffte, dass ich irgendwann wieder anfangen konnte zu arbeiten. So hatte ich es auch mit der Krankenkasse besprochen. Mit denen war ich regelmäßig in Kontakt. Die müssen ja auch wissen, wann ich voraussichtlich wieder arbeiten kann.

Heute war ich das erste Mal seit einem Jahr beim Friseur. Meine Haare waren zwar noch nicht lang, aber immerhin konnte meine Friseurin etwas Form in meine Monchhichi-Frisur bringen. Ich hatte beschlossen, meine »Silbergraue-Effekt-Lackierung« zu behalten und meinem Kopf nicht noch mehr Chemie zuzumuten. Also hatte ich nun eine flotte Kurzhaarfrisur im angesagten Grau-Look. Wie stand es im Status eines Kumpels: »Graue Haare sind voll im Trend. Wenn nun noch Übergewicht und Falten modern werden, bin ich voll im Trend.« – wie passend.

12.01.2019

Meine Sehstärke war immer noch nicht wieder so, wie sie vor der Chemo war. Ich merkte es daran, dass ich meine Kontaktlinsen nicht immer tragen konnte und auch meine Brille je nach Tagesform nicht immer die richtige Sehstärke hatte. Obwohl die Chemo nun schon fünf Monate beendet war, waren meine Schleimhäute immer noch angegriffen. Besonders meine Nase war angegriffen. Die Nase war oft blutig und borkig. Das Naseausschnauben war oft schmerzhaft, das ewige Nasenbluten nervte und war in der Öffentlichkeit auch unangenehm. Das in der AHB empfohlene »Coldastop« hatte leider nicht die gewünschte Wirkung gebracht.

Mein Hautbild war auch noch nicht zufriedenstellend. Meine durch die Bestrahlung verbrannte Haut unter der Achselhöhle war auch noch nicht »hübsch« verheilt und zudem extrem trocken und juckte viel. Ich konnte meinen linken Arm immer noch nicht richtig einsetzen und nicht richtig hochheben. Ich hoffte, dass ich beim nächsten Antikörper endlich mal wieder meine Onkologin zu sehen und zu sprechen bekommen würde, denn ich hatte viele Fragen auf meinem Notizzettel. Eine Frage war auch, ob es sein konnte, dass man von der Antihormontherapie eine Art Damenbart bekommt. Denn ich hatte einen komischen weichen Flaum im Gesicht.

Kopfzerbrechen machten mir immer noch meine Gelenk- und Muskelschmerzen. Handgelenk, Finger, Knie, Knöchel und Hüfte – irgendwie war mein ganzer Körper momentan eine einzige Baustelle. Lag es wirklich an den Antikörpern oder am Tamoxifen? Ich hoffte, dass mir die Onkologin hier weiterhelfen konnte.

14.01.2019

Wieso reagierten die Mitmenschen so komisch? Löst eine Krebserkrankung solch eine Angst bei anderen aus? Als ich vor wenigen Tagen mit meiner großen Tochter im Nachbarort beim Einkaufen war, haben wir natürlich Bekannte getroffen. Einige haben mich komplett ignoriert und noch nicht einmal auf meinen Gruß geantwortet, sondern verwirrt und erstaunt zwischen meiner Tochter und mir hin- und hergeguckt. So nach dem Motto »Ist sie das oder nicht - sicherheitshalber tue ich so, als ob ich sie nicht gesehen habe.« Die zweite, gern genommene Variante war, den Gang beim Einkaufen möglichst schnell zu wechseln, und wenn man an der Kasse hinter mir stand, möglichst angestrengt auf seinen Einkauf zu gucken und jeden Blickkontakt zu mir zu vermeiden. Leute - DAS TUT WEH! Ja, ich hatte Brustkrebs. Ja, ich sah inzwischen anders aus. Ja, ich habe mich sicherlich verändert. Aber, hey - ich bin immer noch diejenige, mit der euer Kind in eine Klasse gegangen ist, mit der ihr Feste gefeiert habt und mit der ihr sonst gerne geklönt habt. Aus diesem Grund hatte ich manchmal gar keine Lust, einkaufen oder zu Veranstaltungen in der näheren Umgebung zu gehen.

Nach einem Jahr war ich das erste Mal wieder im örtlichen Sportverein zum Kurs. Dort sprach mich eine aus unserem Dorf an und meinte: »Neuer Haarschnitt, ich weiß nicht ob ich mich getraut hätte, die Haare so kurz zu schneiden«, und eine andere meinte nur »sch...sch...« zu ihr und wollte sie am Reden hindern. Auf meine freundliche Aussage, die Frisur sei einer Krankheit geschuldet, wurde nicht reagiert. Dann sollte man lieber offen und ehrlich fragen, als hinter meinem Rücken jemanden am Reden zu hindern. Jeder, der eine ehrliche Frage stellte, bekam eine ehrliche Antwort. Aber nun, fast ein Jahr nach der Diagnose, wurden die Fragen weniger. Für die anderen war das Kapitel wohl abgehakt. Chemo erledigt, OP erledigt, Bestrahlung erledigt und in der Reha (AHB) war sie auch ... also war sie wieder fit, dachten die meisten.

Dem war nicht aber so, und das vergaßen viele.

Immer noch waren die mangelnde Konzentration und das fehlende Gedächtnis ein großes Thema. Ich saß manchmal da und wusste nicht, was ich am Abend machen wollte, oder was wir gestern zu Mittag hatten. Wenn ich lange am PC saß und schrieb (auch das Tagebuch), bekam ich Kopfschmerzen und hatte das Gefühl, einen Tunnelblick zu haben. Maximal eine halbe Stunde schaffte ich am Stück, dann brauchte ich eine Pause.

Koordination war auch eine Herausforderung. Ich trainiere sie immer wieder, gerade auch beim Sport, in dem ich versuchte, die Choreografien hinzubekommen oder beim 10-Finger-Tastaturschreiben. Ich war froh, dass es die Autokorrektur gab, die mir sagte, welch einen Blödsinn meine Finger manchmal fabrizierten.

Über meine schmerzhaften Gelenke und Muskeln habe ich schon oft geschrieben, aber auch die Fingerkuppen waren immer noch empfindlich. Ich wollte vor ein paar Tagen Litschis essen, aber dass das so schmerzhaft werden würde, hätte ich nicht gedacht. Die kleinen Früchte haben ja eine harte, eigentlich nur leicht stachelige Schale – für mich war es aber die Hölle. Dabei liebte ich die super leckere, saftige Frucht aus Südafrika, die besonders zur Weihnachtszeit ihr bestes Aroma präsentiert.

Sie schmeckten mir aber nicht so wie sonst. Oder mein Geschmack war noch nicht wieder zurückgekehrt. Selbst meine ach so geliebten »Milchgeister« waren nicht mehr das, was sie mal waren. Ich hatte seit etwa fünf Wochen eine Tüte im Schrank. Das wäre mir früher nie passiert. Da hätte sie nicht ansatzweise das Mindesthaltbarkeitsdatum erreicht. Aber, dafür aß ich nun andere Sachen – leider immer noch zu viel davon.

Wegen meiner wiederkehrenden Ohrgeräusche (ich hatte vor einigen Jahren mal einen Hörsturz), nahm ich aktuell wieder ein pflanzliches Mittel für die Durchblutung im Kopf. Ich hatte extra meine Gynäkologin gefragt, ob ich das nehmen durfte, und sie hatte es auf der Roten Liste geprüft. Besonders, wenn man wie ich ein Antihormonpräparat nehmen muss, sollte man weitere Medikamente immer vom Arzt oder Apotheker auf Unverträglichkeiten prüfen lassen.

Ein weiteres leidiges Thema war für mich die Schlafstörungen. Einerseits war ich müde und erschöpft, andererseits konnte ich nachts nicht vernünftig schlafen. Manche Nächte hatte ich das Gefühl, als ob ich gar nicht in die Tiefschlafphase kam und immer halb wach war. Häufig wachte ich nach ein paar Minuten wieder auf und hatte das Gefühl, Herzrasen zu haben. Wenn morgens der Wecker klingelte, war ich wie gerädert. Ich kam kaum durch den Tag, wenn ich mich nicht mittags kurz hinlegte. Auch wenn ich meist nur wenige Minuten schlief, so half mir das doch, den Tag zu meistern. Da ich jeden morgen früh aufstehen musste, damit ich meine Kinder für die Schule wecken und ihnen Frühstück machen konnte, war der Tag immer sehr lang.

Nachts wachte ich mindestens zwei- oder dreimal auf, weil ich auf die Toilette musste. Wenn ich mich aus dem Bett gequält hatte, hatte ich das Gefühl, als ob ich erstmal gerade werden musste. Mein Körper war wie ein Halbkreis und erst nach 15 bis 20 Schritten wurde ich einigermaßen gerade. Wie ein alter Motor, der sich erst einlaufen musste und Gleichgewichtsprobleme hatte. Zudem hatte ich häufig das Gefühl, als hätte ich Wackelpudding in den Beinen und generell nicht mehr die Kraft in den Armen und Beinen wie vor der Chemo.

Komischerweise fielen mir immer noch die Wimpern aus. Das musste ich auch noch weiter beobachten, genauso wie die angegriffene Nasenschleimhaut.

Morgen geht es endlich mit meiner Krankengymnastik los. Ich hoffe, meine Therapeutin bekommt meinen Arm wieder hin. Heute Morgen war ich beim Sport. Ich bin im Fitnessstudio und mache dort am eGym meine Übungen. Das eGym ist ein computergesteuerter Gerätezirkel, bei denen man seine Gewichtsvorgaben und Trainingsintervalle über einen Monitor angezeigt bekam. Ein Gerät musste ich wohl vorübergehend ausfallen lassen. Der eine Bauchtrainer hatte eine blöde Rolle, die vor der Brust war und die man mit Kraft runterdrücken musste. Da meine linke Brust aber bei Druck und Berührung weh tat, mochte ich das Gerät nicht. Mein Trainer möchte mir am Freitag andere Übungen auf der Fläche, an den manuellen Geräten, zeigen, die ich ersatzweise oder als Zusatz machen könnte.

16.01.2019

Gestern hatte ich zum ersten Mal Krankengymnastik. Zum Glück hatte es relativ schnell mit dem ersten Termin geklappt, ich hatte schon Angst, dass ich lange warten müsste. Die Therapeutin hat sich viel Zeit genommen und meinen Arm ordentlich bearbeitet. Sie gab mir den Tipp, nach Lymphdrainage zu fragen, da mein linker Arm wohl etwas dicker war als der rechte.

In den letzten Tagen war mein Blutdruck leider etwas höher als normal. Oft um die 150/100. Sonst war ich immer bei 120/80 oder niedriger. Auch mein Kopf war öfters hochrot und ich hatte das Gefühl, einen heißen Kopf zu haben. Ich hoffte, dass ich Montag meine Ärztin sprechen und das hinterfragen kann.

18.01.2019

Nun ist es bald ein Jahr her, das ich meine Diagnose bekommen habe, und diesen Tag wollte ich mit meinen Herzens- und Hilfsmädels feiern. Eine kleine Handvoll Freundinnen war in diesem Jahr immer für mich da, hatte mich mit den unterschiedlichsten Mitteln aufgeheitert, unterstützt oder anders Hilfe geleistet. Als Dankeschön habe ich zu einem netten Brunch in einem Lokal hier in der Nähe eingeladen und wünsche mir, dass wir einen schönen Vormittag miteinander verbringen. Damit sie eine Erinnerung an mich und »unser Jahr« haben, hatte ich kleine Schutzengel-Schlüsselanhänger besorgt und eine kleine Schutzengeldose gefunden. Da legte ich noch ein paar kleine Merci´s rein. Ich freue mich sehr auf diesen Vormittag.

In den letzten Tagen habe ich mehrmals Bekannte getroffen, die mich sehr lange nicht gesehen hatten. Ich fand es so interessant, wie unterschiedlich die

Menschen mit jemanden umgehen, dessen Äußeres sich komplett verändert hat. Während der eine ganz offen Fragen stellte und mit dem Thema »Krebs« umgehen konnte, suchten die anderen eine Hintertür, um möglichst schnell aus der Nummer herauszukommen. Dabei war es gar nicht so schlimm, denn wenn man nicht weiß, was man sagen soll, dann sagt man genau das. »Du, ich weiß gar nicht, was ich sagen soll. Ich fühle aber mit dir« - das wäre mehr, als sich umzudrehen und beim Einkaufen wegzugucken oder jemanden zu ignorieren.

Morgen haben wir das erste Klassenfrühstück mit der neuen Klasse meiner kleinen Tochter. Sie war gerade in die 5. Klasse auf der weiterführenden Schule gekommen, und ich hatte es damals bei meiner Großen als sehr hilfreich empfunden, die Eltern und Mitschüler regelmäßig zu sehen und kennenzulernen. Wenn alles gut geht, bleiben unsere Kinder neun Jahre zusammen, werden die erste Ausgehphase erleben und die ersten Partys zusammen feiern. Da macht es Sinn, ein Bild von den anderen Eltern zu haben. Meine Kleine machte sich nun total den Kopf, wie die anderen auf meine kurzen Haare reagieren würden. Sie wollte mit der Lehrerin reden und bereits heute in der Schule die Mitschüler »vorwarnen«. Ich war gespannt, ob sie es gemacht hat. Meine Kleine machte sich mehr Gedanken um die Welt als meine große Tochter. Aber Geschwister sind nun mal verschieden und das ist auch gut so.

19.01.2019

Das Klassenfrühstück hat sehr viel Spaß gemacht. Keins von den Kindern hatte »doof« geguckt oder meine kurzen, grauen Haare kommentiert und meine kleine Tochter hatte einen schönen Vormittag.

In der letzten Nacht konnte ich kaum schlafen. Erst konnte ich nicht einschlafen und lag oft und lange wach. Daher wollte ich mich mittags kurz hinlegen, aber das klappte nicht. Also, das hinlegen schon, aber nicht das Schlafen. Ich hatte das Gefühl, als ob meine Beine total geschwollen waren und weh taten. Alleine das Liegen tat mir an den Beinen weh. Ein komisches Gefühl, schwer zu beschreiben.

Montag habe ich wieder Antikörper und vielleicht hat meine Ärztin endlich wieder Zeit für mich. Mein Fragenkatalog ist inzwischen ziemlich angewachsen und ich habe viele Punkte, die ich mit ihr durchsprechen möchte.

21.01.2019

Heute hatte ich wieder Antikörpertherapie. Laut Plan war es heute die 9. von 14 Antikörperinfusionen. Also noch fünfmal. Auch diese Etappe habe ich endlich geschafft. Heute hatte ich endlich wieder ein Gespräch mit meiner Onkologin. Ich hatte sie mindestens ein halbes Jahr nicht gesehen bzw. nicht gesprochen.

Für mich war zu diesem Zeitpunkt nicht klar, wer sich nun um die Nachsorgetermine wie Mammographie und Ultraschall kümmern sollte. War ich noch in dem Automatismus der Onkologischen Abteilung und werde meine Termine genannt bekommen, oder musste ich mich eigenständig darum kümmern? Die Chemo-Schwestern wussten es auch nicht genau und meinten, die Onkologin würde wohl die Termine machen. Okay, da ich meine Onkologin seit Mitte Juli nicht gesehen hatte, wurde es nun höchste Eisenbahn wegen der Kontrolltermine.

Ich hatte mir wieder viele Fragen notiert und zum Glück hatte die Onkologin auch Zeit und Ruhe, alles mit mir durchzusprechen. Warum ich immer noch Schmerzen und Druckschmerz in den Beinen hatte und teilweise kraftlos war, wusste sie leider nicht. Hier könnten verschiedene Gründe zusammenspielen. Vermutlich machte mir das Tamoxifen (Antihormontherapie = Lebensversicherung) das Leben schwer. Auch die Gelenkschmerzen, Rückenschmerzen und die Schlafstörungen sollen dem Tamoxifen zugeordnet werden. Ich hatte gehofft, dass der Antikörper für diese Beschwerden verantwortlich sei. Dann hätte ich »Land gesehen«, denn ich bekomme wohl nur noch bis Mai den Antikörper. Leider meinte die Ärztin, das wohl eher das Tamoxifen dafür ursächlich sei. Das wäre doof. Damit wusste ich, dass ich mindestens die nächsten fünf Jahre damit zu kämpfen habe. Was mir sehr viel Kopfzerbrechen machte, war die Tatsache, dass ich so wie es momentan läuft, nicht in der Lage war, mehrere Stunden am Stück im Büro zu sitzen und zu arbeiten. Auch wenn ich vor der Diagnose nur fünfeinhalb Stunden am Tag gearbeitet habe, plus eine Fahrzeit von einer halben Stunde, fühlte ich mich dazu im Moment noch nicht fähig. Auch dieses Buch schrieb ich immer in Etappen. Täglich musste ich meinen Körper aufdehnen und begradigen.

Ich hatte die Ärztin zudem wegen der regelmäßigen Einnahme vom Tamoxifen gefragt. Was wäre, wenn ich die Tablette einmal vergesse? Da ein konstanter Spiegel aufgebaut wird, wäre es nicht dramatisch, sollte aber nicht zu oft vorkommen, meinte meine Onkologin.

Meine Fingerkuppen waren immer noch nicht wieder schmerzfrei, einige Berührungen waren nach wie vor unangenehm und das Kribbeln noch nicht ganz weg. Wenn ich etwas Kaltes oder Heißes anfasste, war ich dort extrem empfindlich. Ich versuchte immer wieder ein paar Übungen aus der AHB anzuwenden, damit ich Linderung bekomme.

Zu meinem Problem mit den Gleichgewichtsstörungen meinte sie, dass dies noch Nachwirkungen der Taxane seien und wohl noch bis zu einem halben Jahr anhalten könnten. Genauso mein Gefühl von »Matsch im Kopf« gepaart mit Konzentrationsproblemen, Gedächtnislücken und Koordinationsschwierigkeiten. Hier musste ich weiter daran arbeiten. Ihre Tipps waren Lesen, Kreuzworträtsel, Memory, Sudoko und ähnliches. Die Chemo-Demenz könnte leider noch etwas andauern.

Ganz verwundert reagierte die Onkologin auf die Tatsache, dass mir seit einigen Tagen die Wimpern und die Augenbrauen ausfielen. Das sollte ich weiter beobachten, da sie dafür keine Erklärung hatte. Einige Haare fielen im Gesicht aus, und dafür wachsen ein paar andere, wo man sie nicht haben möchte. Sie gab mir den Tipps, mich bei einer größeren Parfümkette oder gut sortiertem Drogeriemarkt beraten zu lassen. Es sollte wohl etwas geben, dass das Wachstum der Wimpern anregen würde. (Tatsächlich gibt es wohl ein Wimpern-Serum, das zum einen sehr kostenintensiv ist und zum anderen keine Garantie bietet. Ich habe entsprechend dieser Infos auf einen Versuch verzichtet.)

Für meine angegriffene Nasenschleimhaut hatte sie leider auch keinen Tipp, ich sollte mir nun einen Termin beim HNO Arzt holen. Der sollte nochmal drüber bzw. reingucken.

Beim Optiker sollte ich auch noch anrufen. Meine Sehstörungen und Schwankungen der Sehstärke hätten nun langsam weg sein müssen. Beim Augenarzt war ich im Oktober, kurz bevor ich das Tamoxifen gestartet habe. Dort war alles in Ordnung und auch die Gesichtsfeldmessung hatte nix weiter ergeben. Wenn der Optiker aktuell nichts findet, sollte ein MRT vom Kopf gemacht werden. Oh man, da habe ich eigentlich keine Lust mehr drauf. Ich war im letzten Jahr so oft im MRT gewesen, das reichte mir für zehn Jahre.

Im Auge behalten sollte ich auch meinen etwas erhöhten Blutdruck, gepaart mit öfters mal rotem, brennendem Gesicht. Normalerweise habe ich einen normalen bis niedrigen Blutdruck. Zurzeit waren die Blutdruckwerte bei 150/90. Sehr ungewöhnlich für mich. Also werde ich mir wohl nochmal einen »TÜV«-Termin beim Hausarzt holen müssen. Unangenehm war immer noch der komische Geschmack im Mund. Schwer zu beschreiben, so ein bisschen als hätte ich eine Metallstange abgeleckt.

Das ich meinen linken Arm immer noch nicht richtig anheben konnte, fand die Onkologin auch nicht so berauschend. Zum Glück hatte ich aber Krankengymnastik verschrieben bekommen und hoffte, dass mir das weiterhelfen wird.

In aller Ruhe konnte ich meinen Fragenkatalog abarbeiten. Wieder mal hat sich gezeigt, dass es gut war, sich seine Fragen zu notieren. So vergaß man nichts und konnte strukturierter und beruhigter in das Gespräch gehen. Ich machte mir auch immer sofort Notizen, damit ich trotz meiner Chemo-Demenz immer wusste, was wir besprochen haben. Auch das abendliche Aufschreiben meines Tagesablaufes hier in mein Tagebuch hat mir sehr geholfen und auch meinen Tag strukturiert. Der zweite positive Effekt war auch, dass ich immer das Gefühl hatte, ich würde mit jemanden über meinen Tag, über meine Sorgen, Ängste und Nöte sprechen, jemanden, der mir immer zuhört und mich versteht. Dieses Tagebuch war für mich eine große Stütze, und wenn es irgendwann wirklich veröffentlich werden sollte, würde ich mich freuen, wenn der eine oder andere den Mut bekommt, offener mit Krebspatienten umzugehen.

Die Onkologin wird keine weiteren Kontrolltermine veranlassen, das macht entweder der Frauenarzt oder die Bestrahlung direkt nach der letzten Untersuchung, meinte sie. Bei mir hat es weder der eine noch der andere gemacht. Also habe ich mich selbst gekümmert und bin direkt nach dem Gespräch in die Mammographie-Abteilung gegangen und habe um einen Termin gebeten. Im April heißt es wieder große Untersuchung mit Mammo und Ultraschall.

In der Onkologischen Ambulanz ging es anschließend einigermaßen voran. Ich musste etwas über eine Stunde auf den Antikörper warten und war kurz nach 13 Uhr fertig. Da es zeitlich passte, habe ich meine kleine Tochter von der Schule abgeholt.

23.01.2019

Bei der Krankengymnastik hat meine Physiotherapeutin meine linke Flanke ordentlich bearbeitet. Leichte Mobilisation und Dehnung sollte es sein. War teilweise schmerzhaft, aber so wie es im Moment war, konnte es nicht bleiben. Für Zuhause habe ich ein paar kleine alltagstaugliche Übungen mitbekommen. So konnte ich immer wieder zwischendurch meinen Oberkörper und speziell den Brustmuskel und Schulter-Nacken-Bereich aufdehnen. Meine Therapeutin fragte mich, wie weit die Verbrennungen verheilt waren und in wieweit man noch etwas sehen kann. Der Bereich unter der Achsel sah dank der Verbrennung aus wie ein ausgetrockneter Mondkrater. Nicht schön. Die linke Brust war nach der Bestrahlung immer noch dunkler. Sozusagen, als wenn die linke Brust Urlaub in Südafrika gemacht hätte und die recht Brust in Norwegen. Über diesen bildlichen Vergleich musste meine Therapeutin doch sehr lachen. Ja, mein schwarzer Humor und ich.

24.01.2019

Heute war ein schrecklicher Tag. Ich hatte erfahren, dass heute wohl ein guter Bekannter von uns gehen wird. Er war seit Wochen wegen eins geplatzten Aneurysmas im Krankenhaus und die Ärzte können wohl nichts mehr für ihn tun. Er war ungefähr so alt wie ich, verheiratet und hatte zwei Kinder, die ungefähr im Alter meiner Kinder waren. Ich musste immer daran denken, dass es ja auch meine beiden Kinder hätte treffen können, die sich mit der Situation abfinden müssen, ein Elternteil zu verlieren. Ich wusste, dass ich solche Emotionen nicht zu nah an mich heranlassen sollte, aber ich war nun mal ein Gefühlsmensch. Ich fühlte mich so betroffen und gleichzeitig so hilflos. Wissen, wie jemand leidet und nicht helfen zu können, ist nicht einfach.

Nachmittags musste ich noch zu den Zeugniskonferenzen meiner Kinder. Zum Glück war bei meinen beiden Mädels im Moment alles in Ordnung. Zwischen den Konferenzen wollte ich eigentlich im Reisebüro eine kleine Reise für meine Familie buchen. Im Mai haben die Kinder drei Tage schulfrei, da wollen wir eine Minikreuzfahrt nach Oslo machen. Leider war man dort heute nicht gut auf Kunden zu sprechen und hat mich auf die Strafbank bzw. in die Wartezone verbannt. Nach 20 Minuten sinnlosen Wartens bin ich unverrichteter Dinge gegangen. Da möchte man vor Ort buchen und die persönliche Beratung eines Reisebüros in Anspruch nehmen, da wird man ausgebremst und mit Nichtachtung gestraft. Auch wenn die beiden Damen im Moment Kundschaft hatten und beschäftigt waren, hätte man wenigstens fragen können, ob man mir weiterhelfen kann. Hätte ja auch sein können, dass ich nur einen Prospekt haben wollte oder ich hätte schon mal in den passenden Prospekten blättern können. Einen Kaffee oder ein Glas Wasser habe ich ja schon gar nicht erwartet, wäre aber nett gewesen.

25.01.2019

Ich ging seit einigen Jahren in ein Fitness-Studio, das den »e-gym« Gerätezirkel anbietet. Heute habe ich mir zusätzlich zu den acht e-gym-Geräten noch ein paar weitere Geräte auf der Fläche sowie ein paar TheraBand-Übungen zeigen lassen. So konnte ich ergänzend zur Krankengymnastik auch im Studio und Zuhause weitermachen. Die Übungen aus der Reha machte ich auch immer noch. Hatte mir den Ausdruck von meinem Reha-Therapeuten einlaminiert, damit ich den Zettel nicht verliere und er nicht unansehnlich würde. So langsam kam schon mal die Motivation zurück, mehr zu machen.

Was aber immer noch extrem eingeschränkt ist, ist meine »Kopf-Leistung«. Wenn ich an etwas dachte oder mich auf etwas konzentrierte, dann bekam ich Kopfschmerzen, so einen komischen Druck im Kopf. Manches fiel mir auch nicht ein. Namen waren besonders schwer, oder das Einkaufen ohne Zettel wurde zu einem absoluten Horror - außer Süßigkeiten und Unwichtigem hatte ich nix im Einkaufskorb. Gestern habe ich es aber tatsächlich geschafft, die vier wichtigen Dinge von meinem daheim gebliebenen Einkaufszettel in den Korb zu packen. Wie die weiße Schokolade und die Gummibärchen da reingekommen sind, war mir aber ein Rätsel.

Abends waren wir noch zum 60. Geburtstag eines Bekannten. Dort habe ich mit einigen gesprochen, die ich lange nicht gesehen hatte, und die Reaktionen der Leute war immer noch sehr unterschiedlich. Viele wussten einfach nicht, was sie sagen sollten. Viele guckten einfach nur und sagten gar nichts, und das, obwohl man sich eigentlich von Kindheitsbeinen an kannte. Und das tat immer noch weh, auch wenn ich es ja nun schon einige Monate genauso erlebt hatte. Musste man jemanden, der schon genug durchgemacht hatte, auch noch mit Nichtachtung strafen?

Da fand ich das Verhalten einer Bekannten viel besser. Sie kam extra zu mir an den Tisch und meinte »Hallo Ute, meine Tochter hat mir gesagt, dass du hier bist, so eine tolle Frisur hast und so gut aussiehst. Da wollte ich doch selbst gucken.« Sie hätte mich wohl auch schon zwischendurch mal gesehen, aber nicht gleich erkannt. Das fand ich offen und ehrlich und ich mochte so eine Reaktion lieber, als diese Ignoranz einiger anderer. Der Abend war soweit ganz nett, habe etwas getanzt und geklönt und mich mit alkoholfreiem Hugo und »Fanta-Köm« gut amüsiert. Man sprach mich sogar am nächsten Tag an, dass ich wohl gut gefeiert hätte. Es gibt wohl immer welche, die nicht verstehen das man auch nüchtern Spaß haben und feiern kann.

29.01.2019

Genau vor einem Jahr habe ich meine Diagnose Brustkrebs bekommen. Ein wahnsinniges Jahr lag hinter mir. Ein Jahr, das mich absolut geprägt hat und mir zeigte, was in mir steckt. Aber auch aufzeigte, wer wirklich zu mir steht.

Auch wenn die Therapie nun »nur« noch aus dem Antikörper und der Antihormontherapie bestand, war für mich noch nicht alles vorbei. Meine Fibromyalgie lähmte und forderte mich täglich. Mindestens eine bis anderthalb Stunden am Tag war ich dabei, meinen Körper zu bewegen und zu dehnen. Trotzdem hatte ich Schmerzen. Schmerzen in den Muskeln, in den Gelenken und im Schulter-Nacken-Bereich. Nachts, meist in den Morgenstunden, wachte ich auf, weil ich das Gefühl hatte, meine Beine seien kurz unterhalb der Knie gebrochen. Die Schmerzen waren im Ruhezustand meist noch schlimmer als bei Bewegung.

Die Erschöpfung und der Druck im Kopf waren ebenfalls immer noch vorhanden. Wann immer ich versuchte, mich auf eine Sache zu konzentrieren, war ich schnell erschöpft und bekam Kopfschmerzen. Das Zehn-Finger-Schreiben war für mich immer noch eine Herausforderung und ich war froh, dass ich ein Rechtschreibprogramm hatte.

02.02.2019

Heute war kein guter Tag für mich. Ich wusste nicht mal genau warum, aber irgendwie hätte ich den ganzen Tag nur heulen können. Ich habe letzte Nacht mal wieder schlecht geschlafen. Vielleicht vier oder fünf Stunden, wenn überhaupt.

Wollte mich dafür heute Mittag kurz hinlegen, aber da taten mir so dermaßen die Beine weh, dass ich nicht liegen konnte. Das Liegen im Bett drückte so auf meine Oberschenkel, dass ich lieber wieder aufgestanden bin und mich bewegt habe. Ich konnte noch nicht einmal eine ganz normale Jeans tragen, da die an den Beinen weh tat. Also habe ich eine kuschelige Leggins angezogen. Sah bei meinen Beinen zwar doof aus, aber war wenigstens nicht so schmerzhaft. So kaputt ich auch war, war ich doch stolz über mein heutiges Übungspensum. 1,5 Stunden habe ich »geturnt« – erst auf meinem Crosstrainer und dann Dehnungsübungen. Dabei habe ich den Fernseher laufen, damit die Zeit schneller vergeht. Heute lief eine Sendung über Tanzen. Da ich früher jahrelang getanzt habe, war es einerseits super schön anzusehen, hat mir aber andererseits auch wieder deutlich gemacht, wie sehr mich die Fibromyalgie um die schönen Dinge des Lebens beraubt hat. Zu wissen, dass man nie wieder diese Kondition und Koordination haben wird, tat sehr weh. Vielleicht war das der Grund für meinen melancholischen Tag.

Gestern Abend war eine Veranstaltung, bei der mich mal wieder einige nicht erkannt haben. Aber immerhin war die eine oder andere mutig genug, mich anzusprechen und auch auszusprechen, dass sie mich nicht erkannt haben. Das taten die wenigsten.

03.02.2018

Als Dankeschön für ganz liebe Unterstützung habe ich heute Morgen meine Herzensmädels zum Brunchen eingeladen. Es war ein super schöner Vormittag und wir haben fast bis halb zwei zusammengesessen und geklönt. Obwohl sich meine Mädels untereinander nicht kannten, haben wir uns super verstanden. Ich hatte für meine Mädels ein kleines Geschenk an den Platz gestellt und sie haben sich alle über die Schutzengeldose mit dem Schutzengelanhänger gefreut. Ich fand es beeindruckend, dass sich fünf Frauen, die sich teilweise noch nie gesehen haben, über die verschiedensten Themen austauschen können, ohne dass es Animositäten gibt. Süß fand ich die lieben Mitbringsel. Eine Freundin hat mir ein schönes, aufmunterndes Buch mitgebracht, meine »Tee-Freundin« eine Rose mit leckerer Schokolade und einem Teewürfel. Von meiner »Postkartenfreundin« bekam ich einen »Wochenkalender zum Abreißen« – die Wochentage waren kleine Schokoladentäfelchen.

04.02.2019

Meine Physiotherapeutin hat mich heute wieder stark bearbeitet. Teilweise schossen mir vor Schmerzen die Tränen in die Augen, so sehr hat sie mich gequält. Es ist schon beachtlich, dass die Therapeuten mit hundertprozentiger Sicherheit die

Punkte finden, die am meisten weh tun. Ich sag immer, in jedem Physiotherapeuten steckt ein kleiner (oder großer) Masochist.

05.02.2019

Nach über einem Jahr war ich heute das erste Mal wieder in meiner Dienstag-Yoga-Gruppe. Ich konnte noch nicht alle Übungen mitmachen, aber einige Übungen gingen ganz gut und bei den anderen hat mir unsere Trainerin eine Ausweichübung gegeben. Unser Kurs ging immer 1,5 Stunden und diese Zeit tat mir sehr gut. Die besondere und tiefe Atmung zu Beginn, die Mobilisation des Oberkörpers und die anschließende Entspannung waren sehr schön. Die linke Seite wollte zwar nicht so, wie ich wollte, aber das wird wohl nach und nach besser. Ich hoffe, dass ich schnell wieder ins Yoga reinfinde.

Morgen muss ich zur ersten richtigen Kontrolle bei meiner Frauenärztin. Dann bin ich drin in der Nachsorge-Maschinerie. Ich hoffe, ich muss nicht allzu lange warten. Manchmal sitzt man bei der Frauenärztin trotz eines Termins bis zu zwei Stunden im Wartezimmer.

06.02.2019

Der erste offizielle Nachsorgetermin fing gleich mit längerer Wartezeit an. Insgesamt war ich, wie schon befürchtet, fast zwei Stunden in der Praxis. Zudem war ein junges Mädel im Wartezimmer, das leider sehr extrem nach Schweiß roch. Zum Glück war das Fenster offen, sonst wäre mir noch schlecht geworden. Im Vorgespräch erzählte ich meiner Gynäkologin, dass ich immer noch starke Konzentrationsstörungen hatte und mir vieles nicht merken konnte. Ich wusste manchmal kaum noch, wer mir dies oder das am Tag davor erzählt hatte, oder es stand jemand vor mir und mir fiel der Name nicht ein. Zuerst meinte sie, es läge an der Stresssituation, war sich aber nicht wirklich sicher. Sie meinte, ich solle das sicherheitshalber beim Neurologen abklären lassen. Dann hat sie Ultraschall gemacht. Da bei der Einnahme von Tamoxifen eine Veränderung der Gebärmutterschleimhaut auftreten kann, sollte das regelmäßig kontrolliert werden. Bei mir war zum Glück alles in Ordnung. Beim Abtasten der Brust war sie aber nicht so zufrieden. An der Stelle, wo der Tumor gesessen hatte, war eine Verhärtung, die ihr nicht gefiel. Auch im Ultraschall konnte sie nicht wirklich ausschließen, dass hier nix war, was da nicht hingehörte. Sie hat mir eine Überweisung zur Mammografie ausgestellt, um ein Rezidiv (Wiederauftreten einer Krankheit) auszuschließen. Montag muss ich zum Antikörper in die Chemo-Ambulanz. Dann werde ich direkt in die Mammografie-Abteilung gehen und um einen schnellen Termin bitten. Der nächste Kontrolltermin war erst Mitte April – solange will ich aber natürlich nicht warten. Es war so ja schon eine unangenehme Wartezeit. Ich mochte gar nicht darüber nachdenken. Was ist, wenn? Ich möchte nicht noch einmal alles durchmachen. Ich möchte auch nicht, dass meine Kinder das Ganze noch einmal durchmachen müssen.

Ich könnte im Stehen einschlafen. Aber wenn ich im Bett lag, kam ich nicht zur Ruhe. Meist schlief ich irgendwann ein und wachte nach wenigen Minuten mit Herzrasen auf. Zurzeit lag ich meistens bis ein oder zwei Uhr wach. Und wenn ich mal schlief, dann schliefen mir auch gleich noch die Arme und Hände ein. Das werde ich beim Neurologen auch nochmal ansprechen.

10.02.2019

In den letzten Tagen habe ich versucht, mich besonders viel zu beschäftigen. Heute hatten wir ganz lieben Besuch von Freunden, so dass der Nachmittag schnell vergangen war. Trotzdem ging mir langsam der »Popo auf Grundeis«. Morgen früh werde ich in der Mammografie-Abteilung vorsprechen und hoffe, dass ich zeitnah einen Kontrolltermin bekomme. Ich habe echt Schiss. Vor allem, weil meine linke Brust sowieso die ganze Zeit weh tat, schmerzempfindlich war und ich öfters so komische Stiche verspüre. Ich hoffe, dass das eine Begleiterscheinung der OP ist.

Im Moment war ich wieder total groggy, vielleicht durch die Anspannung und Nervosität. Es war noch nicht mal 20 Uhr und ich könnte eigentlich schon ins Bett gehen. Aber wenn ich im Bett war, konnte ich nicht schlafen und zudem schmerzten mir die Beine und Arme, wenn ich darauf lag. Meine Fibromyalgie brach wieder voll durch, und mich jeden Tag aufzuraffen, um mit Übungen dagegen zu kämpfen, fiel mir immer schwerer. Bis jetzt hatte ich es eigentlich jeden Tag geschafft, aber es wurde immer schwieriger. Die Kraft war nicht da und die Müdigkeit zog einen auch immer weiter runter.

11.02.2019

Heute hatte ich wieder Antikörper. Ich war rechtzeitig in Stade, um persönlich in der Mammografie-Abteilung zu fragen, ob man mich eventuell am gleichen Tag noch dazwischenschieben könnte. Leider war dies nicht möglich, aber ich habe für den nächsten Tag um 17 Uhr noch einen Termin bekommen. Nun hieß es wieder, eine Nacht warten und bangen. Letzte Nacht hatte ich schon von zwei bis fünf wach gelegen und gelesen. Mehrmals habe ich versucht zu schlafen, aber ich kam nicht zur Ruhe. Entsprechend kaputt war ich heute den ganzen Tag über.

Als ich in der Chemo-Ambulanz ankam, hatte mir die nette Dame am Empfang mein Rezept für die Krankengymnastik vorbereitet und ich durfte nach der

Blutabnahme noch zu meiner Onkologin. Sie war so freundlich, mein Tagebuch zu lesen und zu prüfen, ob ich medizinischen Quatsch geschrieben habe. Zum Glück habe ich das wohl nicht, denn sie hatte kaum Korrekturen. Anschließend habe ich im Café auf meine Leidensgenossin aus Stade gewartet. Zusammen haben wir im vergangenen Jahr so manchen Montag im »blauen Salon« gesessen und unsere Antikörper-Therapie bekommen. Nun hatte sie einen anderen Therapie-Tag und wir sahen uns nicht mehr in der Chemo-Ambulanz. Wir trafen uns hin und wieder mal auf einen Kaffee und klönten so nett, wie sonst auch bei der Therapie. Es war einfacher mit jemanden zu sprechen, der das gleiche durchgemacht hat wie man selbst, als mit jemanden zu sprechen, der keine Berührung mit dem Thema Krebs hatte. Leider hatten wir heute nicht ganz so viel Zeit, sie musste ihren Schwiegervater aus dem Krankenhaus abholen und ich wieder rauf in die Ambulanz zu meiner Antikörper-Therapie. Dort hingen meine Infusionsbeutel und warteten auf mich. Der Rest ging relativ fix. Nach einer Stunde war ich schon wieder raus. Nachmittags habe ich noch, wie jeden Tag, meine Übungen gemacht. Heute fiel es mir besonders schwer. Meine Beine waren schwer und ich könnte im Stehen auf meiner Zappelmaschine einschlafen. Ich hatte echt Angst vor morgen. Ich war jetzt ja noch nicht mal fit, wie sollte ich das Ganze nochmal von vorne durchmachen?

12.02.2019

Um 17 Uhr hatte ich meinen Termin zur Kontrolle und der Tag zog sich wie ein Kaugummi. Ich habe zwar versucht mich abzulenken, aber das Kopfkino lief auf Hochtouren. Musste ich nochmal die ganze Chemo mit all ihren Nebenwirkungen durchmachen, nochmal die anstrengenden Fahrten und Sitzungen in der Chemo-Ambulanz? Wieder das Gefühl der Ohnmacht aushalten und ausgeliefert sein? Ich hatte echt Schiss. Als ich bei der Mammografie-Abteilung ankam, musste ich etwa eine halbe Stunde warten. Eine halbe Stunde war ja eigentlich nix, aber wenn man Angst hat, ist eine halbe Stunde lang. Endlich wurde ich aufgerufen und eine Ärztin, die ich noch nicht kannte, machte den Ultraschall bei mir. Sie nahm die Bedenken meiner Frauenärztin auch sehr ernst und kontrollierte meine linke Brust genau. Sie fand die besagte Stelle und konnte mich aber zum Glück schnell beruhigen. Die Veränderungen sind noch nicht verheiltes Narbengewebe und noch vorhandene Wundflüssigkeit. Daher kommen die Schmerzen und das Spannungsgefühl. Die Ärztin empfahl mir Lymphdrainage. Ich hätte sie abknutschen können, so erleichtert war ich, als ich das Ergebnis bekam, und konnte endlich tief durchatmen.

13.02.2019

Kopfschmerzen kannte ich ja nun wirklich. Heute aber war ich mit Kopfschmerzen aufgestanden und war sie den ganzen Tag nicht wieder losgeworden. Und dass, obwohl ich zwischendurch zweimal eine Migränetablette genommen hatte. Ich hatte so einen komischen Druck im Kopf. Ich war froh, dass ich nächste Woche den Termin beim Neurologen habe. Vielleicht hatte er ja eine Idee, warum ich immer Kopfschmerzen hatte und warum mir immer in der Nacht die Arme einschliefen.

Beim Aerobic musste ich mich heute echt zwingen, bis zum Ende mitzumachen. Ich war so groggy und hätte mal wieder im Stehen einschlafen können. Das Tanzen brachte mir ja eigentlich Spaß, auch wenn ich nach wie vor nicht alles so mitmachen konnte, wie ich es gerne wollte. Die Stunde war eine Herausforderung für Körper und Geist. Unsere Trainerin hatte wieder eine total schöne Choreografie im Gepäck mit schöner Musik, aber ich musste mich total konzentrieren und zusammenreißen, um nicht vorher abzubrechen. Für mich ist diese Stunde sonst immer das Highlight der Woche. Meine »Sport-Mädels« haben mich ja das ganze Jahr – mit einigen Wochen Unterbrechung – gesehen und mit mir mitgelitten, mich ohne Perücke und ohne Tuch erlebt und meinen narbengeprägten Körper unter der Dusche gesehen.

Anschließend musste ich mit meiner kleinen Tochter zum Kieferorthopäden. Leider mussten wir trotz des Fixtermins noch eine halbe Stunde warten und ich hätte da auf dem Stuhl im Wartezimmer einschlafen können. Ich war froh, als wir endlich Zuhause waren. Ich habe nur noch eine Kleinigkeit zu essen für uns gemacht und mich hingelegt. Ich glaube, ich habe eine Stunde tief und fest geschlafen. Als ich wieder wach wurde, brauchte ich lange, um wieder ganz bei mir zu sein. Das gefiel mir alles gar nicht.

16.02.2019

Gestern habe ich die Zusage vom Verlag bekommen. Man möchte mein Buch rausbringen. Darüber habe ich mich sehr gefreut. Endlich mal ein Lichtblick in dieser eintönigen und teilweise deprimierenden Zeit.

Ansonsten war ich im Moment immer noch total kaputt. Ich könnte im Stehen einschlafen. Gestern mussten wir zu einer Beerdigung. Der Opa von sehr guten Freunden von uns war eingeschlafen. Da wir immer zusammen feiern war ich der Meinung, wir müssten auch zusammen trauern. Das war meine Einstellung zum Thema Beerdigungen. Ich habe mich vormittags noch kurz hingelegt, da ich sonst den Tag nicht überstanden hätte.

Heute habe ich meinen Erste Hilfe-Schein aufgefrischt. War ein langer Tag, aber zum Glück war der Kurs einigermaßen locker. Trotzdem war es anstrengend und ich habe mich, nachdem ich meine Übungen im Kurzprogramm gemacht habe, eine halbe Stunde hingelegt.

18.02.2019

Am Samstagabend hatte meine kleine Tochter einen Tanzauftritt beim örtlichen Karneval. In den letzten Jahren war ich als Vertreter der Presse vor Ort und habe darüber berichtet. Da ich aber im Moment so gut wie gar keine Pressearbeit machte, war ich nur zum Auftritt da und habe für den Vorbericht im nächsten Jahr ein paar Bilder von den Kostümierten und den tollen Gruppen gemacht. Meine »Freunde« haben mich so gut wie gar nicht beachtet. Es schien immer noch so, als sei ich ein Jahr nach der Brustkrebsdiagnose ein ansteckendes Individuum. Das tat wahnsinnig weh. Aber noch mehr schmerzte mich die Anfrage eines der Mädels heute Nachmittag, ob ich denn Bilder von ihnen als Gruppe gemacht hätte. Während der Veranstaltung wurde ich mit Nichtachtung bestraft, aber zwei Tage später fragte man nach Fotos. Fand ich extrem traurig.

Morgen früh habe ich den Termin beim Neurologen. Ich habe immer noch Konzentrationsprobleme, Gedächtnislücken, Kopfschmerzen und Stiche im Kopf. Keine Ahnung was das war. Ich hoffe, der Neurologe kann mir kurzfristig weiterhelfen, denn das macht mich kirre. Ich habe fast mehr Angst als damals bei der Krebsdiagnose. Da wusste ich so ungefähr, was auf mich zukommt und was passieren könnte, aber wenn da tatsächlich was im Kopf war, was da nicht hingehörte, was dann? Ich habe Angst.

Bei herrlichstem Sonnenschein war ich heute Morgen das erste Mal seit über einem Jahr wieder Walken. Zusammen mit einer meiner Freundinnen, die das Jahr zu mir gestanden hat, sind wir eine Dreiviertelstunde gewalkt. Das hatte mir sehr gutgetan und der Tag lief etwas flüssiger von der Hand.

19.02.19

Der Neurologe konnte sich im Moment meine Probleme nicht erklären. Wortfindungsstörungen, Konzentrationsschwäche, Gedächtnisverlust und Kopfschmerzen sollten eigentlich keine Nachwirkung der Chemo sein. Er hat mich untersucht und mir eine Überweisung zum MRT aufgeschrieben. Der Neurologe vermutete, dass es noch Nachwirkungen vom letzten Jahr waren und empfahl mir Ruhe. Ruhe - bei mir? Nein, das ging nicht. Ich bin ein »Wipsteert« und muss immer in Bewegung sein.

Hinterher war ich noch bei der Krankenkasse und habe meine Belege für das letzte Jahr abgegeben. Ich hoffte, dass ich noch etwas Geld zurückbekomme. Durch die ganzen Zuzahlungen im letzten Jahr hatte ich enorme Kosten. Für jede Chemo waren mindestens zehn Euro Zuzahlung zu zahlen, bei Fahrtkosten, Krankengymnastik, Einlagen, Sport-BH, Medikamenten, Krankenhausaufenthalten und so musste man einen Eigenanteil zahlen. Die Krankenkasse übernahm auch nur bestimmte Fahrten, die einen medizinischen Hintergrund haben, die meisten Fahrten musste ich selbst bezahlen. Wie viele Krankheiten war auch meine Krebserkrankung sehr kostspielig. Zum Glück hatte ich in jungen Jahren eine private Berufsunfähigkeitsversicherung abgeschlossen, die in meinem Fall zahlte. Das nahm mir wenigstens den finanziellen Druck im letzten Jahr, denn sonst hätten wir auf vieles verzichten müssen.

Durch meine Fibromyalgie wurde ich als chronisch krank eingestuft. Dadurch war meine Eigenbeteiligung auf 1 % des Bruttoeinkommens festgelegt. Nun wollte die Krankenkasse meine ganzen Belege prüfen und mir hoffentlich etwas Geld überweisen.

Anschließend habe ich einen Kurzurlaub für uns gebucht. Im Mai haben die Kinder wegen mündlichen Abiturs drei Tage schulfrei. Dies wollen wir mit einer Kurzkreuzfahrt Kiel-Oslo genießen. Als ich im Reisebüro beim Buchen war, fiel mir mein Schwerbehindertenausweis ein und ich fragte, ob es darauf Ermäßigungen geben würde. Die Reiseverkehrskauffrau hatte dies bei der Colorline angefragt und es gab zwar keine finanzielle Ermäßigung, aber ein Upgrade für die Kabine an Bord. Das hörte sich richtig gut an. Nun war ich gespannt, was uns erwartet. Ich freue mich auf jeden Fall auf eine kurze Auszeit mit den Kindern. Sie mussten im vergangenen Jahr auf vieles verzichten und vieles aushalten, da haben wir uns eine Belohnung verdient.

21.2.2019

Die letzte Nacht war mal wieder die Hölle. Erst war ich müde und bin eingeschlafen, war aber nach einer halben Stunde wieder hellwach. Ich konnte nicht wieder einschlafen, habe versucht zu lesen, damit ich müde werde, aber keine Chance. Immer wenn ich das Licht ausgemacht habe und versuchte, einzuschlafen, hatte ich das Gefühl, als müsste ich einfach so losheulen. Aber warum? Von kurz nach zwölf bis morgens um Viertel nach vier oder halb fünf habe ich gelesen und immer wieder versucht, einzuschlafen. Nun war ich total platt und müde, aber ich konnte noch nicht zur Ruhe kommen. Mittags habe ich versucht, mich kurz hinzulegen und etwas zu schlafen. Keine Chance!

23.02.2019

Schlafentzug war schon früher eine der härtesten Foltermethoden und wurde schon seit Menschengedenken angewendet. Ich fühlte mich so, als ob mich jemand seit Tagen durch den Fleischwolf gedreht hat. So langsam ging es immer weiter an die Substanz und ich merkte, dass ich mega gereizt war und schnell meine nervliche Belastungsgrenze erreichte. Heute Abend habe ich leider meine kleine Tochter angemotzt. Eigentlich ohne Grund – nur weil ich so müde und kaputt war und sie mich im falschen Moment angesprochen hat. Ich habe mich sofort entschuldigt und wir haben zusammen gekuschelt und zusammen geweint.

Ich verstand nicht, warum ich immer noch so kaputt war. Ich versuchte mich jeden Tag ausreichend zu bewegen, schaffte fast immer meine 10.000 bis 15.000 Schritte am Tag, ernährte mich ziemlich gesund und versuchte mich auch auszuruhen. Aber trotzdem hing ich so extrem durch.

25.02.2019

Freitag hatte ich endlich meinen Termin beim HNO Arzt wegen der kaputten Schleimhäute. Meine Nase war immer noch kaputt, borkig und krustig. Sehr unangenehm und schmerzhaft.

Meine operierte Brust war auch noch schmerzhaft. Besonders bei sportlicher Belastung und wenn ich dagegen kam. Auch wenn die Akut-Therapie eigentlich vorbei war, so war längst noch nicht alles wieder so, wie es sein sollte. Ich war erschöpft und kraftlos, müde und hing viel durch. Nachts lag ich wach im Bett und kämpfte mit meinen eingeschlafenen Händen. Egal auf welcher Seite ich lag, sobald ich meine Arme anwinkelte, schliefen sie sofort ein. Ein ekelhaftes Gefühl.

01.03.2019

In den letzten Tagen habe ich versucht, mich mit viel Sport und Bewegung wacher zu machen – aber leider erfolglos. Auch wenn ich morgens eine Runde Nordic Walken war, hing ich schon vor dem Mittagessen durch und musste mich hinlegen. Ich schlief zwar nur fünf bis zehn Minuten, aber ohne mein »powernapping« kam ich nicht über den Tag. Nachts lag ich stundenlang wach und kam nicht zur Ruhe. Ich konnte zwar nicht sagen, dass mich etwas beschäftigt und vom Schlaf abhielt, aber trotzdem habe ich momentan jede Nacht stundenlang gelesen. Ich sollte wirklich die Kosten für meine ganzen Bücher bei der Steuererklärung einreichen und als außergewöhnliche Belastung geltend machen. Aber ich glaube, damit käme ich wohl nicht durch – die Idee war aber gut.

Heute Morgen hatte ich den Termin bei dem HNO. Zum Glück musste ich nicht lange warten. Der Arzt war sehr nett und hatte eine beruhigende Ausstrahlung. Leider hatte sich meine Nasenschleimhaut total entzündet. Nun sollte ich morgens eine homöopathische Salbe schmieren, abends eine antibiotische Salbe und zwischendurch Nasenspülung machen. In vier bis sechs Wochen muss ich zur

Nachkontrolle. Ich hoffte aber, dass es nun wirklich besser wird, denn das Ganze war ziemlich schmerzhaft.

Die Nasendusche war ziemlich gewöhnungsbedürftig. Aber wenn es hilft, kleckert man auch mit dem Salzwasser rum.

04.03.19

Nun habe ich die Nasenmedikamente erst drei Tage, war aber sehr begeistert. Meine Nase war das erste Mal seit Monaten nicht verkrustet und tat nicht weh, wenn ich ausschnauben musste oder dagegen kam. Ich hoffe, dass es so bleibt.

Heute hatte ich meine elfte Antikörpertherapie. Laut aktuellem Plan sollte ich insgesamt 14 Mal die Antikörper bekommen, also hätte ich nur noch dreimal. Ein komisches Gefühl, denn über ein Jahr war ich regelmäßig in der Chemo-Ambulanz in Stade. Von Mitte Februar 2018 bis voraussichtlich Mai 2019 habe ich viele, sehr viele Stunden dort verbracht.

Heute war aber mein schnellster Termin während der ganzen Zeit. Ich war um 11:40 Uhr dort und mir wurde gleich Blut abgenommen. Bereits kurz nach 12 Uhr war mein Antikörper da und um 13 Uhr war ich schon wieder auf dem Parkplatz. Sehr ungewöhnlich. Meine Familie war auch ganz erstaunt, dass ich schon so früh Zuhause war.

Nachmittags habe ich versucht, meine übliche Sport- und Bewegungseinheit zu machen. Aber ich war nicht wirklich fit und habe nur 35 Minuten langsam auf meiner Zappelmaschine geschafft - zudem noch ein paar Dehnungsübungen. Ich hoffte, dass ich morgen wieder besser drauf war und länger meine Übungen machen konnte.

07.03.2019

Heute wurde bei uns im Sportverein eine doppelte Portion Yoga angeboten. Eine Einheit morgens und eine am Abend. Da war ich natürlich dabei und konnte auch fast alle Übungen mitmachen. Als wir gegen Ende der ersten Einheit auf dem Bauch liegen sollten, musste ich passen. Das war leider nicht möglich. Meine operierte Brust war immer noch absolut druckempfindlich und Berührungen waren unerträglich. Zum Glück wusste die Yogalehrerin Bescheid und konnte mir Plan B ansagen. In der Abend-Yogastunde haben wir Yin-Yoga gemacht, das ist Yoga mit viel Haltearbeit. War beides anstrengend, hat mir aber gutgetan.

Mittags hatte ich noch Krankengymnastik. Morgen dann das erste Mal Lymphdrainage. Bin mal gespannt, ob es hilft.

Leider hatte die Praxis meiner Gynäkologin das Rezept für meinen »Lymphentlastungs-BH« falsch ausgestellt und als Bandage deklariert. Nun musste ich da nochmal wieder hin und das klären. Waren jedes Mal 25 bis 30 km, und das momentan noch mit einer extra doofen Baustelle dabei. Als ob man nicht genug Ärger hatte - zudem waren das unnötige Fahrtkosten, die auch keiner übernehmen wird.

08.03.2019

Heute hatte ich das erste Mal Lymphdrainage. Mit sanften, kreisenden Bewegungen versuchte die Therapeutin die Wassereinlagerungen im linken Arm und der linken Brust auszustreichen. Ich hoffte, dass es nun langsam aufwärts geht. Irgendwie fühlte ich mich immer noch wie eine Großbaustelle. Ich war müde und schlapp, meine Gelenke taten mir besonders nachts sehr weh und wenn ich versuchte, etwas Schlaues zu schreiben, verzapfte ich nur Blödsinn. Zum Glück gab es ein Rechtschreibprogramm, sonst hätte ich mein Tagebuch niemandem zeigen können.

Ich war so müde und erschöpft, dass ich immer noch nicht ohne Pause durch den Tag kam. Wenn ich mittags nicht eine kleine Auszeit hatte, konnte ich nicht mehr klar denken. Da meine Lymphdrainage mittags war, habe ich mich heute schon am Vormittag kurz hingelegt. Auch wenn ich nur ein paar Minuten schlief oder ruhte, so half es mir. Wie sollte es nur werden, wenn ich irgendwann wieder anfangen würde zu arbeiten? Ich konnte doch nicht zu meiner Chefin sagen, dass ich ein gemütliches Schlafsofa brauche, auf dem ich zwischendurch ein Nickerchen mache.

11.03.2019

Am Wochenende hatten wir unser Kinderfasching vom Schützenverein und ich musste daran denken, dass ich im letzten Jahr am Tag nach dem Kinderfasching meine erste Chemo hatte. Nun hatte ich einen Therapie-Marathon hinter mir und noch so einiges vor mir. Ich war noch nicht zufrieden mit mir und meiner Kondition. Alleine beim Schreiben merke ich, dass ich Probleme habe, mich zu konzentrieren, mein Zehn-Finger-Schreiben war manchmal wirklich abenteuerlich, Buchstaben fehlten oder ich vertauschte einfach Wörter. Zum Glück gibt es im PC ein Rechtschreibprogramm - leider habe ich das nicht auf meinem Einkaufszettel. Der sieht meist extrem phantasievoll aus, ich bin immer ganz begeistert, wenn mein Mann erahnen kann, was ich meine und im Zweifelsfall annähernd das Richtige mitbringt.

Das Wochenende war ziemlich anstrengend. Auch wenn ich nicht wirklich viel gemacht habe, war ich am heutigen Montag ganz schön kaputt. Habe mich aber morgens trotzdem zum Sport gequält und meine Kraftübungen gemacht. Zuhause habe ich auch noch etwas auf der Zappelmaschine trainiert und versucht, meine Übungen zu machen. Abends habe ich noch Krankengymnastik und Lymphdrainage. Vor der Chemo hätte ich über so einen Tag nur geschmunzelt, den ein Tag ohne vier oder fünf Termine war für mich ein unausgefüllter Tag. Nun forderten mich die Arzt- und Krankengymnastik-Termine ganz schön und brachten mich manchmal an den Rand meiner Kraft.

12.03.2019

Heute habe ich eine Bekannte wiedergetroffen, die ich über ein halbes Jahr nicht gesehen habe. Wir haben uns sehr intensiv über meine Krankheit unterhalten. Wenn man mich wirklich interessiert befragte, gab ich auch gern ausführliche Antwort. Wir haben uns über den Tag der Diagnose, meine Gefühle dabei und den Werdegang meiner Therapie unterhalten. Sie arbeitet als Journalistin, aber ich merkte, dass diese Fragen nicht ihrem beruflichen Background geschuldet waren, sondern wahrem Interesse. Ich habe dabei bemerkt, dass ich eigentlich gut über meine Krankheit reden konnte, ohne auf die Mitleidsschiene zu driften. Vielleicht arbeite ich hierzu nochmal einen kleinen Vortrag aus. Sozusagen als Mut-mach-Vortrag.

13.03.2019

Eine sehr gute Bekannte von mir ist Apothekerin. Sie zeigte mir gestern einen aktuellen Artikel in der »Deutschen Apotheker Zeitung« vom 28.02.2019. In dem Artikel ging es um die Langzeit- und Spätfolgen nach einer Krebstherapie. Hier wurden einige Beeinträchtigungen aufgezählt, die noch Monate oder Jahre nach dem Therapieende auftreten können. Zu den Langzeitfolgen zählten laut Artikel als erstes das Symptom Fatigue (Müdigkeitssyndrom), Schmerz, Neuropathie, Depression, verminderte Kognition (Denk- und Wahrnehmungsvorgänge), Immunschwäche und Schlafstörungen. Na prima, da war ich ja schon mal mit jedem Punkt dabei. Zu weiteren Spätfolgen zählten Herz-Kreislauf-Erkrankungen, Osteoporose, Menopause, Sekundärmalignome, Nierenschädigung, endokrine Dysfunktion der Schilddrüse, des Pankreas und der Nebennierenrinde sowie Lymphödeme. Es war schon erschreckend, was man dem Körper mit der Krebstherapie zumutet. Während der Chemo wurden alle Zellen im Körper getötet und auf null gefahren - auch die gesunden Zellen, durch die Operationen und der damit verbundenen Narkose bekam der Kopf mindestens zweimal einen drauf, von dem Risiko an multiresistenten Keimen zu erkranken gar nicht zu reden. Und bei der Bestrahlung erlitt die Haut nochmal extreme Verbrennungen, die Gefahr einer Schädigung des Herzens bestand und auch das Risiko einer Lungenentzündung war nicht von der Hand zu weisen.

Wenn man alles überstanden, bzw. die Therapien »abgearbeitet« hat, denken die Leute, nun ist alles wieder gut und der Patient ist gesund.

Nein, das stimmt so nicht.

Wenn ich jetzt gefragt werde, wie es mir geht, kann ich die Frage nicht mit einem GUT oder SCHLECHT beantworten. Mir geht es weder so noch so. Einerseits kann ich mich nicht beschweren, denn ich habe (hoffentlich) den Krebs besiegt, andererseits bin ich sowas von schlapp und kaputt, kraftlos und vom Kopf her nicht in der Lage, Vernünftiges von mir zu geben. Meine Schwiegermutter wundert sich nur, warum ich in der Lage bin, dieses Buch zu schreiben. Es sieht ja keiner, wie ich schreibe. Ich schaffe immer nur kurze Passagen, muss es immer wieder gegenlesen, um den »Müll« auszumerzen, und dank meines Rechtschreibprogramms war es einigermaßen vorzeigbar. Aber zufrieden war ich mit mir und meiner momentanen Situation nicht. Psychologen sprechen immer von »Geduld« – ja, die habe ich eigentlich, aber wenn das Umfeld immer wieder kleine Stiche anbringt, warum ich noch nicht wieder arbeite, dann überlege ich schon, ob ich mir das alles einbilde. Beruhigend ist aber für mich, dass die Menschen, die »vom Fach« sind, mich verstehen und meine Begleiterkrankung, die Fibromyalgie, als großes Hindernis in der Genesungsphase ansehen.

15.03.2019

Gestern hatte ich wieder Krankengymnastik und meine Therapeutin hatte ein paar nette Griffe parat. Sie war gerade am Tag zuvor bei einer Spezialistin für Brustkrebs in Hamburg gewesen und hat dort ein paar neue Anwendungsmethoden für fasziale Verklebungen (Faszien = dünne, sehnenartige Muskelhaut) und Lymphdrainage gelernt. Schmerzhaft. Besonders, wenn unter der Achsel in das betroffene Gewebe gearbeitet wird. Ich vertraute meiner Therapeutin aber und war mir sicher, dass sie mir helfen kann. Heute war wieder Lymphdrainage angesagt. Schön wäre es, wenn beides zusammengelegt werden könnte, dann müsste ich nicht so viel hin- und herfahren.

Mittwoch habe ich meinen »Lymphentlastungs-BH« beantragt. Ich hoffe, die Krankenkasse genehmigt den schnell und ich kann weiter aktiv gegen die Wassereinlagerung in meiner linken Brust und linkem Arm arbeiten.

16.03.2019

Zum Glück habe ich dieses Wochenende nicht viel auf dem Plan. Wenn ich bedenke, dass ich vor meiner Diagnose neben meinem Job, Familie und Ehrenämtern noch diverse Termine für die Zeitung absolviert habe, bin ich nun schon überfordert, wenn ich an einem Tag zwei Dinge auf meinem Kalender stehen habe und meine Auszeit zwischendurch nicht nehmen kann.

Wann kommt meine Kondition endlich wieder zurück?

Ich versuche alles Mögliche - ich mache Sport, ich versuche einen geregelten Tagesablauf einzuhalten, meine Auszeiten zu nehmen, gehe zum Yoga, zur Krankengymnastik und Lymphdrainage, aber trotzdem hänge ich immer noch durch.

Nächste Woche habe ich einen Termin beim Rheumatologen. Meine Gelenke sind geschwollen und schmerzhaft und wenn ich nach längerer Ruhepause versuche aufzustehen, dann könnte mir meine eigene Großmutter Konkurrenz machen. Ich hoffe nicht, dass zu meiner Fibromyalgie noch eine weitere rheumatische Erkrankung gekommen ist.

17.03.2019

Meine Nase schien sich wieder normalisiert zu haben. Das Antibiotikum und die Salbe haben die Schmerzen auf null gefahren und die unangenehmen Verkrustungen waren weg. Endlich mal wieder frei durchatmen, das tat gut.

Was aber immer noch nicht so gut war, war mein Kopf. Meine Konzentration ist immer noch nicht wieder so, wie ich es gerne möchte. Zudem habe ich immer so komische Stiche im Hinterkopf, die mir Sorgen bereiten. Leider muss ich noch zwei Wochen warten, bis ich mein MRT habe. Es ist schon doof, da ich mir irgendwie einen Kopf mache und überlege, was da in meinem Kopf sein könnte (was für ein Wortspiel).

Meine Frisur war im Moment ein »geordnetes Chaos« - nichts Halbes und nichts Ganzes. So langsam wuchsen die Haare zwar wieder, aber eine Frisur kann man damit noch nicht herstellen. Was ich immer ziemlich übergriffig fand, sind die unangekündigten Streicheleinheiten über meinen Kopf, mit denen andere meine Haare »bewunderten«. So nach dem Motto: »Hey, da wachsen die Haare ja wieder« - und schon streichelt eine fremde Hand über meinen Kopf. Warum machen die Leute das? Ich streichele den Leuten doch auch nicht über den Kopf und sage: »Hey, nette Frisur«. Das ist genau so ein Eingriff in die Intimsphäre wie bei Schwangeren, deren Bauch von anderen gestreichelt wird. Das möchte keine Schwangere. Wenn mich jemand fragt, ob er oder sie meine Haare mal anfassen darf, ist das in Ordnung und ich habe nichts dagegen, aber immer diese ungefragten Berührungen!

20.03.2019

Gestern hatte ich endlich nach langer Wartezeit meinen Termin beim Rheumatologen. Das MVZ war ca. eine Stunde Fahrtzeit weg und ich musste um 9 Uhr dort sein. Da ich den Berufsverkehr nicht so ganz einschätzen konnte, war ich rechtzeitig losgefahren und zwanzig vor 9 in der Praxis. Dort guckte man mich mit großen Augen an und als ich sagte, ich hätte einen Termin bei der

Rheumatologin, kam zurück: »Die ist heute doch krank.« Ja, woher sollte ich das wissen? Leider hatte mich keiner angerufen. Als ich meinte, ich fahre fast eine Stunde bis nach Zeven, da kam nur ein leichtes Schulterzucken. Mir schossen die Tränen in die Augen vor so viel Ignoranz und Kaltschnäuzigkeit. Und ich war mega enttäuscht. Ich hatte doch gehofft, dass mir endlich mal jemand hilft. Ich habe bei der Anmeldung gefragt, ob mir ein Kollege weiterhelfen könnte, der war Orthopäde und Rheumatologe. Die eine Arzthelferin wollte mich mit einem neuen Termin in einigen Wochen abspeisen. Auf meine Bitte hin hat sie bei den Arzthelferinnen des Orthopäden nachgefragt, ob man mich dazwischenschieben könne. Nach kurzer Wartezeit holte mich die Arzthelferin des Orthopäden, um zu klären, ob man mir dort weiterhelfen konnte. Ich durfte im Wartezimmer des Orthopäden Platz nehmen und wurde tatsächlich nach kurzer Zeit aufgerufen. Der Orthopäde hat sich meine Beschwerden angehört und mich zum Röntgen der Hände geschickt. So wollte er klären, ob sich eine rheumatische Erkrankung gebildet hatte. Also bin ich durch das MVZ gegeistert und habe die Röntgenabteilung gesucht. Wider Erwarten ging es mit dem Röntgen einigermaßen schnell. Der Arzt hat sich meine Hände angeschaut und außer einer kleinen Kalkkapsel am Zeigefinger war nichts zu sehen. Das war schonmal ganz gut, aber half mir auch nicht weiter. Warum waren meine Gelenke immer so geschwollen und warum war ich morgens so steif und jede Bewegung tat weh? Der Orthopäde hat eine Liste zu meinem Hausarzt gefaxt, in der er genau aufgelistet hatte, welche Blutwerte überprüft werden sollten. Nun habe ich am kommenden Montag die nächste Antikörper Infusion und ich hoffte, dass die dort in der Chemo-Ambulanz diese ganze Latte abarbeiten konnten. Sonst müsste ich nochmal extra beim Hausarzt angestochen werden. Und das bei meinen doofen Venen.

Ich habe dann im MVZ noch die Sekretärin des angrenzenden Krankenhauses besucht. Dort hatte ich vor zwei Jahren eine Schmerztherapie wegen meiner Fibromyalgie gemacht und ich mich dort sehr gut aufgehoben gefühlt. Wir haben eine Weile geklönt, denn die Schmerztherapie hatte sich dort wohl noch weiter verbessert. Eigentlich wollte ich im letzten Jahr wieder hin und eine Wiederholung machen, aber da kam ja das Leben bzw. der Krebs dazwischen.

Heute Morgen hatte ich meine nächste Herz-Untersuchung. Diesmal wieder mit Belastungs-EKG. Dort war wohl soweit alles ok, auch im anschließenden Ultraschall. Das war schon ziemlich beruhigend. Beim Arzt war es sehr voll und ich hatte mich schon auf eine sehr lange Wartezeit eingerichtet und mein Buch dabei. Zum Glück musste ich nur knapp eine halbe Stunde warten. Was aber sehr unangenehm war, war die Wartezeit im Untersuchungszimmer. Dort hat mich die Arzthelferin gebeten, den Oberkörper freizumachen, und schon mal verkabelt. Sie meinte, der Arzt käme gleich. Es dauerte tatsächlich über zehn Minuten, bis er kam. Die Wartezeit war ja nicht das Problem, aber wenn man dort mit freiem Oberkörper auf der Trage lag, war es schon sehr unangenehm. Gerade nach einer überstandenen Brustkrebstherapie und einer Operation fühlt Frau sich nicht mehr wohl im eigenen Körper. Hier hätte ich mich über mehr Feingefühl der Arzthelferinnen sehr gefreut. Man hätte mir mein Oberteil reichen können, damit ich mich ein wenig schützen konnte.

21.03.2019

Die schlaflosen Nächte machen mich noch ganz kirre. Letzte Nacht war wieder eine Nacht zum Abgewöhnen. Erst war ich so müde, dass ich schnell einschlief - aber nach wenigen Minuten wieder hochschreckte und mit Herzrasen wach lag. In der letzten Nacht habe ich mal wieder stundenlang gelesen. Licht an - lesen - Licht aus - versuchen zu schlafen - ging nicht - Licht an - lesen - Licht aus - versuchen zu schlafen ... Das Spielchen ging bis morgens um 4 Uhr, dann musste mein Mann aufstehen, da er Frühschicht hatte. Zum Glück konnte er trotz meiner Lightshow schlafen.

Aber der Tag danach war immer eine Qual. Heute habe ich mal wieder versucht, mich mittags kurz hinzulegen. Aber das hat auch nichts gebracht. Ich war zwar müde, aber kam nicht zur Ruhe. Wenn ich in der nächsten Nacht wieder so schlecht schlafe, nehme ich morgen Abend eine Schlaftablette. Ich wollte das eigentlich nicht, aber rumlaufen wie ein Zombie war auch kein Geschenk.

Nachmittags war ich noch kurz beim Sport, während meine Tochter beim Reiten war. Ich habe zwar nur meine kleine Geräterunde geschafft, aber immerhin besser als gar nichts. Anschließend habe ich noch schnell beim Discounter ein paar Sachen eingekauft und eine Bekannte getroffen, deren Sohn jahrelang bei meiner Tochter in der Klasse war. Die Dame hat mich ignoriert und ganz konzentriert immer an mir vorbeiguckt. Immer noch wissen die Leute nicht, wie man mit jemanden umgehen soll, der ein hartes Jahr hinter sich gebracht hat. Dabei war gerade diese Ignoranz schmerzhaft und man fühlt sich so wertlos, so ungewollt und so überflüssig.

Viele meiner sogenannten Freunde schaffen es immer noch nicht, Kontakt mit mir aufzunehmen. Gerade im Zeitalter von E-Mail und WhatsApp war dies wirklich traurig und enttäuschend.

22.03.19

Heute kam die Absage von der Krankenkasse. Sie will die Kosten für den Lymph-entlastungs-BH nicht übernehmen, da ich bis dato noch keine Lymphdrainage hatte. Aber das stimmte ja nicht ganz. Ich hatte ja inzwischen schon einige Male Lymphdrainage gehabt und der Entlastungs-BH sollte unterstützend sein und die Ergebnisse der Drainage fortsetzen. Ich habe dann erstmal wieder eine E-Mail an die Krankenkasse geschrieben und eine erneute Prüfung beantragt. Der Schreib-kram war bei der Erkrankung nie zu Ende und es wurden einem immer wieder Steine in den Weg gelegt. Warum rief keiner von der Krankenkasse an und fragte nochmal nach? Sonst riefen die auch andauernd an und fragten, wie es mir geht. Naja, nun mal abwarten, was passiert.

Vor ein paar Tagen hatte meine kleine Tochter eine Art Umfrage in ihrer Klasse gemacht zum Thema »was denkt ihr bei dem Wort Krebs?« Die Antworten der Zehn- bis Elfjährigen waren schon sehr interessant. Es kamen Rückmeldungen wie »Sorgen vor dem Tod«, »traurig«, »Krankenhaus«, »Angst vor dem Auslachen« und »das Leben geht weiter«. Die Kinder wussten zwar etwas, aber zum Glück nicht so viel zu dem Thema. Meine Kleine möchte wohl noch ein Referat zum Thema »Brustkrebs« halten. Aber irgendwie schob sie es auch immer wieder auf, als ob sie doch Angst hatte, sich vor der Klasse zu öffnen. Die Entscheidung lag aber ganz allein bei ihr, da wollte ich ihr wirklich nicht reinreden. Da sie dies schon einmal Ende der 4. Klasse gemacht hatte, weiß ich, wie emotional das für sie war.

24.03.2019

Vor genau einem Jahr war mein Vater gestorben. Ich hatte den Tag noch genau präsent. Jeder Moment war eingebrannt, jede Einzelheit, jede Träne, jeder Gedanke. Als ob es gestern gewesen war. Es war nun ein Jahr her und die Trauer war immer noch genauso intensiv, wie vor einem Jahr. An manchen Tagen ging es besser, an anderen Tagen haute sie mich noch mit voller Wucht um, und alleine der Gedanke an meinen Vater oder an die Lieder, die wir bei der Beerdigung gespielt hatten, brachte mich zum Weinen.

Damit meine Mutter diesen Tag nicht allein verbringen musste und auch ich auf andere Gedanken kam, hatte ich einen kleinen Ausflug geplant, zu dem wir auch meine Schwiegermutter eingeladen hatten. Erst kam meine Mutter mit frischen Brötchen zu uns und wir haben gemeinsam in aller Ruhe den Tag begonnen. Dann musste mein Mann zu einer Versammlung von der DLRG und wir - meine Mutter, Schwiegermutter, meine beiden Mädels und ich - sind nach Bremerhaven gefahren. Von uns etwa eine Dreiviertelstunde Fahrzeit. Ziel war das Auswandererhaus. Meine Mutter war noch nie dort, meine kleine Tochter auch nicht. Es war ein sehr interessanter Ausflug. Wir haben über drei Stunden in der Ausstellung verbracht. Erst erfuhr man einiges über die Situation der Auswanderer im letzten Jahrhundert, später gab es eine Möglichkeit, die Seite der Einwanderer kennenzulernen. Ich war aber nach den 3,5 Stunden ganz schön groggy. Die ganzen Eindrücke und Informationen haben mich ganz geschafft und ich hatte das Gefühl, als ob mein Kopf gleich platzt. Ich war froh, dass auch die anderen langsam genug hatten und wir beschlossen, rauszugehen.

Anschließend haben wir ein leckeres Eis gegessen und uns noch den frischen Nordseewind um die Ohren wehen lassen. Mit einem kleinen Baguette haben wir den Tag ausklingen lassen.

Als ich gegen 20 Uhr auf meinem Sofa lag, war ich völlig geschafft. Auch wenn ich nicht so viele Schritte auf der Uhr hatte, so war ich doch echt platt.

Vielleicht konnte ich heute Nacht einigermaßen gut schlafen. Gestern Abend habe ich eine Schlaftablette genommen, daher konnte ich letzte Nacht endlich mal ein paar Stunden schlafen.

Morgen wird wieder ein anstrengender Tag. Mittags habe ich Antikörper und anschließend noch einen Termin bei der Krebsberatung. Dort wollen wir meinen Reha-Antrag für den Herbst stellen. Ich würde gerne nach St. Peter Ording. Dort soll das Sportprogramm sehr gut sein und auch das Ambiente. Ich möchte gern wieder ans Wasser. Das beruhigt mich immer ungemein.

25.03.2019

Ein weiterer Abschnitt meiner Brustkrebserkrankung näherte sich dem Ende entgegen. Ich hatte heute die zwölfte von 14 Antikörpertherapien und wenn alles nach Plan lief, bin ich Mitte Mai fertig. Meinen heutigen Termin wollte ich eigentlich mit dem Besuch bei der Krebsberatung verbinden. Als ich bei der Chemo-Ambulanz gerade eingeparkt hatte, klingelte mein Handy und der Termin wurde abgesagt. Die Mitarbeiterin der Sozialberatung war leider erkrankt, also mussten wir einen neuen Termin suchen. Nun musste ich wieder vier Wochen warten, bevor ich den Reha-Antrag stellen konnte.

Bei der Chemo-Ambulanz hatte ich gefragt, ob man die vom Rheumatologen geforderten Blutwerte mit kontrollieren lassen könnte, damit ich nicht nochmal zur Ader gelassen werden musste. Leider hatte ich keinen Erfolg mit meiner Bitte. Trotz Nachfrage beim Arzt hieß es, dies dürften nur Hausärzte in Auftrag geben. Na gut, also morgen früh nochmal zum Hausarzt, und so wie ich meine Adern kannte, wird das wieder ein Krampf werden und der Doc wird an der Innenseite vom Handgelenk zustechen müssen.

Während mein Antikörper angemixt wurde, habe ich mich mit meiner Bekannten auf einen Kaffee getroffen. Sie hatte sonst immer mit mir zusammen die Antikörpertermine, war aber sein einigen Wochen auf einem anderen Montag verlegt worden. Also trafen wir uns zwischendurch immer mal wieder und klönten eine Runde. Es war immer schön, mit ihr zu reden. Die Basis stimmte und wir hatten viele Themen, über die wir sprechen konnten.

Auch bei der Infusion haben wir heute viel gelacht. Die Geräte haben heute ziemlich verrückt gespielt und immer wieder gepiept. Wir, bzw. die Messgeräte, haben die Krankenschwester ganz schön auf Trab gehalten, aber zum Glück hat sie es ebenfalls mit viel Humor genommen.

Nicht so witzig fand ich, dass meine linke Brust immer mal wieder schmerzte. Stiche und ein komisches Druckgefühl. Ich bildete mir auch ein, dass die bestrahlte Brust immer noch wärmer war als die andere. Ich war froh, wenn die Mammografie vorbei war und ich wusste, dass da wirklich nichts mehr war.

Auf dem Heimweg hat mich meine Chefin angerufen - sie meldete sich immer mal wieder bei mir und sobald ich mich in der Lage fühlte, wieder zu arbeiten, sollte ich mich melden. Ich würde so gerne wieder anfangen, aber ich merkte, dass mein Kopf noch nicht wollte. Ich wusste nicht, wie das ganze nun für mich weitergehen würde. Bis zum Sommer habe ich meine Krankengeldzeit aufgebraucht und dann? Dann muss ich zum Arbeitsamt und Nahtlosübergangsgeld beantragen oder was soll ich dann machen? Da musste ich mich auch mal beraten lassen.

Ich wusste nur noch nicht, wo, bei der Krebsberatung oder beim SOVD?

26.03.2019

Ich habe mich mal schlau gemacht.

Drei Monate vor der Aussteuerung kommt Post von der Krankenkasse. Mit dem Schreiben soll man sich beim Arbeitsamt melden - dort die Unterlagen ausfüllen und alle notwendigen Ärzte angeben - dann erhält man ALG 1 und ist damit erstmal weiterhin krankenversichert (ist ALG 1 das gleiche wie Nahtlosübergangsgeld? Davon hat man in der AHB gehört). Das Arbeitsamt möchte meistens zu dem Zeitpunkt, wenn nicht klar ist, dass man schnell wieder arbeitsfähig ist, dass man einen Antrag auf Erwerbsminderungsrente stellt. Bei der EW-Rente darf man einen kleinen Teil dazuverdienen - WICHTIG - Wir leben jetzt und hier - wir müssen uns und anderen nichts beweisen. Wenn wir noch nicht wieder unsere Leistung abrufen können, dann sollten wir uns die notwendige Auszeit nehmen (sofern es finanziell machbar ist). Ich habe mir einen Termin beim SOVD für eine Beratung geholt. Anfang Mai weiß ich mehr.

Heute Morgen war ich beim Hausarzt zum Blutabnehmen für die Rheumawerte. Meine Hausärztin war sehr verwirrt, dass man dies nicht gleich im MVZ gemacht hat. Zum Glück hatte sie aber einige Werte in Auftrag gegeben. Problematisch war mal wieder, bei mir Blut abzunehmen. Fast eine Viertelstunde hat die Arzthelferin gebraucht, um bei mir etwas zu finden. Meine Adern lagen so tief und heute ging irgendwie gar nichts. Sehr unangenehm, aber dann hat sie zum Glück eine Stelle auf meinem Handrücken gefunden.

Nun hieß es bis nächsten Montag warten, dann sollten die Werte da sein, und meine Hausärztin wollte mit mir besprechen, wie es weitergeht.

28.03.2019

Heute Morgen war ich eine Runde walken und merkte auf den letzten Metern, dass mir mein rechter Fuß total weh tat. So als ob ich eine riesen Blase oder Beule unter dem Fuß hätte. Dort war aber nichts zu sehen, und die Schmerzen wurden immer unerträglicher. Ich hatte nachmittags noch Krankengymnastik und Lymphdrainage, dort habe ich mein Leid geklagt und um Hilfe gebeten. Meine Physiotherapeutin hat meinen Fuß bearbeitet und festgestellt, dass die Faszien total gereizt und schmerzempfindlich waren. Die Schmerzen waren immer noch da. Leider, denn wir wollten morgen nach Lübeck und dort ein langes Wochenende verbringen. Einfach mal raus, ohne Kind und Kegel. Meine Schwägerin arbeitete dort in einem schönen Hotel und hatte uns ein nettes Zimmer gebucht. Ich hoffe, meine Füße erholen sich schnell, damit wir an der Ostsee ein paar Spaziergänge machen können. Aber Hauptsache raus und ein paar neue Eindrücke sammeln.

Gestern war ich mit ein paar Mädels zum Pizzabuffet-Essen. Dabei kam auch das Gespräch auf Krankheiten, Wechseljahre und Geschmacksverlust. Einige Mädels waren sehr überrascht, dass bei mir, ein halbes Jahr nach Ende der Chemo, der Geschmack noch nicht voll zurückgekommen war. Einigen war gar nicht bewusst, dass sich der Geschmack während der Chemo veränderte und teilweise gar nicht wieder zurückkommen würde. Einige Dinge, die ich früher gerne gegessen habe, reizen mich heute gar nicht mehr. Viele Dinge, schmeckten nach gar nichts und ich hatte das Gefühl, auf Pappe zu kauen.

Vielleicht ist es ganz gut, wenn durch dieses Tagebuch einige Wissenslücken geschlossen werden können. Ich hatte in der Gesprächsrunde unter den neun Frauen auch das Gefühl, dass für die meisten jemand, der die Therapien hinter sich gebracht hatte, als gesund galt. Langzeit- und Spätfolgen wurden nicht gewertet und unter den Tisch gekehrt.

31.03.2019

Das Wochenende in Lübeck war sehr schön und es hat alles gepasst. Das Wetter war super, das Hotel war klasse und unser Zimmer auch. Am Freitag waren wir gleich morgens losgefahren. Mein Mann wollte gerne über die Elbfähre Glückstadt-Wischhafen fahren, in der Hoffnung, ein paar schöne Schiffe zu sehen. Die Fahrt über die Fähre und auf der anderen Seite Richtung Lübeck war immer ziemlich langwierig, man juckelte hinter den Treckern und LKW hinterher und kam nicht vorwärts.

Wir waren kurz vor Mittag in Lübeck und konnten direkt unser Zimmer beziehen. Ein sehr großes, schönes Zimmer mit Balkon. Auf den habe ich mich mit meinem Buch gesetzt, während mein Mann sich noch hinlegte. Er hatte Nachtschicht und noch nicht geschlafen. Die Sonne hatte schon viel Kraft und es war angenehm, Sonne zu tanken.

Mein Fuß war immer noch sehr schmerzhaft und das Laufen fiel mir sehr schwer. Das war wirklich blöd, denn ich hätte gerne einen kleinen Bummel durch die Altstadt von Lübeck unternommen. Aber das war nicht möglich. Also habe ich mich auf dem Balkon gemütlich eingerichtet und meinen Fuß hochgelegt. Abends sind wir mit meiner Schwägerin Essen gegangen. Es war ein schöner, gemütlicher Abend, den wir hinterher noch an der Bar ausklingen ließen.

Meine Tochter hatte mich leider mit ihrer Erkältung angesteckt und ich hing ganz schön durch. Ohne Taschentücher war kein Weg möglich und mit meinem Naseausschnauben konnte ich Benjamin Blümchen Konkurrenz machen. Und meine rote Nase könnte ein Double von Rudi the Rednosed Reindeer sein.

Am Samstag ging es schon etwas besser mit meinem Fuß. Morgens hatten wir eine schöne Ganzkörpermassage und ich bin noch schwimmen gegangen. Nachmittags sind wir an den Timmendorfer Strand gefahren. Mein Fuß funktionierte schon etwas besser und wir sind eine kleine Runde an den Strand spazieren gegangen. Das Wetter war schon sommerlich, fast 20 Grad. Ein schöner Nachmittag. Wasser war immer so entspannend und beruhigend. Ich könnte stundenlang nur dort irgendwo sitzen und genießen. Abends haben wir unseren Gewinn - ein Candle-Light-Dinner für zwei Personen - genossen. Los ging es mit einer Pilzcremesuppe, dann einen Zwischengang mit Passionsfruchtsorbet auf Sekt, anschließend Dorade mit grünem Spargel an Polenta und als Dessert leckere Früchte. Das war sehr lecker und in dem Restaurant fühlten wir uns sehr gut aufgehoben und umsorgt.

Am Sonntagmorgen haben wir mit meiner Schwägerin zusammen gefrühstückt und geklönt, bevor wir am späten Vormittag nach Hause gefahren sind. Diesmal sind wir über die Autobahn zurückgefahren und haben unterwegs noch Flugzeuge und Schiffe angeschaut. Mein Mann mag alles, was sich bewegt und viele PS hat.

Meine beiden Mädels haben sich gefreut, als wir sie bei meiner Mutter abgeholt haben. Zuhause habe ich erstmal eine Waschmaschine angestellt und wir haben mit unseren neuen E-Bikes eine kleine Runde gedreht. Es war zwar ziemlich windig, aber für einen Spaziergang war mein Fuß noch nicht fit genug.

Ein schönes, entspannendes Wochenende. Vielleicht können wir so etwas bald öfters machen, die Kinder werden langsam groß und können auch mal allein oder woanders bleiben.

01.04.2019

Heute hatte ich einen Arzt-Reisetag. Erst war ich bei meinem Hausarzt wegen der Besprechung meiner Blutwerte. Einige Werte waren ganz gut, andere hingegen nicht. Der Antikörper CCP-Wert und der Antikörper ANA-Wert waren erhöht und nicht in Ordnung. Was das nun bedeutete, da die anderen Werte ok waren, das konnte nur ein Rheumatologe sagen. Da habe ich erst in fünf Wochen einen Termin. Also abwarten und Tee trinken.

Anschließend bin ich zu meiner Gynäkologin gefahren, da ich eine neue Arbeitsunfähigkeitsbescheinigung brauchte, ein neues Rezept für Tam und die Überweisung für die Chemo-Ambulanz. Die Antikörper-Therapie ging ja noch weiter. Es dauerte eine Weile, bis die Unterschriften da waren. Ich habe mit meinem Buch im Wartezimmer gewartet. An solchen Tagen ging ich nur noch mit einem Buch los.

Anschließend musste ich noch mit meiner Krankenkasse telefonieren und darum bitten, dass man meinem Antrag auf Kostenübernahme für den Lymphentlastungs-BH doch zustimmen würde. Die Krankenkasse hatte immer noch keine Informationen darüber, dass ich inzwischen Lymphdrainage hatte und daher hatte man meinen Antrag zuerst abgelehnt. Zum Glück stimmte die Sachbearbeiterin meinem Antrag nun doch zu und ich hoffte, die schriftliche Zusage wurde schnell an mich und an das Sanitätshaus geschickt.

Mittags hatte ich mich kurz hingelegt und eine Stunde tief und fest geschlafen. Ich war immer noch total erkältet und schlapp. So schlapp, dass ich noch nicht einmal auf meine Zappelmaschine konnte. Ich hatte zwar ein paar Dehnungsübungen gemacht, aber kein Ausdauertraining. Mein Fuß war auch noch nicht wieder in Ordnung.

03.04.2019

Immer mittwochs versuchte ich beim Sport meinen Aerobic-Kurs mitzumachen. Zwar nicht so, wie die anderen Mädels, aber immerhin machte ich mit. Heute war ich aber nur kurz an den Geräten und nicht im Kurs. Ich merkte schon bei dem

Geräte-Zirkel, dass ich noch nicht wieder fit war, und hatte Schweißausbrüche. Also habe ich nur zwei Runden im E-gym-Zirkel gedreht und bin wieder nach Hause gefahren.

Nachmittags hatte ich meinen MRT-Termin für meinen Kopf. Der Neurologe wollte abklären, ob es irgendwelche »Raumforderungen« gibt. Raumforderung – ein so banaler Ausdruck für etwas, was so böse sein kann. Denn wenn da eine Raumforderung ist, kann es eine Zyste oder ein Tumor sein. Heute war der Wurm drin und irgendwie lief es im Wartezimmer gar nicht rund. Einige Patienten warteten schon zwei Stunden, und mir wurde schon ganz schlecht. Nach einer guten Stunde wurde ich endlich aufgerufen und die nette Arzthelferin versuchte, mir einen Zugang zu legen, damit man mir während der Untersuchung ein Kontrastmittel spritzen konnte. Das war mal wieder eine elendige Sucherei nach einer Ader – sie hat irgendwann eine auf dem Handrücken gefunden. Das war ganz schön schmerzhaft, aber es nützte ja nichts. Die Untersuchung dauerte gute zwanzig Minuten und, wie immer im MRT, war es mega laut und unangenehm. Das MRT war ja nun mal ziemlich eng, und wer klaustrophobisch veranlasst ist, hat da sicherlich ein großes Problem. Zum Glück konnte ich mich mit ruhigen Gedanken und tiefer Atmung über die Zeit retten.

Nach dem MRT musste ich nur noch wenige Minuten warten, bis mich der Radiologe aufrief, um mir zu sagen, dass ich »nichts« im Kopf hätte. Also jedenfalls nichts Ungewöhnliches. Am nächsten Tag sollte ich noch zum Neurologen. Mal sehen, was der nun noch für Ideen hat.

05.04.2019

Der Neurologe hatte auch keine logische Erklärung für meine Wortfindungsstörungen und kognitiven Einschränkungen. Er hat sich die Aufnahmen aus dem MRT in Ruhe angeschaut, aber auch nichts gefunden, was dort nicht hingehörten. Für ihn lag die Vermutung nahe, dass dies eine Spätfolge der Chemo war oder sich zu einer Langzeitfolge ausbilden könnte. Wir wollten das im Auge behalten und ich sollte mich melden, wenn sich etwas verändern würde.

Ich fand es so unbefriedigend, dass man auch ein halbes Jahr nach der Chemo immer noch so ausgebremst wurde und nichts dagegen tun konnte. Ich versuchte immer, mich jeden Tag viel zu bewegen, aber auch meine Auszeiten zu nehmen. Ohne meine kurze Auszeit kam ich gar nicht durch den Tag und schaffte weder körperlich noch geistig irgendwas.

Als ich gestern nach einer Doppelbehandlung Lymphdrainage und Krankengymnastik nach Hause kam, musste ich mich kurz hinlegen und habe tatsächlich mal ein paar Minuten geschlafen.

07.04.2019

Das Wetter war seit zwei Tagen absolut sommertauglich, und das im April. Gestern war ich mit meiner kleinen Tochter im Musical »Mary Poppins«, in dem die Tochter einer Freundin die kleine Jane spielte. Das war ein langer Tag. Morgens um kurz nach elf sollte ich bei ihr sein, da die kleine Nachwuchsschauspielerin genau 1,5 Stunden vor Beginn der Show im Theater sein musste. Von uns aus zum Musical fuhr man mindestens 1,5 Stunden. Da das Wetter super war, haben wir uns an die Elbe gesetzt und auf die Schiffe und die »Elfi« (Elbphilharmonie) geschaut. Dieses Riesen-Prestigeobjekt für Hamburg war schon beeindruckend. Und gegenüber gab es die beiden Musicals »Mary Poppins« und »König der Löwen«. Die Show war total beeindruckend und die Leistung, die die beiden Kinder »Jane« und »Michael« brachten, war wirklich großartig. Ich habe den Nachmittag mit meiner Tochter sehr genossen, war aber abends ganz schön groggy, als wir gegen 20 Uhr wieder Zuhause waren. Auch, wenn ich außer bei meiner Freundin mitzufahren und Musical gucken, nichts gemacht habe, war ich kaputt. Ich war es so leid, dass ich noch nicht einmal mehr etwas mit der Familie unternehmen konnte, ohne eingeschränkt zu sein. Das blöde war zudem, dass man mir ja nicht ansehen konnte, was los war. Hätte ich ein Gipsbein oder so, dann wüsste jeder, dass ich krank bin - so aber war meine Erschöpfung und Kraftlosigkeit nicht zu erkennen und ich musste mich immer wieder neu erklären.

10.04.2019

Beim gestrigen Yoga-Kurs war ich das erste Mal seit langem mal wieder mit mir zufrieden. Ich konnte zwar immer noch nicht so viel, wie die anderen Kursteilnehmerinnen, aber darum ging es ja nicht. Ich machte so gut ich kann mit und freute mich über jede meiner eigenen Verbesserungen. Heute merkte ich die Bauchmuskelübungen, denn der Muskelkater machte sich ganz schön doll bemerkbar. Aber das zeigte auch, dass ich die Übungen gut mitgemacht hatte.

Heute hatte ich meine erste Mammographie nach Chemo und Bestrahlung und ich war eigentlich ziemlich entspannt nach Stade gefahren. Da Ferien waren, waren die Straßen einigermaßen frei und ich war sogar eine halbe Stunde vor dem Termin vor Ort. Es ging relativ schnell weiter, und eine sehr nette und humorvolle Arzthelferin nahm die schmerzhafte Prozedur der Mammografie vor. Mit Humor ging alles leichter, war wohl ihr Motto, und so war es auch.

Danach sollte ich kurz im Flur warten, damit die Ärztin noch Ultraschall machen konnte. Da wurde ich nach zehn Minuten aufgerufen und sollte mich mit freiem Oberkörper auf die Liege legen. Es dauerte nochmal 15 bis 20 Minuten, bis die Ärztin kam. Das war ziemlich unangenehm. Zum einen wurde ich dann nervös und bekam Kopfkino, zum anderen war es auch ein Eingriff in die Intimsphäre, wenn man solange oben ohne im Sprechzimmer lag. Zum Glück kam die Ärztin endlich und machte einen Ultraschall von beiden Brüsten. Vorher hatte sie schon festgestellt, dass die operierte Brust noch ziemlich geschwollen war. Eine Nachwirkung der OP und der Bestrahlung. Die rechte Seite war soweit in Ordnung, aber leider fand sie auf der linken Seite ein paar Stellen, von denen sie Standbilder und Vermessungen machte. Sie war sich nicht sicher, ob da was war, was da nicht hingehörte. An der Stelle, wo der Tumor war und ich operiert wurde, hat sie eine komische Stelle ausgemacht. Dem wollte sie auf den Grund gehen und ich sollte kurzfristig ins MRT. Wumm. Hammer vor dem Kopf. Sollte jetzt nochmal alles von vorne losgehen? Jetzt hieß es wieder warten und zittern, denn einen Termin für das MRT konnte ich frühestens in 14 Tagen bekommen. Bis dahin hieß es - warten, hoffen, bangen.

11.04.2019

Heute hatte ich wieder Krankengymnastik und Lymphdrainage, danach war ich ziemlich kaputt. Ich wollte mich eigentlich mit meiner Freundin treffen, aber das wurde mir zu spät. Naja, zu spät für mich. Sie musste bis um sechs arbeiten und wäre dann erst gegen 19 Uhr im Lokal gewesen. Nach dem Treffen müsste ich noch eine Dreiviertelstunde nach Hause fahren. Aber selbst zu so einem simplen Treffen mit Freunden war ich zu kaputt. Es war echt erschreckend und traurig, was das letzte Jahr aus mir gemacht hatte. Ich war zu nichts zu gebrauchen, ich enttäuschte meine Freunde und konnte keine tollen Unternehmungen mit meiner Familie anpacken.

Ich wusste ja eigentlich, dass ich Geduld haben sollte, aber so ganz ohne Prognose, ohne Idee, wann es wieder aufwärts ging, war echt deprimierend.

Ein gebrochenes Bein dauert auch seine Zeit, oder eine Erkältung oder Grippe - aber wann ich wieder »die alte bin«, konnte mir keiner sagen.

An manchen Tagen hatte ich überhaupt keine Lust, unter Leute zu gehen. Selbst zum Einkaufen oder zum Sport zu gehen, war manchmal eine Herausforderung.

12.04.2019

Heute Morgen habe ich ein paar Fenster geputzt, denn mein Mann hat Anfang nächster Woche Geburtstag. Ich habe aber nur das Wohnzimmer geschafft, denn mit meinem linken Arm war es schwierig, nach oben zu greifen. Ich schaffte vielleicht ein oder zwei Fenster, aber dann war es zu schmerzhaft, um weiterzumachen. Naja, wird ja ein Männergeburtstag und die Herren achten ja nicht so auf geputzte Fenster und Staub - hoffe ich. Hauptsache die Getränke sind gekühlt und ein paar Leckereien stehen auf dem Tisch. Für den Nachmittag habe ich eine

Eistorte gemacht. Ich mache meistens Eistorte zu Geburtstagen, immer verschiedene Kreationen, je nach Lust und Laune. Diesmal habe ich eine Art Schwarzwälder Kirsch-Eistorte gemacht, mal sehen ob die schmeckt.

Nachmittags war meine Freundin da. Ich habe mich sehr darüber gefreut. Sie war das ganze Jahr immer für mich da und muntert mich immer wieder auf. So auch heute.

Meine Freundin war vor ein paar Tagen auch zur Mammografie, zum Glück war bei ihr alles in Ordnung. Sie meinte aber, dort sei ihr eine Frau mit einer blauen Stofftasche der Klinik entgegengekommen – da musste sie an mich denken. An meinen Tag der Diagnose, als ich auch mit meiner blauen Stofftasche hilflos und geschockt auf dem Parkplatz stand. Das Ganze war nun ein gutes Jahr her. Ein heftiges Jahr – ein Jahr, in dem so viel passiert war. Meine Diagnose, dann der doch plötzliche Tod meines Vaters, meine Schwester war ins Ausland gezogen und der Unfall meiner Mutter. Ich hoffe, dass es nun langsam ruhiger wird und bergauf geht. Zuvor muss ich aber noch den 24. April abwarten, dann habe ich meinen MRT-Termin und kann danach hoffentlich aufatmen.

14.04.2019

Morgen habe ich meine voraussichtlich zweitletzte Antikörpertherapie. Werden sich dann endlich meine Gelenkschmerzen reduzieren? Schön wäre auch, wenn ich endlich wieder fitter wäre und nicht mehr so müde.

Ich war gerade total gerührt. Meine Freundin aus Bremen fragte mich, wie es mir geht. Da sie zu den wenigen Freundinnen gehört, die wirklich eine ehrliche Antwort haben möchten, habe ich ihr gesagt, dass ich nicht weiß, wie es mir geht. Bis zum MRT-Termin am 24. April hing ich so ein wenig in der Luft und zitterte vor mich hin. Sie hatte sofort nach Ort und Zeit gefragt. Sie wollte sich den Vormittag frei nehmen und mit mir zum MRT kommen. Als ich meinte, sie müsse sich nicht extra frei nehmen, meinte sie sofort, dass sie im letzten Jahr nicht immer und nicht richtig für mich da war, als ich sie brauchte. Dass sie im letzten Jahr zu viel Schiss hatte. Den Fehler wolle sie nun nicht mehr machen und ich sei ihr wichtiger als die Firma. Ich war ganz gerührt vor Dankbarkeit. Auch wenn wir uns leider nicht so oft sahen, wie wir wollten, so war unsere Verbindung nach fast 30 Jahren Freundschaft doch sehr innig. Danke, dass es dich gibt, liebe Manu.

15.04.2019

Mein heutiger Antikörpertermin war um zehn Uhr morgens. Ich war rechtzeitig vor Ort, da wegen der Schulferien die Straßen wieder relativ leer waren und ich auch gleich einen Parkplatz vor der Tür gefunden hatte. Aber scheinbar war ich gerade in der Frühstückspause angekommen, denn zwischen Anmeldung in der Chemo-Ambulanz und der Blutabnahme vergingen etwa 20 Minuten. Konnte ich nicht nachvollziehen, denn eigentlich waren genug Schwestern vor Ort. Es war ja bekannt, dass man nach der Blutabnahme noch lange warten muss: Der Arzt musste erstmal die Blutwerte prüfen und anschließend die Medikamentenherstellung durch die Apotheke freigeben. Die Infusionen wurden immer frisch zubereitet, das konnte schon mal etwas länger dauern. Ich glaube, meine längste Wartezeit auf das Medikament war mal etwas über zwei Stunden. Heute musste ich nur eine Dreiviertelstunde auf den Antikörper warten und war um Viertel nach elf fertig. So war ich um 12 Uhr Zuhause und habe mich, nachdem ich eine Kleinigkeit gegessen habe, kurz hingelegt. Auch wenn ich nur zehn Minuten geschlafen habe, so hat es mir doch sehr geholfen über den restlichen Tag zu kommen.

Meinen nächsten Antikörper-Termin habe ich um einen Wochentag verschoben. Ich habe einen Kontrolltermin beim Strahlen-Doktor, und müsste sonst zweit Tage hintereinander nach Stade fahren. Zum Glück war die Terminänderung kein Problem.

17.04.2019

Die Frage, wie es mir geht, ist schwer zu beantworten. Man könnte sagen, nicht Fisch - nicht Fleisch. Nicht gut - nicht schlecht. Die unsagbare Müdigkeit und Erschöpfung sind immer noch da. Mich auf etwas zu konzentrieren ist Hochleistung für mich. Das Schreiben am PC geht nicht so schnell und flüssig, wie ich es sonst konnte. Meine Rechtschreibung ließ immer noch zu wünschen übrig und meine Ausdrucksweise war nicht so flüssig und formvollendet, wie ich es gewohnt war. Wie soll es mit mir weitergehen? Ich möchte doch bald wieder arbeiten. Zum Glück ist meine Chefin sehr verständnisvoll.

Nicht jeder versteht die Situation, denn man kann nicht sehen, wie es mir geht. Äußerlich ist alles gut, jeder sagt, ich sehe wieder gesund und munter aus - aber, wie es mir innen drin geht, dass sieht keiner und versteht keiner.

Ich war heute bei der Krebsnachsorge, um mir die Unterlagen für meine Nachsorge-Reha zu holen. Die Mitarbeiterin berichtete ebenfalls von den Erfahrungen, die andere in gleicher oder ähnlicher Situation gemacht haben. Es war ein wenig tröstlich, dass man nicht alleine mit seinen Empfindungen war, aber besser wurde es davon auch nicht.

21.04.2019

Das Osterfest stand in diesem Jahr unter einem sonnigen Stern. Die Temperaturen lagen bei gut 20 Grad und Sonnenschein von morgens bis abends. Zum gestrigen Osterfeuer bin ich nicht mitgegangen. Ich war noch nie eine Freundin von

Osterfeuern und im Moment schon gar nicht. Ich habe immer noch das Gefühl, das sich viele »Freunde« von mir abgewandt haben, weil sie nicht wissen, wie sie mit mir umgehen sollen und sicherheitshalber einen großen Bogen um mich machen. Die Angst vor unangenehmen Antworten ist bei vielen zu groß. Also bin ich gleich Zuhause geblieben und habe mir einen ruhigen Abend gemacht. Zumal die nervliche Anspannung vor dem MRT in der nächsten Woche auch an mir und meinen Nerven zehrte. Ich hätte auch keine Kraft gehabt, so lange beim Osterfeuer zu stehen. Gerade in den letzten Tagen war ich sehr kaputt, ich konnte auch kaum meine Übungen machen.

Heute am Ostersonntag waren wir mit meiner Mutter, meinem Bruder und seiner Familie zum Essen. Wir haben leckeres Osterbuffet gegessen. Das war ein gemütlicher Tag. Anschließend haben wir noch bei uns auf der Terrasse leckere Eistorte genossen.

Nach der ganzen Fresserei brauchte ich noch Bewegung und bei dem schönen Wetter bot sich eine Fahrradtour an. Heute Morgen habe ich schon eine Dreiviertelstunde gezappelt und ein paar Übungen gemacht, also sind wir rauf aufs Fahrrad und haben eine Runde gedreht. Nicht so weit, aber immerhin. Ich hoffe, dass wir nun öfters mit den Rädern loskommen, zumal das mit den E-Bikes schon wirklich eine Erleichterung für mich ist.

Ein wenig Kopftraining habe ich gestern und heute auch gemacht. Meine Schwägerin aus Lübeck war gerade zu Besuch und da wir immer gern Rummicub spielen, haben wir gestern und heute ein paar Stunden gegrübelt. Hat Spaß gemacht und ich merkte tatsächlich, dass meine Konzentration inzwischen ein klein wenig besser war.

22.04.2019

Auch der Ostermontag war ein schöner, sonniger Tag. Leider wurde es nachmittags ziemlich windig, so dass wir unsere geplante Fahrradtour verschoben haben. Meine Kinder waren zwar ziemlich traurig und enttäuscht, aber mir war es echt zu kalt und windig. Leider war ich heute ziemlich unfit. Ich habe zwar meine Übungen gemacht, aber trotzdem taten mir extrem die Beine weh. Das linke Bein schmerzte am ganzen Unterschenkel und mein Fuß auch.

Erstmal musste ich den Mittwoch hinter mich bringen. Ich betete wirklich, dass der Termin gut verlief und ich kein Rezidiv hatte. Da selbst mein Mann den Ausdruck Rezidiv nicht kannte, erklärte ich ihn kurz. Ein Rezidiv ist ein Aufleben oder Wiederkehren einer Krankheit. In diesem Fall wäre es die erneute Diagnose Brustkrebs. Ich hatte Angst, richtige Angst.

23.04.2019

Noch einmal schlafen, bzw. versuchen zu schlafen. Ich hoffe, dass ich wenigstens ein paar Stunden die Augen zumachen kann. Ich freue mich darauf, meine Freundin morgen wiederzusehen. So ist die Wartezeit nicht so lang und ich habe jemanden, der mich auf andere Gedanken bringt. Meine Gedanken kreisen um die Untersuchung und ich hoffe und bete, dass alles gut geht.

Heute habe ich eine Bekannte getroffen, deren Mann vor Jahren ebenfalls an Krebs erkrankt war. Sie konnte mich ziemlich gut verstehen. Allein die Tatsache, dass ich immer noch müde und erschöpft war, dass mich eine Erkältung eher umhaute als andere und dass ich vieles nicht mehr so machen konnte, wie vor der Diagnose.

Ich war so traurig, dass ich meinen Elan nicht mehr hatte, meine Motivation etwas zu unternehmen oder zu bewegen. Ich war mal so engagiert, hatte mehrere Ehrenämter und Tausend Ideen gleichzeitig. Aber nun, nun war mir irgendwie alles zu viel. Ich hoffe, dass wird nochmal wieder besser. So kann es doch nicht bleiben, oder?

24.04.2019

Trotz des nervenaufreibenden Termins konnte ich nachts einigermaßen gut schlafen. Ich war zwar wie üblich zwei- oder dreimal wach geworden, konnte aber auch wieder einschlafen. Ich bin nach einer Tasse Kaffee rechtzeitig losgefahren, denn das Parkplatzproblem bei der Chemo-Ambulanz ist gerade vormittags extrem. Diesmal hatte ich Glück. Ich kam auf der Bundesstraße einigermaßen gut durch und hatte gleich mehrere Parkplätze zur Auswahl. Ich sollte mich in der Mammographie Abteilung melden, die wollten mich dann mit den richtigen Unterlagen zum MRT rüberbringen. Ich war etwa zwanzig Minuten vor dem angesagten Termin bei der Mammo, und entsprechend auch eine halbe Stunde vor Termin im Wartezimmer des MRT. Meine Freundin wollte versuchen, gegen zehn Uhr da zu sein, aber da war ich sogar schon im MRT. Ich wurde schon nach wenigen Minuten aufgerufen und war ganz überrascht. Das erste Mal in meiner »Krebs-Karriere«, dass ich vor meinem Termin drankam.

In der Umkleide durfte ich das nette, sexy OP-Flügelhemdchen anziehen. Uhr ab, Brille ab und kurz warten. Der nette Arzthelfer versuchte mir den Zugang zu legen, damit ich das Kontrastmittel während des MRTs bekommen konnte. Er machte zwei Versuche - beide erfolglos. Mein rechter Arm gefiel ihm gar nicht, und zum Glück hat er das Vampirdrama mit Humor genommen. Ich mag es, wenn die »Halbgötter in Weiß« zugeben, dass sie auch mal keine Ader finden. Der junge Mann rief seine Kollegin, die ihr Glück versuchte. Sie kam mir bekannt vor, denn wer bei mir einen Volltreffer landet, den merke ich mir. Sie hatte auch beim letzten Mal kein Namensschild. »Ich arbeite inkognito«, meinte sie schmunzelnd, als ich sie darauf hinwies. Sie war zum Glück gleich erfolgreich und hat direkt am Handgelenk eine Ader getroffen.

Ich durfte in meinem Flügelhemdchen zum MRT-Gerät gehen und mich vorsichtig auf den Bauch auf das Gestell legen. Für die Brust war da eine Art Ring, in den die Brüste genau abgelegt werden mussten. Die Arme wurden an die Seite und nach hinten abgelegt und mit einem Gurt fixiert. Es war absolut unbequem. Es drückte am Bauch und an den Rippen und nach einer Weile taten auch die Schultern ganz doll weh. Gegen den Krach hatte ich wieder Kopfhörer aufgesetzt bekommen und wurde dann in die Röhre geschoben. Es war ganz schön eng, aber wenn man versuchte, ruhig zu atmen, dann überstand man die knappe halbe Stunde auch. Diesmal habe ich gar nicht bemerkt, wie das Kontrastmittel in den Körper gelaufen ist. Sonst war es entweder ein warmes oder auch mal ein kaltes Gefühl, das durch die Adern kriecht. Als ich da so lag und versuchte, meine Gedanken zu sortieren, hatte ich kurz den Eindruck, als ob das Hämmern des MRT sich anhörte wie Kirchenglocken. Das war ein Scheißgefühl, denn ich hatte Angst, dass das ein Zeichen war.

Nach der Prozedur sollte ich kurz im Wartezimmer Platz nehmen und dann mit der CD zum Arzt in die Mammographie Abteilung zurückgehen. Ich schaute zuerst auf mein Handy, ob meine Freundin schon eingetroffen war. Sie hatte zwischenzeitlich nach dem genauen Gebäude gefragt und ich schrieb ihr, dass ich schon fertig sei. Sie meinte, sie sei schon da und würde im MRT-Wartebereich 1 sitzen. Da musste ich herzlich lachen, ich saß quasi nur zwei Meter von ihr entfernt, aber die Wartebereiche sind so schräg angeordnet, dass man von dem einen Raum nicht unbedingt in den Nebenraum gucken konnte und wir quasi kurz Rücken an Rücken gesessen haben.

Also haben wir uns zusammengerottet und erstmal eine Runde gequatscht. In den letzten Tagen hatte sie mir einige Andeutungen von Umzug, neues Coaching-Projekt und Jobproblemen gemacht. Sie wollte mir aber am Telefon nicht viel dazu sagen, sondern hat mich immer auf heute vertröstet. So hatten wir ausführliche Gesprächsthemen und ruck, zuck bekam ich meine Unterlagen für das Gespräch beim Doktor in der Mammo. Zusammen sind wir dann rübergegangen und haben dort im nächsten Wartezimmer gewartet. Als ich dort saß, sah ich eine andere Dame, die gerade ihren »blauen Stoffbeutel« mit dem Ordner bekommen hatte. Da kam natürlich gleich die Erinnerung an meinen Tag der Diagnose am 29. Januar vor einem Jahr zurück. Zum Glück waren die Neuigkeiten meiner Freundin so interessant und fesselnd, dass ich gar nicht merkte, dass wir ziemlich lange warten mussten. Dann endlich wurde ich aufgerufen und sollte nochmal in den Ultraschall. Es war die Ärztin, die mich damals am 29. Januar über meinen Therapieordner aufgeklär und auch schon mal eine Ultraschalluntersuchung bei mir gemacht hatte. Das war irgendwie beruhigend. Sie war auch total lieb und sagte sofort, noch bevor sie ganz bei mir war, um mir die Hand zu geben, dass bei meinem MRT nichts Auffälliges zu sehen war. Das beruhigte mich schon mal, trotzdem machte sie noch einen Kontrollultraschall und stellte mir einige Fragen. Sie konnte nur das Narbengewebe ausmachen, zudem noch Flüssigkeitsansammlungen und Kalkablagerungen. So wurde ich mit der Aufforderung entlassen, mich in einem Jahr wieder vorzustellen.

Ich war super erleichtert, meine Freundin auch, und wir fielen uns erstmal in die Arme. Vor meinem nächsten Termin zum Abschlussgespräch bei der Onkologin hatten wir noch etwas Zeit. Also haben wir noch einen Cappuccino getrunken und noch eine Stunde geklönt. Meine Freundin ist dann nach Bremen zurückgefahren und ich habe mich im Vorzimmer der Onkologin anmelden wollen. Wie immer steht bei den Damen von Zimmer 18 eine lange Warteschlange, denn obwohl dort mehrere Arzthelferinnen saßen, wurde immer nur ein Patient nach dem anderen »reingelassen« und dann in einer Geschwindigkeit abgefertigt, die jedem Beamten alle Ehre gemacht hätte. Je nach Laune wurde auch schon mal eine Runde über Hundekekse gequatscht, egal wieviele Patienten draußen warteten. Nach etwa 20 Minuten Warterei durfte ich mich für das Abschlussgespräch bei meiner Onkologin anmelden und mich vor ihrem Sprechzimmer in die nächste Warteschleife begeben. Man müsste sich wirklich mal den Spaß machen, alle Wartezeiten des vergangenen Jahres zusammenzurechnen. Na ja, ich hatte jedenfalls wieder ein nettes Buch dabei und habe dann etwa 10 bis 15 Minuten gewartet.

Meine Ärztin hat mir dann bestätigt, dass mein nächster Antikörpertermin am 7. Mai mein letzter sei und ich dann mit den Terminen in der Chemo-Ambulanz durch sei. Wieder eine Sache geschafft. Nun muss es aber nach der Antikörpertherapie mit meinen Knochen- und Gelenkschmerzen besser werden!

Ich fuhr dann total erleichtert und quasi um einen zehn-Kilogramm-Stein leichter nach Hause und habe mein Wohnzimmer für den Abend aufgehübscht. Ich hatte zum »Plastik-Geschirr-Abend« eingeladen und wusste nicht, ob ein paar Damen kommen oder nicht. Im Endeffekt hatte ich die Hütte voll und einen einigermaßen guten Umsatz.

Obwohl der Tag super anstrengend und nervenaufreibend war, konnte ich nachts nicht schlafen. Wahrscheinlich zu viel Adrenalin.

26.04.2019

Heute Morgen war ich beim Sport, aber irgendwie fiel mir das ziemlich schwer. Ich habe nur zwei Runden geschafft und dafür heute Abend noch 30 Minuten auf meiner Zappelmaschine gestrampelt. Bodenübungen habe ich nicht viele geschafft, irgendwie kam immer was dazwischen. Telefon, abholende Mutter und eine komische, drückende Luft.

Nun war ich ein Fall fürs Bett. Ich war total kaputt.

27.04.2019

Seit zwei oder drei Tagen hatte ich einen leichten Ausschlag am Oberschenkel. Erst dachte ich, dass kommt vielleicht von der neuen Jeans, aber nun war ich mir nicht mehr sicher. Auch in meiner Armbeuge habe ich seit heute Nachmittag so komische kleine Pusteln und meine Haut am Rücken war total empfindlich und juckte wie blöd. Ich könnte wahnsinnig werden vor lauter Juckreiz. Und damit es nicht langweilig wurde, tat mir auch noch mein Zahnfleisch weh. Ich hatte das Gefühl, als ob mir meine Vorderzähne ausfallen würden. Ich hoffte, dass es nur eine Tageserscheinung und in wenigen Tagen vorbei war.

Heute habe ich endlich mal wieder eine Stunde am Stück gezappelt. Es war super anstrengend und ich hätte am liebsten schon nach einer halben Stunde aufgehört, aber ich habe mich durchgebissen. Anschließend habe ich sogar noch meine Dehnungsübungen gemacht.

Seit etwa zwei Wochen hatte ich keinen Schrittzähler mehr. Das Armband war porös geworden und ich hatte nun keinen Plan mehr, wieviel Schritte ich schaffte. Komisch, wie man sich so daran gewöhnen kann.

28.04.2019

Heute habe ich beim Frühjahrskonzert des Orchesters meiner Tochter geholfen. Ich war eine der »Torten-Feen« und habe beim Kuchenbuffet die leckersten selbstgemachten Kreationen verteilt. Insgesamt 30 verschiedene Torten wurden bei dem Konzert an den Mann und die Frau gebracht. Während des Konzerts habe ich Fotos gemacht, damit wir Bildmaterial für die Zukunft haben. Ich war aber hinterher echt kaputt und bin dann rechtzeitig nach Hause gefahren. Ich musste erstmal auf meine Matte und habe noch ein paar Übungen gemacht, um meinen Rücken wieder gerade zu kriegen. Ich glaube, ich werde langsam zu alt für den Scheiß.

30.04.2019

Heute hatte meine kleine Tochter Geburtstag. Mein Mann ist seit heute Morgen mit einer Reisegruppe nach Polen, also durfte ich den ganzen Tag alleine managen.

Ich habe für abends den leckeren griechischen Reissalat gemacht und meine Mutter einen Kartoffelsalat, morgens habe ich noch Grillfleisch geholt. Da mein Mann ja nicht da war, hat mein Bruder das Grillen übernommen. Nachmittags gab es erstmal meine traditionelle Eistorte und Erdbeer-Bienenstich von Schwiegermutter. Zum Glück hatte ich diesbezüglich immer tatkräftige Unterstützung. Der Tag war sehr schön, aber auch anstrengend. Als abends alle weg waren und meine Mädels und ich die Küche sauber hatten, war ich so groggy, dass ich nur noch aufs Sofa wollte.

03.05.2019

Der Kalender behauptete, wir hätten Mai - aber wenn ich auf das Thermometer schaue, dann dachte ich an Dezember. Es war ziemlich kalt. Tagsüber nur Temperaturen von etwa 7 bis 10 Grad, immerhin über Null. Ich hatte sogar immer noch den Kamin im Wohnzimmer an.

In den letzten Nächten konnte ich kaum schlafen. Ich hatte einen sehr unangenehmen und juckenden Hautausschlag, vorrangig im unteren Rücken, in der Leistengegend und in den Armbeugen. Ein Termin beim Hautarzt war natürlich nicht zu bekommen, für einen Notfalltermin musste ich eine Woche warten. So habe ich versucht, schnellstmöglich einen Termin bei meinem Hausarzt zu bekommen. Da musste ich nur einen Tag warten und durfte heute Morgen in die Sprechstunde. Irgendwie war der Wurm drin, denn ich musste außergewöhnlich lange warten. Als ich aufgerufen wurde, war ich ganz erstaunt. Erst dachte ich, es sei eine neue Mitarbeiterin bei meinem Hausarzt. Ich konnte so schnell ihr Namensschild nicht lesen. Als sie dann aber im Behandlungszimmer blieb und mich fragte, wie sie mir weiterhelfen könne, schaute ich schnell nach und stellte fest, dass sie eine der Ärztinnen im Hause war, die ich aber vorher noch nie gesehen hatte. War etwas überraschend für mich. Aber sie war sehr nett und meinte, ich hätte wohl einen Hautpilz. Mein Immunsystem schien immer noch angegriffen und meine Haut rächte sich. Meine Hände waren immer noch sehr rau und fühlten sich an wie Reibeisen. Die Ärztin hat mir eine Salbe aufgeschrieben, damit ich über das Wochenende komme. Die Haut juckte und brannte wie verrückt. Ein extrem unangenehmes Gefühl und sehr schmerzhaft.

Anschließend hatte ich noch einen Zahnarzttermin. Ich hatte professionelle Zahnreinigung und Kontrolle. Die Zahnarzthelferin war zum Glück zufrieden mit meinen Zähnen und die Zahnärztin hat kein Loch gefunden. In den letzten Tagen hatte ich Schmerzen im vorderen Mundbereich - zwischen Vorderzähnen und Lippe. Sie konnte nichts Akutes entdecken, aber meine Mundschleimhaut war noch nicht wieder so ganz intakt. Sie empfahl mir, weiterhin die Zendium-Zahncreme zu nutzen.

06.05.2019

Heute hatte ich wieder mal einen Arztmarathon. Gleich um 8 Uhr war ich beim Orthopäden, da ich immer noch extreme Probleme mit meinen Füßen hatte und auch meine Hände nachts immer noch einschliefen. Bezüglich meiner Fußschmerzen hat der Orthopäde bei mir ein Fasziales-Syndrom festgestellt und mir ein paar Übungen gezeigt, die ich Zuhause täglich ausführen sollte. Neue Einlagen hat er mir auch aufgeschrieben. Ich habe auch noch gefragt, ob ich Krankengymnastik für meine Schulter-Nacken-Probleme bekommen kann, denn meine Hände und Arme schlafen immer noch jede Nacht ein. Er wusste zwar nicht, woher das Einschlafen kommen würde, aber immerhin bekam ich mein Rezept für Krankengymnastik. Beim Orthopäden kam ich recht schnell dran, das anschließende Warten auf das Rezept für die Einlagen und Krankengymnastik hat hingegen über 15 Minuten gedauert. Das zeigte mal wieder die mangelnde Koordination bei den Arzthelferinnen, denn bis die entsprechende Dame das vorbereitete Formular ausgedruckt hatte, dauerte es ewig.

Anschließend bin ich direkt weiter zum Hautarzt wegen meines Ausschlags. Trotz der vom Hausarzt verordneten Salbe war es noch nicht wirklich besser geworden. Beim Hautarzt musste ich fast zwei Stunden warten, das Wartezimmer platzte zwischendurch aus allen Nähten. Am coolsten war ein Ehepaar, dass sich lautstark unterhielt. Der Ehemann sagte, seine Krankenkassenkarte müsste einmal im Quartal zu einem bestimmten Arzt, woraufhin seine Frau das verneinte und sagte, die Karte müsste vierteljährlich zum Arzt. Allen Ernstes überlegte der Mann und meinte, er glaubte, alle drei Monate müsse die Karte zum Arzt. Die Unterhaltung hat fast für einen Lachflash im Wartezimmer gesorgt, ich glaube, die meisten Patienten mussten sich ziemlich zusammenreißen, um nicht laut loszulachen.

Irgendwann wurde ich aufgerufen. Die Hautärztin fragte mich zunächst, wie es mir geht und wir haben kurz über meine Erkrankung gesprochen. Dann zeigte ich ihr meinen Hautausschlag. Sie vermutete, dass es ein Neurodermitis-Schub sein könnte. Oh Mann, ich habe noch nie Hautprobleme gehabt und noch nie Neurodermitis. Jedenfalls bekam ich ein Rezept für eine cortisonhaltige Creme, die aber leider in der Apotheke nicht vorrätig war. Wurde aber bestellt und ich hoffte, dass ich sie am nächsten Tag abholen kann. Komischerweise war in der örtlichen Apotheke selten etwas vorrätig, was ich in den letzten Monaten brauchte. Wenn man sowieso immer zweimal hinfahren muss, dann wundert es mich nicht, dass viele inzwischen online bei den Apotheken bestellen. Das ist dann ebenso schnell da, als wenn man mehrmals zur Apotheke fahren muss. Und der Aspekt der Nachhaltigkeit wird dadurch auch relativiert.

07.05.2019

Sollte ich heute meine letzte Anwendung in der Chemo-Ambulanz gehabt haben? Laut Plan hatte ich meinen letzten Antikörper. Bevor ich zu meinem Termin fuhr, habe ich mich noch mit einer guten Bekannten getroffen, die ich im letzten Herbst bei der Antikörpertherapie und vorher bei der Chemo getroffen hatte. Da wir inzwischen an verschiedenen Tagen unsere Anwendung hatten, haben wir uns so auf einen Kaffee getroffen und nett geklönt. Ich hoffte, dass der Kontakt auch weiterhin bestehen bleibt, denn sie ist eine ganz liebe Person.

Kurz nach zwölf war ich bei der Chemo-Ambulanz und habe mich zu meiner »letzten Antikörper-Sitzung« angemeldet. Als Dankeschön hatte ich für die Chemo-Schwestern etwas Nervennahrung mitgebracht. Das war dort immer gern gesehen und fand reißenden Absatz. Heute war aber irgendwie beim Anstechen meines Ports der Wurm drin. Die Schwester hatte beim Mal schon Probleme und vermutete, der Port sei nach hinten gekippt. Heute wieder das Problem mit dem Finden. Das war zwischendurch ziemlich schmerzhaft und die Schwester hat dann abgebrochen und ihrer Kollegin Bescheid gesagt. Also kam die dienstälteste Schwester und hat nochmal Hand angelegt. Beherzt und mit gutem Zureden fand sie den richtigen Zugang zum Port und sie konnte Blut abnehmen. Anschließend bin ich runter zur Strahlentherapie gegangen, wo ich bei meinem Strahlen-Arzt noch das Gespräch hatte. Er wollte mich ein halbes Jahr nach Ende der Bestrahlung noch einmal sehen. Der Arzt war einer der nettesten Ärzte im Hause Hancken und fragte gründlich nach meinem Befinden, kontrollierte die inzwischen einigermaßen verheilte Brandwunde unter dem Arm und stellte fest, dass meine bestrahlte Brust immer noch dunkler und wärmer war als die andere. Ob und wann sich das angleichen würde, wusste der Arzt nicht. Wegen meiner Müdigkeit, Knochenschmerzen und Konzentrationsproblemen machte er mir nicht viel Hoffnung. Wenn ein dreiviertel Jahr nach Chemo-Ende noch solch starke Probleme vorhanden waren, dann KÖNNTE es sein, dass sie bleiben. Er hatte außer Bewegung (mache ich jeden Tag plus Yoga und Walken) und viel Obst und Gemüse (wenn nicht ich, wer dann?) keine weiteren Tipps für mich. Leider müsse ich mich wohl darauf einstellen, zu denjenigen zu gehören, die unter den Langzeitfolgen der Chemo leiden werden. War zwar eine sehr unschöne Aussage, aber immerhin war er ehrlich mit mir.

Zurück zu meinen Chemo-Schwestern und meinem letzten Cocktail-Abholen. Ich dachte, er wäre schon aus der Apotheke gekommen, da ich mindestens eine Stunde – mit Wartezeit – beim Strahlendoc war. Pustekuchen. Keine Antikörper da. Ich musste dann noch etwa 15 Minuten warten, bis die Medikamente aus der Apotheke kamen und ich das letzte Mal angeschlossen wurde.

Nach einer Dreiviertelstunde war ich dann durch und konnte mich bei den Chemo-Schwestern mit »Ich hoffe, wir sehen uns (hier) nie wieder« und einem zünftigen »Frohe Weihnachten und Guten Rutsch« verabschieden. Das sorgte immerhin für einen Lacher beim Personal, aber auch bei vielen Patienten. Ich glaube, jeder dort fieberte dem Moment entgegen, wenn es heißt – LETZES Mal.

Da ich in der letzten Nacht kaum hatte schlafen können, war ich anschließend total platt. Konnte mich aber leider nicht hinlegen. Ich habe meinen heutigen Yoga-Kurs abgesagt, denn außer »sterbender Schwan« und »schlafender Hund« hätte ich nichts zustande bringen können.

10.05.2019

Meine Arztwoche ging weiter, denn gestern hatte ich meinen Kontrolltermin beim Hals-Nasen-Ohren Arzt. Meine Nase tat inzwischen wieder weh, war wieder krustig und borkig geworden und oft hatte ich Nasenbluten. Mein HNO fragte mich, wie es mir geht, woraufhin ich meinte, es könnte besser sein. Er war ganz erstaunt, da ich ja Antibiotika und auch eine andere Nasensalbe bekommen hatte. Als er aber mit seiner Lupe in meiner Nase nachschaute, meinte er, oh, das habe ich mir aber besser vorgestellt. Tja, sagte ich, ich auch. Wir mussten dann schon etwas lachen über unser Wortspiel. Er hat einen Abstrich von der Nasenschleimhaut gemacht und mir eine neue, cortisonhaltige Salbe aufgeschrieben. Diese Salbe war natürlich wieder nicht in der Apotheke meines Vertrauens vorhanden und musste bestellt und angerührt werden. Also wieder ein Tag Verzögerung und wieder zusätzlich durch die Gegend fahren.

In dieser Woche hatte ich auch noch ein Informationsgespräch beim SOVD (Sozialverband Deutschland), wie es mit mir weitergehen würde, wenn ich bis zum Ende meiner 78 Wochen immer noch nicht arbeitsfähig war. Von der Krankenkasse habe ich Anfang der Woche die Rückmeldung bekommen, zu wann ich »ausgesteuert« werden würde. Bis zu diesem Zeitpunkt – am besten aber schon vorher – muss ich mich beim Arbeitsamt melden und »Nahtlosübergangsgeld« beantragen. Das Arbeitsamt würde dann für einen bestimmten Zeitraum zahlen, mich aber wohl umgehend beim Amtsarzt vorstellen, der meine Arbeitsfähigkeit prüfen würde. Vom Arbeitsamt würde mir wohl auch eine Reha ans Herz gelegt werden. Da ich aber schon dabei bin einen Reha-Antrag zu stellen, bin ich hier ja schon ein Schritt weiter. Wenn alle Stricke reißen und ich nicht als arbeitsfähig eingestuft werde, dann müsste ich Erwerbsminderungsrente einreichen. Aber ich hoffte ja, dass ich nach der Reha langsam wieder loslegen kann.

14.05.2019

Das Wochenende war einigermaßen ruhig und entspannt. Da gestern Muttertag war, hatte ich meine Mutter und Schwiegermutter zum Vier-Gänge-Menü eingeladen. (Meine kleine Tochter fragte, ob das so heißt, weil die Kellner dann viermal laufen müssten - auch eine gute Sichtweise). Ich hatte leckere Spargelsuppe als Vorspeise, dann Feldsalat mit Honigtomaten, Lachs und Weintrauben. Als Hauptgang Bandnudel-Spargelauflauf - und als Dessert leckeres Eis. So dick genudelt brauchten wir einen Spaziergang und sind dann zum Kunsthandwerkermarkt in der Nähe gefahren. Dort liefen mir wieder Bekannte über den Weg, dich mich einfach nicht erkannt haben. So langsam sollte man mich doch mit den kurzen, grauen Haaren erkennen, oder?

Im Herbst möchte ich gern wieder zur Reha und spätestens anschließend endlich wieder arbeiten. Leider hatte die Frauenärztin ihren Teil des Reha-Antrages noch nicht ausgefüllt, nun hoffte ich, dass sie das schnell nachholt, damit ich meinen Antrag mit Wunschzeitraum stellen kann.

Ich möchte sehr gerne in den Herbstferien los, bzw. kurz davor. Wenn meine Mädels schulfrei haben, dann kann ich mich entspannter auf die Reha einlassen und mach mir keine Gedanken, ob Zuhause alles klappt, ob sie für Arbeiten lernen und ob alle Fahrdienste klappen. Außerdem wird sicherlich das Arbeitsamt auch nach einer Reha fragen, und dann kann ich schon mal Eigeninitiative signalisieren.

Ende des Monats treffe ich mich mit meiner Chefin. Ich war nach wie vor in engem Kontakt mit ihr und hoffe, dass ich im Herbst wieder zum Team stoßen darf. Das wäre schön, denn der Job hat mir Spaß gebracht.

Ich habe bei der Koordinierungsstelle Frauen & Wirtschaft im Landkreis Rotenburg (Wümme) gearbeitet und war für den Sonderschwerpunkt geflüchtete Frauen zuständig. In regelmäßigen Vorträgen habe ich die Frauen mit Migrationshintergrund über ihre Rechte - und Pflichten - in Deutschland aufgeklärt, habe ihnen aufgezeigt, was Frau bei uns in Deutschland alles erreichen könnte, wenn Frau wollte. Nebenbei habe ich noch Pressearbeit gemacht und Soziale Medien betreut.

15.05.2019

Gestern wurde ich doch mal positiv überrascht. Eine Dame vom Service-Center des Arbeitsamtes rief mich an. Ich muss mich demnächst beim Arbeitsamt melden, da Ende Juli meine 78 Wochen Krankengeldbezug rum sind. Da ich bezüglich des Arbeitsamtes nicht viel Erfahrung hatte, habe ich vor einigen Tagen versucht, über die Service-Hotline Infos zu bekommen, wo ich mich melden muss. Nachdem ich fast zehn Minuten in der Warteschleife hing, wurde ich mit einem Mitarbeiter verbunden, der Deutsch nicht unbedingt als Hauptfach in der Schule hatte. Zudem war er sich in dem Gespräch auch nie sicher, ob das, was er mir sagte, auch richtig war. »Eigentlich müssten Sie« - »Ich glaube, am besten wäre«. Da ich zeitgleich eine E-Mail an das Servicecenter geschickt hatte, kam gestern der Rückruf einer sehr, sehr netten Mitarbeiterin. Sie wollte mir sagen, an welche Außenstelle ich mich nun nach der Umstrukturierung wenden müsste. Im gleichen Atemzug meinte sie, der Kollege, der schon mit mir gesprochen hat, hätte ja auch schon mal alle Daten aufnehmen können. Und da wir beide gerade Zeit hatten, hat sie mich dann alles Wichtige abgefragt. Letzter Arbeitgeber, wann und welcher Schulabschluss, wann und wo die Ausbildung und solche historischen Dinge. Die hätte ich beim persönlichen Vorsprechen im Amt nicht alle im Kopf gehabt. Sie fragte mich auch, ob ich die weiteren Unterlagen online oder auf Papier ausfüllen möchte. Da ich nicht lange am PC sitzen und konzentriert viele Zettel ausfüllen kann, bat ich darum, mir das Pamphlet zuzusenden. Sie erklärte mir auch das weitere Prozedere. Sobald ich nun Post vom Arbeitsamt bekomme, muss ich ganz schnell den Gesundheitsfragebogen ausfüllen und umgehend per Post oder per Mail zurücksenden, zusammen mit der Info, dass der MD (Medizinische Dienst) sich bei den Ärzten erkundigen kann, wie der Stand der Dinge ist. Bis zum Ablauf der 78 Wochen-Frist müsste ich mich spätestens persönlich im Arbeitsamt gemeldet haben, damit mein Anspruch auf Arbeitslosengeld nicht erlischt. Ich war wirklich positiv überrascht von der Hilfsbereitschaft der Mitarbeiterin und habe mich sehr herzlich bei ihr bedankt. Die Fragen, die sie mir alles gestellt hat, hätte ich vor Ort im Arbeitsamt so nicht beantworten können.

Heute hatte ich wieder meinen Lieblings-Sport-Kurs. Es hat super viel Spaß gebracht und ich konnte sogar ohne Sauerstoffzelt mitmachen. Ich hoffte (mal wieder), dass es nun endlich bergauf geht. Die Choreografie war sehr gut und die Trainerin versprühte so viel Energie, dass man einfach Spaß haben und mitmachen musste.

Nachmittags wollte meine kleine Tochter eigentlich zum Reiten zu ihrem Pflegepferd. Als wir an der Weide angekommen waren, fragte sie mich, ob ich den Schlüssel für den Schuppen eingesteckt hätte. Leider hatte weder ich noch sie selbst an den Schlüssel gedacht und ohne Zaumzeug und Sattel konnte sie nichts mit dem Isländer anfangen. Ich hatte aber keine Zeit und keine Lust, wieder nach Hause zu fahren, um den Schlüssel zu holen. Also musste sie heute auf das Reiten verzichten, und da wir am Wochenende mit der Color Line nach Oslo fahren und dort zwei Nächte bleiben, dauerte es bis zum nächsten Reiten noch eine Weile.

Abends hatte ich endlich mal wieder Gelegenheit, mich mit einer alten Bekannten zu treffen. Leider hatten wir in der letzten Zeit wenig Möglichkeiten, uns zu treffen und haben nur geschrieben, aber der Kontakt war nie abgebrochen. Ein leckerer Angus-Burger und abwechslungsreiche Themen. Natürlich haben wir auch mal über meine Krankheit gesprochen, aber auch viel über früher, jetzt und die Zukunft im Allgemeinen. Ich finde es immer schön, wenn jemand vielseitig interessiert ist und nicht nur Kindererziehung oder Krankheiten im Vordergrund einer Unterhaltung stehen. Der Abend schrie nach Wiederholung.

22.05.2019

Die letzten Tage waren sehr schön – aber gleichzeitig auch sehr anstrengend.

Wir haben einen kleinen Kurztrip nach Oslo gemacht. Die Kinder hatten wegen mündlichen Abiturs drei Tage schulfrei, so dass wir die »Minikreuzfahrt« von Kiel nach Oslo mit zwei Übernachtungen in der norwegischen Hauptstadt gebucht hatten. Die Kinder mussten im letzten Jahr auf so vieles verzichten, zurückstecken und hatten keinen Urlaub mit mir. Mein Traum war immer, eine Kreuzfahrt zu machen. Mit dieser Minikreuzfahrt konnten wir mal in die Materie hineinschnuppern. Für die Kinder war es eine aufregende Zeit.

Meine kleine Tochter hatte von Freitag auf Samstag noch bei einer Schulfreundin Geburtstag gefeiert und dort auch übernachtet. Auf dem Weg zur Elbfähre haben wir die Lütte abgeholt und sind bei herrlichstem Sonnenschein über die Elbe gefahren. Ich hatte einen Picknickkorb gepackt und wir konnten gemeinsam an der frischen Luft frühstücken. Die Straßen waren einigermaßen frei und wir waren rechtzeitig in Kiel. Das Parkhaus, dass wir gebucht hatten, war Luftlinie nicht weit weg, aber der Weg dahin war steinig und schwer. Erst funktionierte der Fahrstuhl nicht und wir mussten aus dem 4. Stock mit dem Gepäck runter – zum Glück hat meine große Tochter den einen Trolli getragen – dann mussten wir einen großen Bogen laufen, damit wir zum richtigen Anleger gelangten. Auf dem Weg zum Schiff merkte ich schon, dass mein Fuß wieder extrem reagierte und schmerzte. Als ob mir der Fuß durchbrechen wollte, die Sohle brannte und die letzten Meter konnte ich mal wieder nur humpelnd gehen. Nach dem Check in hatten wir noch Zeit und wir haben uns in die Wartehalle gesetzt und das Treiben im Hafen beobachtet. Viertel nach eins durften wir an Bord gehen zu unseren Kabinen. Die Zimmerkarten funktionierten erst nicht, also mussten wir nochmal zur Rezeption, um die Karten neu programmieren zu lassen. Mit den funktionierenden Karten sind wir dann kurz in unsere Zimmer, um die Koffer abzustellen. Dann sind wir auf das Sonnendeck gegangen, um beim Auslaufen in Kiel die Aussicht zu genießen. Das Wetter spielte mit und wir konnten lange auf dem Sonnendeck sitzen. Mein Fuß wollte nicht mehr und ich hatte keine Kraft mehr, noch viel an Bord umherzulaufen. Als mir dann doch zu kalt wurde, bin ich in die Kabine zurück und habe mich hingelegt. Abends haben wir dann in unserer Kabine ein Picknick veranstaltet. Ich mochte gar keinen Schritt mehr gehen, selbst der Weg zum Klo war für mich extrem schmerzhaft und mir schossen mehrmals die Tränen in die Augen. Mein Mann ist mit Kindern zum Sonnenuntergang an

Deck gegangen und hat für uns Fotos gemacht. Mein Handy passte sich meinem Fuß an und zickte ebenfalls gewaltig rum. Irgendwie klappte es nicht mit der Datennutzung und dem WLAN. Ich entschloss mich, richtig Urlaub zu machen und habe das Handy einfach ausgemacht und ausgelassen.

Die Nacht war nicht so prall. Mein Fuß schmerzte, die Klimaanlage brummte und mein Mann schnarchte. Die Belohnung für diese Nacht war das große Frühstücksbuffet am nächsten Vormittag. Wir waren gleich um 7 Uhr da und hatten Glück, einen Fensterplatz zu ergattern. Bei leckeren Köstlichkeiten konnten wir das Einlaufen in Richtung Oslo genau verfolgen. Die schroffe Landschaft, die kleinen Inseln und die vielen Boote waren sehr faszinierend. Um zehn Uhr mussten wir das Schiff verlassen. Irgendwie war da aber der Wurm drin, es dauerte ziemlich lange, bis wir raus waren. Schließlich haben wir uns ein Taxi genommen und sind zum Hotel gefahren. Es war zwar nicht weit, aber zum einen wussten wir in dem Moment noch nicht, wie wir gehen sollten, und zum anderen konnte ich gar nicht weit laufen. Im Hotel war unser Zimmer noch nicht fertig, also haben wir unser Gepäck an der Rezeption abgegeben und uns erkundigt, wie wir in die Innenstadt gelangen. Wir hatten echt Glück, denn bis zur Innenstadt waren es nur ein paar Minuten zu Fuß. Und so haben wir uns auf den Weg gemacht und sind in die Stadt gehumpelt. Dort habe ich mich auf eine Bank gesetzt, während meine Familie bei der Tourist-Info den Oslo Pass gekauft hat. Mit dem Oslo Pass konnten wir die öffentlichen Verkehrsmittel, Fähren usw. in Oslo und zahlreiche Museen kostenlos nutzen bzw. besuchen. Mit der Tram sind wir zum Skulpturenpark gefahren, der an einem Hang liegt. Die Skulpturen waren im bewaldeten Berg verteilt und ich hatte schon Schweißausbrüche vor Schmerzen, bevor ich überhaupt am Eingang war. Ich habe mich dann auf eine Bank gesetzt, meine Leute sind weitergegangen und haben sich die Skulpturen angeschaut. Als ich da so allein auf meiner Bank saß, liefen mir die Tränen runter. Tränen voller Schmerz. Schmerz im doppelten Sinne. Zum einen, weil mir mein Fuß total weh tat und ich am liebsten nie wieder aufgestanden wäre, zum anderen, weil ich mir so nutzlos vorkam. Ich war noch nicht einmal in der Lage, mit meinen Kindern in einem Park spazieren zu gehen. Da saß ich nun und heulte vor mich hin. Meine große Tochter hatte mir ihr Handy dagelassen, damit ich etwas Musik hören konnte. Also habe ich mir mit Tränen in den Augen Genesis angehört und in alten Erinnerungen geschwelgt.

Später in der Stadt haben wir eine Burg besichtigt. Sogar die Kinder fanden es interessant, durch die Gänge und alten, majestätischen Räume zu gehen. Ich habe mich zusammengerissen und nachdem ich eine Schmerztablette genommen hatte, ging es einigermaßen mit meinem Fuß, und ich konnte wenigstens langsam mit meiner Familie den Nachmittag verbringen. Nachdem wir noch das Widerstandsmuseum besichtigt hatten, sind wir langsam - mit Pausen - zum Hotel zurück und haben erstmal alle geduscht und erneut unseren Picknickkorb geplündert. Das Wetter in Oslo war total schön und auch schon einigermaßen warm, also sind wir nochmal raus und haben uns den Hafen angeschaut. Dort sprangen die ersten Wagemutigen sogar mit tollkühnen Sprüngen in die See.

Die Hafencity war sehr schön und wir hatten viele Möglichkeiten, uns irgendwo hinzusetzen und das Wetter zu genießen. Irgendwann sind meine Kleine und ich zum Hotel zurückgekrochen und mein Mann war mit meiner großen Tochter noch ein Stück durch den Hafen gegangen, um die Angler auf der anderen Hafenseite zu beobachten.

Am nächsten Morgen hatten wir ein super leckeres Frühstück im Hotel. Ich war sehr positiv überrascht ob der großen Auswahl. Das Wetter war nicht ganz so prima, es nieselte ein wenig. Also sind wir zum Hafen gegangen, der ja zum Glück ganz in der Nähe war. Mein Fuß war zwar etwas besser, aber lange Wege waren immer noch nicht machbar für mich. Vom Hafen fuhr die Fähre zur Halbinsel, auf der wir uns drei Museen ausgesucht hatten. Zuerst waren wir im »Fram-Museum«, ein sehr interessantes und lehrreiches Museum zum Thema Polarexpeditionen in früherer Zeit. Die Möglichkeiten, sich in seiner Muttersprache zu informieren, waren fast überall gegeben und auch für die Kinder war vieles altersgerecht dargestellt. Wir waren über drei Stunden in dem Museum und hätten noch mehr Zeit dort verbringen können, aber wir wollten die beiden anderen Museen auch noch besuchen. Als wir aus dem Museum kamen, fuhr gerade das Schwesternschiff unserer Fähre aus dem Hafen und ein weiteres Kreuzfahrtschiff legte gerade ab. Das Spektakel mussten wir uns natürlich anschauen. Das Maritime Museum war in unserem Oslo Pass ebenfalls enthalten und wir brauchten keinen Eintritt zu zahlen. Dies Museum war zwar auch interessant, aber nach dem wir vorher das Fram-Museum gesehen hatten, war das so, wie vom Porsche in einen Fiat Panda umzusteigen. Trotzdem fanden meine Mädels das Museum spannend und haben einiges gesehen.

Zum Abschluss unseres Museum-Marathons haben wir noch das Kon-Tiki-Museum angesehen. Hier wurde eindrucksvoll gezeigt, wie ein Norweger 1947 allen Vorhersagen zum Trotz in einem Holzfloss den Pazifik überquerte. Sicherlich ein spannendes Thema, auch gut dargestellt – aber mein Kopf war inzwischen kurz vorm Platzen und mein Fuß wollte auch nicht mehr.

Also sind wir langsam, aber sicher zur Fähre zurück und haben in die Hafencity übergesetzt. Zum Abendessen haben wir uns ein nettes kleines Lokal gesucht und von dort das Treiben in der Innenstadt beobachtet. Die Norweger waren mir sehr suspekt. Sehr viele Sportler, die durch die Stadt joggten oder mit dem Fahrrad unterwegs waren. Zudem hatte nahezu jeder zweite einen »Knopf im Ohr«, je kleiner, desto besser.

Nach dem Essen sind wir ins Hotel zurück und wollten eine Runde Knif-feln - und ich meinen Fuß hochlegen. Im Zimmer mussten wir feststellen, dass uns ein paar Dinge fehlten. Unser Picknick-Teller und Messer, mit dem meine Tochter morgens noch ein paar Kräcker mit Nutella beschmiert hatte, und zwei nagelneue Angelmagazine meines Mannes. Die hatte er auf dem Nachtschrank liegen. Warum das Reinigungspersonal die Dinge entsorgt hatte, wusste keiner an der Rezeption. Der Rezeptionist holte mich nochmal zur Kellerbegehung - ich sollte in den Wirtschaftsräumen der Küche nach meinem Teller Ausschau halten. Obwohl wir in mehrere Räume geguckt haben, war nichts zu entdecken. Aber nun kenne ich die Küchenräume im Thon-Hotel.

Auch an diesem Abend haben wir noch eine kleine Runde durch Oslo gedreht und uns mit der näheren Umgebung vertraut gemacht. Wieder waren zahlreiche Jogger und Radfahrer unterwegs.

Am Dienstag hieß es nochmal lecker frühstücken und noch eine kleine Runde durch Oslo drehen. Wir wollten eigentlich Richtung Oper und dort auf das Dach klettern, aber das war mir zu anstrengend. Mein Fuß wollte das nicht. Also sind wir im Stadtkern geblieben und haben meiner kleinen Tochter noch einen sehnli-chen Wunsch erfüllt. Wir haben uns den königlichen Palast angesehen - jedenfalls von außen. Wir haben sogar die Wachablösung gesehen, das war sehr spannend. Anschließend haben wir uns noch etwas für das Picknick an Bord gekauft und hatten Glück, dass der Verkäufer im Geschäft sogar Deutsch sprach.

An Bord hatten wir wieder unsere beiden Kabinen auf Deck 8, die Kinder sogar die gleiche wie auf dem Hinweg. Wir haben diesmal cleverer gehandelt. Mein Mann und meine große Tochter haben die Koffer in die Kabinen gebracht, meine kleine und ich sind schon auf das Sonnendeck gegangen und haben uns eine Liege reserviert. Das Wetter war klasse und wir haben lange draußen in der Sonne gesessen. Meine kleine Tochter war im Spaßbad, sie hatte ihren Badeanzug mit und hat sich dort ausgetobt. Nach unserem Picknick sind wir noch in die Show gegangen. Die war sehr gut, tolle Tänzer und supertolle Sänger. Danach sind wir noch auf das Sonnendeck gegangen und haben uns den Sonnenun-tergang angeschaut. War ein entspannter Abend. Am nächsten Morgen haben wir noch lecker gefrühstückt und auf dem Sonnendeck die Einfahrt nach Kiel genossen. Das Wetter war leider nicht mehr so schön, halt typisch norddeutsch. Aber wie heißt es so schön bei uns - es gibt kein schlechtes Wetter, nur die falsche Kleidung.

So schnell war ein Kurzurlaub zu Ende und der Alltag hatte uns wieder. Ich habe die Tage sehr genossen und auch die Kinder waren glücklich, mal Zeit mit mir zu verbringen. Auch wenn ich nicht so fit war, wie ich es gern gewesen wäre, so haben wir endlich mal was mit der Familie gemacht, raus aus dem Alltagstrott und neue Eindrücke gewonnen.

Der Abstrich war nach über einer Woche dann auch zurück. Laut Aussage des HNO hatte ich eine bakterielle Entzündung in der Nase und ich sollte ein Antibiotikum nehmen. Eigentlich wollte die Arzthelferin das Rezept noch zur Apotheke geben, damit ich es noch abholen konnte. Leider hat sie es vergessen und so musste ich bis nach dem Kurztrip warten, bevor ich an das Medikament kam. Meinen Kontrolltermin musste ich auch verschieben, denn bevor ich das Medikament nicht nehmen konnte, konnte es nicht wirken und entsprechend konnte der HNO nichts kontrollieren. Diese Logik verstand auch die Arzthelferin und hat mir einen neuen Termin gegeben.

Kürzlich war bei uns im Ort eine Veranstaltung auf dem Saal, zu der meine Familie und ich auch gegangen sind. Wir waren einigermaßen rechtzeitig da und ich legte meine Jacke über einen Stuhl an einem großen Tisch. Nach und nach kamen auch andere auf den Saal und suchten sich einen Platz. Bezeichnenderweise setzte sich keiner zu mir, und wäre meine Tochter nicht neben mir gewesen, hätte ich mutterseelenallein dort gesessen. Haben denn immer noch alle Angst, dass Krebs ansteckend sein könnte? Oder dass ich nur über Krankheit reden würde? Ich kam mir so nutzlos vor, so ungewollt und ungeliebt, ja fast schon ausgestoßen vor. Ich habe mir das ganze Spektakel eine Dreiviertelstunde angeschaut und bin dann gegangen.

27.05.2019

Heute war ich mal wieder bei meinen ehemaligen Arbeitskolleginnen. Ich bin immer noch in gutem Kontakt zu meinen Mädels und sie hoffen, dass ich bald wiederkomme. Das hoffe ich auch, aber leider dauert es noch etwas. An so einem Tag wie heute hänge ich mal wieder extrem durch. Ich bin so müde, am liebsten hätte ich mich mittags kurz hingelegt, aber ich hatte noch Krankengymnastik und Manuelle Lymphdrainage und anschließend noch einen Termin beim Osteopathen. Der Osteopath gab mir den Tipp, meine Atmung zu intensivieren. Durch die Nase einatmen, durch den Mund ausatmen - dazu die ganze Luft in den Bauch atmen. Der Therapeut hat mir noch ein paar weitere Übungen gezeigt, die mir helfen sollten, den Brustkorb aufzudehnen und meinen Oberkörper wieder beweglich zu machen.

28.05.2019

Heute habe ich mich mit meiner Chemo-Freundin in Stade getroffen. Sie hatte die Kiel-Oslo Tour am Wochenende mit ein paar Mädels gemacht. Während wir am Wochenende zuvor eine Ostsee, glatt wie ein Babypopo, hatten, war es wohl sehr unruhig und die Mahlzeiten bei dem Seegang eine Herausforderung. Aber ansonsten hatte sie auch ein schönes Wochenende und konnte nochmal Seeluft tanken, bevor sie gestern ein CT hatte. Leider ist ihr Tumor gewachsen. Morgen erfährt sie, wie es weitergeht. Oh Mann, sie ist eine so Liebe und muss nun wieder zittern, bangen und wieder eine Therapie machen.

Nachmittags wollte ich eigentlich noch meine Übungen machen und habe mir den Fernseher bei meiner Zappelmaschine angemacht. Dabei habe ich herausgefunden, wozu wir den kleinen Zeh haben. Er findet auch im Dunkeln Geräte, die im Schlafzimmer stehen. Aua, das tat ganz schön weh und ich habe mein Repertoire an Schimpfwörtern erweitert. Mein kleiner Zeh tat den ganzen Tag noch weh, ich glaube, der hat was abbekommen. Dabei möchte ich doch morgen früh zum Sport. Wie kann ein so kleiner Zeh nur so wehtun ...

29.05.2019

Mittwochs war ich immer gern beim Sportkurs und versuchte, so gut es ging der Choreografie zu folgen. Heute war ich einigermaßen fit und ganz stolz, dass ich die Schrittfolgen schnell hinbekommen habe. Nach wie vor machte ich keine Drehungen und Sprünge mit, aber das meiste andere. Es tat gut, so langsam wieder in Schwung zu kommen, ich hoffte, dass es so weitergeht und ich endlich wieder ein wenig meiner alten Kondition wiederbekomme. Leider machte mir die Fibromyalgie immer noch einen großen Strich durch die Rechnung und mir taten immer noch extrem die Füße und Beine weh. Aber - aufgeben ist keine Option.

Was mich immer noch stark nervte, war die extreme Müdigkeit die mich immer noch plagte. Ich kam ohne Pause nicht durch den Tag und wenn ich länger am PC saß, dann ließ meine Konzentration immer noch schnell nach. Leider vergaß ich öfters etwas. Ich wollte meine Kinder etwas fragen, und verlor oft den Faden. Vieles habe ich mir dann einfach aufgeschrieben, damit es nicht weg war.

Meine Beine schmerzten immer noch extrem. Besonders Berührungen waren unangenehm und selbst nachts im Bett wusste ich manchmal nicht, wie ich liegen sollte.

Ich wartete darauf, dass es bald besser wird, aber manchmal verlor ich dabei den Mut.

30.05.2019

Vatertag bei schlechtem Wetter. Die heutigen Temperaturen um die 15 Grad und mehrere Regenschauer haben den diesjährigen Vatertag nicht gerade zu einem

Ausflugstag gemacht. Wir waren heute Mittag bei meiner Mutter zum Spargelessen. Gerade an den Feiertagen versuchte ich zu meiner Mutter zu fahren, so wie ich es früher auch gemacht habe, als mein Vater noch da war. Er fehlt mir so. Heute war Vatertag und mein Vater ist seit 14 Monaten nicht mehr bei uns. Aber er fehlte mir immer noch so sehr. Die Trauer hört nie auf ...

01.06.2019

Die Temperaturen stiegen langsam an und für die nächsten Tage werden Temperaturen um die 30 Grad angekündigt. Gestern war ich morgens beim Sport und habe versucht, drei Runden an meinem Gerätezirkel zu schaffen. Das war bei der komischen Gewitterluft eine ganz schöne Herausforderung und mir lief der Schweiß nur so runter. Ich habe mich aber durchgebissen und es geschafft. Eigentlich wollte ich meine neuen Einlagen für meine Schuhe abholen, aber die waren leider noch nicht fertig. Ich habe das erste Mal einen neuen Anbieter bei uns in der Nähe ausprobiert - leider war das keine gute Idee. Beim Ausmessen musste man extrem viel Geduld mitbringen. Die Dame am Empfang meinte damals zu mir, ich sollte kurz Platz nehmen, dann würde es gleich losgehen. Ja, da saß ich dann eine halbe Stunde und nichts passierte. Keine Info, ob und wann es weitergehen würde. Ich bin irgendwann gegangen und ein paar Tage später nochmal hin. Da ging es einigermaßen schnell und ich dachte, es sei eine Ausnahme gewesen. Beim Abholen meiner Einlagen aber wieder das gleiche Spiel. Die Einlagen waren nicht fertig, und um das festzustellen, brauchte die Dame am Empfang fast zehn Minuten. Naja, nun muss ich nächste Woche nochmal hinfahren.

Heute waren die Temperaturen schon sehr hoch und da ich nächste Woche Geburtstag habe, wollte ich langsam anfangen, mein Wohnzimmer fertigzumachen. Also habe ich angefangen, Fenster zu putzen und Gardinen zu waschen. Die Gardinen habe ich die ganze Zeit nicht waschen können, das war mir einfach nicht wichtig und ich hatte nicht die Kraft dafür. Nun ist unsere Kamin-Saison vorbei und ich will endlich wieder mein Zuhause so haben, wie ich es mag. Also war heute Wohnzimmer-Großputz angesagt. Immer in Etappen, aber dafür war ich heute Abend einigermaßen zufrieden mit dem Ergebnis.

Der Tag war ziemlich anstrengend für mich, meine Füße und Beine haben sich abends ziemlich beschwert. Meine Füße taten mir sowieso weh, jeder Schritt war eine Qual, und Schuhe anzuziehen war eine Herausforderung. Meine Beine waren ebenfalls sehr schmerzempfindlich, bestimmte Kleidung konnte ich kaum noch tragen. Wenn der Stoff zu rau oder der Schnitt zu eng war, dann musste ich mir etwas anderes anziehen.

02.06.2019

Ein super heißer Frühsommertag. Temperaturen von über 30 Grad machten den heutigen Sonntag zu einer Herausforderung für jeden Kreislaufgeplagten. Ich hatte für heute eine Überraschung für die Kinder geplant. Sie wussten nicht, wo wir hinwollten. Sie hatten nur die Info, dass wir mit beiden Omas los wollten und dass sie sich was Schickes anziehen sollten. Kurz nach elf sind wir dann mit gut gefüllten Picknickkörben losgefahren und die Stimmung war trotz der steigenden Temperaturen gut. Bis wir beim Parkplatz unseres Ziels waren, hatten die Mädels keine Idee, wo wir hinwollten. Ich hatte Karten für den König der Löwen besorgt, ein Musical, das mein Mann und ich schon mehrmals gesehen haben, aber die Kinder noch nie. Die waren total begeistert. Bevor wir in die 14 Uhr Vorstellung gegangen sind, haben wir ein nettes Picknick genossen. Meine Schwiegermutter hatte Blätterteigschnecken, meine Mutter Spagelpäckchen und ich hatte Partybrötchen und gefüllte Croissants gemacht. Das war ein gemütlicher Auftakt im herrlichen Sonnenschein.

Das Musical war sehr schön. Ich liebe die afrikanische Musik, die Freude an der Bewegung und die großartige Show. Bei ein paar Liedern schossen mir die Tränen in die Augen, denn sie erinnerten mich stark an meinen Vater. Eins der Lieder hatten wir auch bei der Beerdigung gespielt, das war natürlich sehr emotional für meine Mutter und ich.

Trotz der Tränen war das ein schöner Nachmittag. Hinterher sind wir noch zusammen nach Stadersand gefahren, dass ist ein Treffpunkt direkt an der Elbe. Dort war ich früher auch oft, habe auf das Wasser geschaut und die großen Schiffe vorbeiziehen sehen. Auf einer Bank im Schatten haben wir dann die Reste unseres Picknicks verzehrt und den Abend ausklingen lassen. Es war ein schöner Tag, auch wenn er anstrengend war. Wenn ich nun den Vergleich zum letzten Ausflug nach Hamburg (Mary Poppins mit meiner Freundin) ziehe, dann merke ich, dass ich doch etwas fitter bin. Ich war zwar abends erschöpft, aber nicht so mega groggy wie beim letzten Mal.

04.06.2019

Der Ärztemarathon ging weiter. Heute hatte ich meine Kontrolle beim HNO-Arzt und freute mich darauf, seine Frage nach meinem Befinden endlich mal positiv beantworten zu könnten. Das Antibiotikum hatte endlich gewirkt und meine Nase war allmählich schmerzfrei und auch nicht mehr verkrustet und borkig. Dieser Arztbesuch war einer der schnellsten meiner Karriere - ich habe nur gefühlte zwei Minuten im Wartezimmer und drei Minuten im Behandlungszimmer gesessen.

Bis zum nächsten Termin hatte ich noch etwas Zeit, also bin ich zu meinem Optiker gefahren, da ich nicht ganz glücklich mit meiner Brille und noch weniger mit der Situation meiner Kontaktlinsen war. Meine Brille ist zwar neu und war auch nicht billig, aber trotzdem bin ich nicht hundertprozentig zufrieden. Die Brille ist sehr schnell staubig und dreckig und an der Glasseite ist oftmals ein kleiner Dreckpunkt. In der Optiker-Werkstatt wurde meine Brille gereinigt und ein Defekt ausgebessert. Als man mir die Brille gab, musste ich sie gleich noch mal in die Werkstatt geben, da erneut ein Punkt am Seitenrand war.

Während der Wartezeit habe ich mich gleich mal nach Tageslinsen erkundigt. Zurzeit trage ich meistens die Brille und selten die Linsen, da ich in der Ferne mit Brille besser sehen kann. Aber beim Sport mag ich keine Brille, da schwitze ich zu sehr und das ist unangenehm. Nun teste ich mal andere Kontaktlinsen, ich möchte schließlich meine alte Freiheit und Flexibilität wiederbekommen.

Anschließend habe ich mir noch ein paar Schuhe gekauft, in die ich meine Einlagen packen kann.

Mittags hatte ich dann noch einen Termin bei der Psychotherapie. Da ich durch meine Fibromyalgie immer mit chronischen Schmerzen zu kämpfen habe und das Päckchen Brustkrebs obendrauf, hatte man mir nahegelegt, eine Psychologin zu kontaktieren. Bei meiner üblichen Therapeutin musste ich aus Krankenkassen-Abrechnungsgründen pausieren und musste mir einen neuen Ansprechpartner suchen. Da wartete ich auf meinen Termin und als ich endlich drankam, nahm die Psychologin meine Anamnese (Daten und Vorgeschichte) auf. Als sie alles Wichtige notiert hatte (dabei hatte ich noch gar nicht von dem Tod meines Vaters erzählt), erzählte sie mir, dass die Praxis Aufnahmestopp hatte und man mich gar nicht behandeln könne. Sie würde mir eine Reha empfehlen. Wann sie wieder Patienten aufnehmen, konnte sie mir nicht sagen. Ich fühlte mich, gelinde gesagt, ziemlich verarscht. Warum hat man mir das nicht gleich gesagt? Warum macht man jemanden Hoffnung auf eine Therapie, die mich in der Schmerztherapie unterstützt, wenn dann doch kein Platz frei ist. Ich verstehe das nicht.

09.06.2019

Da meine Einlagen noch nicht perfekt passten, musste ich nochmal zur Orthopädie und um Nachbesserung bitten. Da ich bei den letzten Malen immer extrem lange warten oder auch unverrichteter Dinge wieder gehen musste, hatte ich diesmal schon mal eine Selter und ein dickes Buch eingepackt. Diesmal war eine andere, freundliche Dame am Empfangstresen und bat mich, »kurz« Platz zu nehmen. Also setzte ich mich auf meinen Stammplatz, mit dem ich inzwischen schon »per Du« bin, trank einen Schluck Selter und holte mein - dickes - Buch raus. Meiner

Tochter, die ich vorher zum Reiten gebracht hatte, hatte ich schon gesagt, dass ich nicht wüsste, wann ich wiederkommen würde und sie ausreichend Zeit zum Rumtüddeln beim Pferd hätte. Und wie ich da so saß, mein Buch las, den vorbeilaufenden Menschen brav freundlich zunickte und grüßte, kam ein weiterer netter junger Mann vorbei, der sich seinen Kaffeebecher auffüllte. Er sprach mich an, dass es doch inzwischen selten sei, dass noch jemand in einem Buch lesen würde und nicht auf irgendeinem Display schaue und wische. So kamen wir ins Gespräch und als ich meinte, ich hätte das Buch immer dabei, wenn ich mal irgendwo länger warten müsse, da schaute er etwas überrascht und meinte, die Nachbesserung der Einlagen würde etwas dauern. Als ich ihm erwiderte, dass ich mal wieder zum »kurz warten« geparkt wurde, noch niemanden weiter gesehen hätte und dies ja schon aus Erfahrung kennen würde, wurde der junge Mann hellhörig und fragte mich nach meinem Namen. Ich hatte vor einigen Tagen eine »Google-Rezension« geschrieben und meine Erfahrung geschildert – dies hatte der junge Mann, der sich als Chef des Betriebes entpuppte, bereits zum Anlass genommen, über eine Neuorganisation und Terminvergabe nachzudenken. Wir kamen also ins Gespräch und er schaute, wann seine Mitarbeiterin für mich Zeit hätte. Ein Kunde war noch vor mir. Das ist ja auch kein Problem und jeder möchte vernünftig bedient werden – aber eine kleine Info vom Empfang, wie lange es eventuell dauern würde, wäre schön und würde die Situation entspannen. Die Wartezeit überbrückten wir mit Fachsimpeln über Service und Dienst am Kunden (ich komme auch aus dem Servicebereich und habe schon als Kind im Verkauf geholfen), über Spiekeroog (wir sind als DLRG-Mitglieder jeden Sommer dort als ehrenamtliche Rettungsschwimmer bzw. helfende Begleiter im Einsatz) und über ehrenamtliche Arbeit im Allgemeinen. Auch als mich die Mitarbeiterin holte, kam der Chef mit, schaute nach den Einlagen und gab die entsprechenden Anweisungen zur Nachbearbeitung. Durch die Chemo sind meine Füße immer noch stark angegriffen, so dass ich schauen muss, welche Schuhe ich trage und wie lange ich auf den Schuhen laufen muss. Daher hatte ich auch gleich Probleme, als ich meine Einlagen wenige Stunden getragen hatte. Die freundliche Mitarbeiterin hatte die Einlagen nachbearbeitet und sie an meine mitgebrachen Schuhe angepasst. Das war nun ein angenehmes Gefühl, auf den Einlagen zu laufen. Zwar immer noch nicht wie »früher«, aber schon besser. Ich sollte die Einlagen ein paar Tage ausprobieren und mich bei Bedarf nochmal melden. Ich war sehr positiv überrascht und begeistert, dass man sich meinen Füßen und meinen Anmerkungen so schnell angenommen hat.

Da ich am Freitag Geburtstag hatte und wir am Samstag mit 38 Kindern und elf Betreuern zur Pfingstfreizeit nach Spiekeroog gefahren sind, musste ich in den nächsten Tagen noch einiges vorbereiten. Der Einkauf für die Verpflegung auf der Insel und auch für meinen Geburtstag, die Torte machen und die Terrasse vorbereiten. Meine Eistorte war schon in der Kühlung und so hatte ich nur noch eine Torte zu backen. Es gab leckere Maracuja-Torte. Eigentlich hätte ich am Donnerstag noch zu einem Geburtstag gemusst, der wurde abgesagt, so konnte ich sogar noch zum Zumba gehen. Dort habe ich gemerkt, dass ich doch tatsächlich etwas fitter war als noch Wochen zuvor. Auch wenn es minimale Verbesserungen sind, so freut es mich doch sehr.

Mein Geburtstag war auch sehr schön. Das Wetter hat mitgespielt, so dass wir nachmittags und abends entspannt draußen sitzen konnten. Morgens waren ein paar Damen aus der Nachbarschaft da und wir hatten eine kleine, gemütliche Runde. Nachmittags und abends war dann stetiger Wechsel mit Freunden und Familie. Es war ein wirklich schöner Tag, aber auch anstrengend. Ich weiß nicht, ob es an der Anspannung wegen der Pfingstfreizeit auf Spiekeroog lag oder an meiner Fibro, jedenfalls taten mir die Beine gewaltig weh. Ich mochte gar keine Hose anziehen, da mir allein der Stoff an den Beinen weh tat, aber ohne Hose ging ja auch nicht. Ich musste sogar eine Ibu 600 nehmen, so sehr schmerzte das. Und das hatte ich vor meiner Krebserkrankung und vor meiner Chemo nicht. Ich habe Angst, dass es noch schlimmer wird. Ich möchte doch nicht noch mehr Medikamente in mich hineinwerfen. Durch das Tamoxifen (Antihormontherapie) habe ich schon genug Nebenwirkungen, mit denen ich klarkommen muss.

Die Nacht nach meinem Geburtstag war sehr kurz, denn ich bin am nächsten Tag schon um halb sechs aufgestanden. Wir mussten noch die ganzen frischen Lebensmittel einpacken und sie kühlen. Die Kinder waren alle rechtzeitig am Bus, und nach dem Verladen des Gepäcks und der Lebensmittel sind wir auch gut durchgekommen und waren rechtzeitig an der Fähre. Auch dort hat das Verladen wider Erwarten echt gut geklappt und wir konnten entspannt an Bord gehen. Das Wetter war nicht ganz so schön, aber daran konnten wir nichts ändern. Wie sagte eine der kleinen Teilnehmerinnen so schön - »Ihr seid ja keine Wetterfeen« - das war süß.

Auf der Insel klappte auch alles wunderbar und ich konnte unser Zimmer einrichten (ich war ja mit meinem Mann im DLRG-Heim und nicht in der Strandsporthalle) und bin dann zur Gruppe gegangen. Dort war Vorstellungsrunde und Gruppenregeln angesagt. Bis abends hatte ich dann »frei«, denn wir hatten für nachmittags Kuchen parat. Abends haben wir dann im Garten des DLRG-Heims gegrillt - leider spielte das Wetter nicht mit - aber auch hier hieß es »Augen zu und durch«. Anschließend gab es noch für alle Teilnehmer und Betreuer eine Kugel Eis. Ich hatte drei Sorten zur Auswahl gestellt, die Kinder jeweils in einer Reihe aufgestellt und dann ging es ruck, zuck. 48 Kugeln Eis in weniger als zehn Minuten. Das klappte gut.

Danach war ich ziemlich groggy, habe aber noch die Küche sauber gemacht und mich dann ins Bett gelegt. Meine Beine haben ganz schön gemeckert - besonders im Ruhezustand taten mir die Fußsohlen und das linke Bein kurz über und kurz unter dem Knie wie Hölle weh. Typisch Fibro - nicht das Gelenk oder der Knöchel, sondern die Fasern und Muskeln drum herum.

Am Pfingstsonntag bin ich früh aufgestanden und wieder zur Gruppe, um mit einer anderen Betreuerin das Frühstück vorzubereiten. Zum Glück hatten wir liebe Teilnehmer und andere Betreuer, die auch mit angefasst haben, so dass die Kinder bald frühstücken konnten. Als wir wieder alles klar Schiff hatten, bin ich zum DLRG-Heim zurück und habe mich in den Garten gesetzt. Das Wetter war im Gegensatz zum Tag zuvor mega klasse und ich konnte im Top und kurzer Hose draußen in der Sonne sitzen. Etwas, was ich im ganzen letzten Jahr nicht einmal gemacht hatte. In der Chemo-Zeit sollte man nicht unbedingt viel in der Sonne sein. Also war ich im letzten Jahr nur im Schatten, sozusagen ein Schattengewächs.

Nachmittags waren wir alle am Strand - herrlicher Sonnenschein, hellblauer Himmel und eine leichte Brise. Gefährliches Wetter - da kann man sich schnell einen Sonnenbrand holen. Das Wasser war zwar schattig, aber die Kinder hatten fast alle einen Neoprenanzug an - und ich bin am Strand stehen geblieben und habe Fotos gemacht.

Auch das Abendessen mit der Truppe klappte gut - es gab Hot Dogs zum selber bauen. Danach hatte ich »Feierabend« und mein Bein meinte wieder, wilde Sau spielen zu müssen. Also habe ich zwei Ibo 600 genommen (ich hatte nichts anderes dabei) und mich im Bett hin- und her gewälzt. Entsprechend kurz war die Nacht. Als ich am dritten Tag der Kinderfreizeit um 8 Uhr in der Strandsporthalle ankam, war noch »Ruhe im Karton« - die Kinder schliefen noch alle und auch die Betreuer waren groggy. Sie hatten abends vorher eine Nachtwanderung gemacht und waren entsprechend spät im Bett. Gut, dass wir am Dienstag - letzter Ferientag - schon gegen Mittag wieder zuhause sind, dann können die Kinder runterkommen und abends zeitig ins Bett. Meine beiden Kinder waren auch dabei - die Kleine als Teilnehmerin, die große als Betreuerin - und ich konnte sehen, dass es anstrengend für die Kinder war. Zum Glück bieten wir als DLRG-Ortsgruppe diese Freizeit nur alle zwei Jahre an, jedes Jahr könnte ich das nicht machen.

14.06.2019

Dienstagnachmittag war die DLRG-Freizeit zu Ende und wir konnten alle 38 Kinder glücklich, müde, aber vor allem wohlbehalten bei den Eltern abgeben. Alle Kinder waren sich einig, dass die Freizeit unbedingt wiederholt werden müsse - aber zum Glück erst in zwei Jahren. Bis dahin sollte ich wieder fitter sein und kann dann wohl besser helfen. Diesmal war ich nur die Küchenfee und habe Frühstück und Abendessen vorbereitet. Trotzdem war es ein anstrengendes - aber auch sehr schönes Wochenende.

Die Wäscheberge sprachen aber auch eine Sprache für sich, besonders der Sand und die Sonnencreme in den Klamotten und Handtüchern wollten ausgewaschen werden. Mein Kühlschrank war leer und schrie nach Futter. Also mussten wir noch zum Einkaufen.

Am nächsten Tag hatte ich meinen quartalsweisen Kontrolltermin beim Kardiologen. Ich sollte um elf Uhr da sein. Keine Warteschlange bei der Anmeldung und das Wartezimmer sah auch leer aus. Aber da sollte ich gar nicht rein. Ich durfte gleich weiter. Erst wollte mich die Arzthelferin zum Belastungs-EKG schicken, aber ich sagte ihr, dass ich beim letzten Termin schon Rad gefahren sei. Dies verneinte die nette Dame und meinte, ich sei zuletzt im August auf dem Gerät gewesen. Da war ich ganz verwirrt, da ich glaubte, meinen Verstand verloren zu haben. Die Arzthelferin war aber so nett, und schaute nochmal genau nach und siehe da, ich hatte recht. Es war nur nicht richtig in meiner Akte vermerkt. Also brauchte ich nur zum Ultraschall und dort war nichts Auffälliges zu sehen. Nun muss ich erst in einem halben Jahr wieder hin.

Donnerstag hatte ich nach der Krankengymnastik und der manuellen Lymphdrainage noch einen Termin beim Orthopäden. Wegen meiner Fibromyalgie brauche ich öfters Krankengymnastik, aber viele Ärzte können mit der Fibro nicht umgehen. Nur wenige Rheumatologen und Schmerztherapeuten können diese chronische Schmerzerkrankung diagnostizieren und die anderen Mediziner stehen der Sache hilflos gegenüber. Mein Arzt stand der Diagnose Fibro aufgeschlossen gegenüber, nahm mich ernst und untersuchte meine schmerzenden Stellen - allen voran meine Hüfte und die Bereiche rund um die Knie. Er war sehr humorvoll, denn er meinte, meine »Hardware« sei in Ordnung. Leider seien die Schmerzen tatsächlich auf die Fibromyalgie zurückzuführen und er wollte mir ein Medikament aufschreiben. Ich war mir aber nicht sicher, ob ich das Medikament in der Kombination mit meiner Antihormontherapie, also dem Tamoxifen, nehmen darf. Er wollte das mit der Apotheke klären und sich dann nochmal melden. Er hat mir aber Fango und Massage aufgeschrieben, immerhin ein Anfang.

Die Luft zurzeit war sehr drückend. Die Temperaturen stiegen permanent an und die Luftfeuchtigkeit auch. Sehr schwer für mich, und die Erschöpfung nahm immer weiter zu, denn an Schlaf war nachts nicht denken.

Ein Grund für die Schlaflosigkeit war auch die erneute Krebsdiagnose unseres Kumpels. Ich hatte so sehr gehofft, dass er nach dem, was er im letzten Jahr durchgemacht hat, endlich durchatmen kann und dass es für ihn aufwärts geht. Nun geht für ihn alles von vorne los – Chemo und alles, was dazu gehört. Die Ärzte haben ihm keine guten Hoffnungen gemacht, entsprechend deprimiert waren wir alle an dem Abend, als wir darüber sprachen.

15.06.2019

Mein Bein schmerzt heute immer noch sehr extrem. So als ob mir jemand das Bein im Bereich der Hüfte auskugeln möchte. Ich war trotzdem ein wenig auf meiner Zappelmaschine und habe mich durch meine Bodenübungen gekämpft. Trotzdem waren die Schmerzen nahezu unerträglich. Aber ich will doch nicht jeden Tag Schmerztabletten nehmen. Ich hoffe, dass sich mein Bein in einigen Tagen wieder beruhigt.

Der Sommer macht heute eine Pause, gegen Abend wurde es tatsächlich kühler und man konnte etwas besser durchatmen.

Morgen kommt meine Freundin aus Hamburg zu Besuch. Ich habe dafür extra eine Eistorte gemacht und mal wieder experimentiert. Ich liebe es, beim Kochen oder in der Küche allgemein neue Dinge auszuprobieren. Diese Eistorte habe ich zwar auf der Basis meiner anderen Rezepte gemacht, aber trotzdem etwas modifiziert. Bin gespannt, wie sie morgen schmeckt.

16.06.2019

Heute hatte ich Besuch meiner Freundin aus Hamburg. Das war ein total schöner Tag mit ihr, denn dadurch, dass sie selbst vor vielen Jahren eine Krebserkrankung hatte, konnte sie meine momentane Situation gut nachvollziehen. Die Müdigkeit und Erschöpfung, das Schwitzen, Stimmungsschwankungen, der veränderte Körper – das alles kannte sie. Wir haben wunderschön entspannt miteinander geklönt, einen kleinen Spaziergang gemacht und lecker Eistorte gegessen. Viel zu schnell war der Tag vorbei. Ich hoffe, wir sehen uns bald wieder.

Eine befreundete Psychologin fragte heute, wie es mir geht und erinnerte mich daran, auf die Signale meines Körpers zu hören. Wenn etwas noch nicht geht, dann geht es nicht. Der Körper wird schon genau zeigen, wann ich mehr schaffen kann.

Dies war nach wie vor nicht einfach für mich. Ich fühlte mich manchmal so nutzlos und hätte gerne mehr gemacht, als ich mir zurzeit möglich war. Ich suchte mir also ein paar Aufgaben, die ich mit meiner eingeschränkten Kraft schaffen konnte. Ich entwarf eine neue Homepage für unseren Ort, in dem sich Vereine und Institutionen und ein paar Firmen vorstellen konnten. Das war mein neustes Projekt. Da ich gerne solche Dinge entwerfe und dabei auch sehen konnte, was ich geschaffen habe, fühlte ich mich wenigstens etwas gebraucht.

17.06.2019

Heute war ein ziemlich heißer Tag und ich musste bei dem Wetter ganz schön mit meinem Kreislauf kämpfen - aber ich habe gewonnen. Zwar nur eine halbe Stunde auf der Zappelmaschine geschafft und ein paar Übungen auf der Matte und mit dem Theraband, aber immerhin.

18.06.2019

Heute ging gar nichts. Die Luft war heute Morgen schon so drückend, dass ich nicht zum Sport gehen mochte und auch keine Übungen gemacht habe. Das Wasser lief mir schon im Sitzen in Sturzbächen vom Körper. Ich habe ja schon immer schnell geschwitzt, aber das was momentan abging, war echt nervig. Vermutlich wurde die Schweißproduktion durch das Tamoxifen nochmal weiter angekurbelt. Wie sagte mein Arbeitskollege früher immer: »Tauwetter für Dicke« - leider klappte es bei mir nicht. Mein Körper hat sich nach der Chemo verändert, auch wenn ich nicht unbedingt viel zugenommen habe, war mein Körper anders als vorher. Durch die ganzen Cortison-Gaben und die Antihormontherapie habe ich zwar nur vier Kilo mehr drauf, aber trotzdem fühlte ich mich unwohl. Leider war ich aber nicht stabil genug, um den Verlockungen der Süßigkeiten zu widerstehen. Während ich tagsüber noch sehr gesund und auch kalorienbewusst aß, so fing ich meistens abends ab 20 Uhr an, Ungesundes in mich hineinzustopfen.

Am Wochenende findet bei der freiwilligen Feuerwehr bei uns im Ort das Sommergrillfest statt. Die Frauen sind mit dabei, auch wenn sonst keine Frauen in unserer Feuerwehr sind. Ich werde aber in diesem Jahr nicht hingehen. Viel zu schmerzhaft war immer noch die Erinnerung an das Verhalten bei der letzten Veranstaltung. Damals wollte sich niemand zu meiner Tochter und mir an den Tisch setzen und ich fühlte mich wie eine Aussätzige, wie jemand der Krätze oder Läuse hat. Auch beim bald stattfindenden Schützenfest werde ich nur meinen ehrenamtlichen Dienst machen, aber sonst nichts. Ich könnte immer noch heulen, wenn ich an den Abend denke, alle anderen Tische waren gedrängelt voll, aber zu uns wollte keiner. Das tat so weh - kaum zu beschreiben.

20.06.2019

Gestern hatte ich das erste Mal seit langem wieder ein Gespräch bei meiner Psychologin. Durch meine Fibromyalgie und den damit verbundenen chronischen Schmerzen hatte ich sonst regelmäßig Gespräche mit ihr, aber aus krankenversicherungstechnischen Gründen musste ich pausieren. Leider ist in den letzten Monaten aber sehr viel passiert, so dass ich mich ziemlich ausgebrannt und kraftlos fühle. Die letzten Jahre an meinem Arbeitsplatz in der Reederei waren sehr nervenaufreibend, da meine Chefin gegen eine Insolvenz angekämpft hat und ich immer auf einer Art Pulverfass gesessen habe, nie wissend, ob und wann ich meine Kündigung bekomme. Ich schrieb damals viele Bewerbungen, aber es war nicht einfach, einen Job zu finden. Angeblich war ich überqualifiziert und die Betriebe meinten, ich sei dann nicht ausgelastet. Aber irgendwann hatte ich Glück und habe einen tollen, neuen Job gefunden. Tja, und dann die Diagnose – eine Woche vor Ende der Probezeit.

Anstrengend war auch die Phase, als mein Vater krank wurde. Ich habe versucht, so viel Zeit wie möglich mit ihm zu verbringen und ihn zu unterstützen. Leider verstarb er vor etwas über einem Jahr, nur zwei Jahre nach seinem Bruder (meinem Onkel) und meiner Tante. In den letzten fünf Jahren haben wir so viele liebe Familienmitglieder zu Grabe tragen müssen. Meine Oma, meinen Schwiegervater, meinen Onkel, meine Tante, meine Schwiegeroma und nun auch noch meinen Vater. Ich hatte manchmal das Gefühl, alles bricht zusammen.

Meine Krebserkrankung und die Operationen im letzten Jahr schlauchten mich ganz schön und die permanente Erschöpfung, die Müdigkeit und Gedächtnis- und Konzentrationsprobleme machten mir das Leben zur Hölle, und die Angst, dass dies so bleiben würde, war unerträglich.

Dabei halfen mir die Gespräche mit der Psychologin und ich bin froh, dass ich bald wieder einen Termin bei ihr habe.

22.06.2019

Gestern waren wir zum Grillen bei ganz lieben Freunden eingeladen. Meine große Tochter war noch in Hannover bei der Ideen-Expo und meine kleine Tochter wollte mit ihrer Freundin in der Nachbarschaft spielen und abends zelten. Also konnten mein Mann und ich kinderlos und entspannt zum Grillen gehen und haben fünf Stunden ohne Zwischenfragen und dem typischen Gequengel der Kinder verbracht. Unerwartet war es schon nach 22 Uhr, als wir aufbrachen, und ich habe den Abend sehr genossen.

Am heutigen Samstag haben wir einen Hofflohmarkt geplant – wir haben noch einige Kinderspielsachen, Kleidung und zahlreiche Plastikdosen, die jede Frau im Überfluss im Schrank hat. Von 10 bis 16 Uhr kamen einige Kunden vorbei und ich war für den ersten Tag ziemlich zufrieden. Am Sonntag wollten wir nochmal von 10 bis 16 Uhr anbieten.

Nach dem Flohmarkt wollten wir noch eine kleine Runde mit den Fahrrädern drehen und eigentlich war auch erst alles gut. Dann aber, als wir im Nachbarort eine lange, kleine Steigung hochfuhren, guckte ich etwas planlos nach links, nach rechts und wollte wieder nach links gucken, als dort auf einmal ein kleiner Absatz zum Bordstein war. Das hat mich so irritiert und verwirrt, dass ich gestürzt und voll auf mein operiertes Knie gefallen bin, mit der Hüfte auf das Pflaster gedonnert und mit Kinn und Stirn im Gras gelandet bin. Da lag ich nun mit meinem Talent und den Schmerzen und mir war echt schlecht in diesem Moment. Ich musste erstmal sitzen- bzw. liegenbleiben und meine Knochen sortieren. Zum Glück schien ich mir nichts weiter gebrochen zu haben, aber mein Knie war ordentlich geprellt und auch meine Handgelenke schmerzten. Wir haben einen Augenblick gewartet und dann die Fahrräder weitergeschoben. Nach einer Weile habe ich versucht, mein Fahrrad davon zu überzeugen, mich nicht wieder abzuwerfen. Aua - tat das weh, aber irgendwie mussten wir ja nach Hause kommen. Dort habe ich dann das Knie und die Hüfte gekühlt und später mit Arnika eingerieben. Ich wusste aber noch nicht, wie ich mit dem Knie später die Treppen rauf ins Schlafzimmer kommen sollte.

23.06.2019

Den Aufstieg ins Schlafzimmer habe ich tatsächlich geschafft, ich hatte auch keine andere Wahl. Mein Mann war ja beim Grillen bei der Freiwilligen Feuerwehr und anschließend auch nicht fahrtüchtig. Falls ich doch noch Nachwirkungen meines Sturzes gehabt hätte, hätte ich mir also jemanden anders suchen müssen, der mich ins Krankenhaus hätte bringen können. Zum Glück ging alles gut. Heute hatte ich ein extrem dickes, geschwollenes und blaues Knie, einen beginnenden blauen Fleck am Oberschenkel und Schmerzen im linken Oberarm. Ich fragte meine Freundin, die beim Orthopäden arbeitet, ob ich evtl. am nächsten Morgen zum Röntgen vorbeikommen könnte und zeigte ihr ein Foto meines Knies. Sie hinterfragte mein Schmerzbild und meinte, ich soll - mit Wartezeit - vorbeikommen. Okay, dann werde ich morgen früh mit meinem dicken Buch über eine schwedische Adelsfamilie zum Orthopäden fahren.

Da ich in der letzten Nacht kniebedingt kaum schlafen konnte, versuchte ich mich heute kurz hinzulegen. Ich schlief etwa eine halbe Stunde auf dem Sofa und konnte so den zweiten Flohmarkttag durchstehen. Komisch war wirklich, dass der Samstag besser lief als der Sonntag - aber im Endeffekt war ich zufrieden mit dem, was wir verkauft haben.

24.06.2019

An einem Montagmorgen als Notfallpatient in eine orthopädische Praxis zu gehen sollte wohl überlegt sein. Ich hatte jedenfalls eine 1,5 l Flasche Wasser und ein über 700 Seiten starkes Buch im Gepäck - zum Glück. Ich sollte zwischen 9 Uhr und 10 Uhr da sein. War auch kurz vor 9 Uhr in der Praxis - und habe diese halb zwölf wieder verlassen. Gut 1,5 Stunden saß ich auf der Strafbank, bevor ich das erste Mal zum Doc reindurfte. Der warf nur einen flüchtigen Blick auf mein dickes, blaues Knie und meinte, dass müsste erstmal geröntgt werden. Also, zurück auf die Strafbank und auf das Röntgen warten. Nach der Prozedur erneute Strafbank und wieder warten, bis man zum Doc reindarf. Zum Glück war nichts weiter gebrochen oder ab, was nicht ab sein sollte. Aber er entdeckte etwas Neues. Scheinbar war mein Knie verkalkt - ein Vergleichsbild von vor zehn Jahren war wohl kalkfrei. Oh Mann, kann es nicht mal ruhiger werden? Der Doc wollte mich in sechs Wochen nochmal sehen und schauen, in wieweit die Prellung zurückgegangen ist. Für die nächsten drei Wochen hatte ich erstmal Sportverbot. Das fand ich total blöd, denn ich muss ja meine Übungen machen, um meine Beweglichkeit zu erhalten. Da muss ich nun kreativ werden und schauen, welche Übungen ich als einbeiniger Zinnsoldat hinbekommen kann. Für die nächsten Tage wurden hohe Temperaturen von über 30 Grad gemeldet, da hätte ich eh nur auf Sparflamme geturnt, aber so ganz ohne Sport. Hm.

25.06.19
Wow - fast 40 Grad waren es heute - abends »kühlte« es ab auf 32 Grad. Das Wasser lief mir nur so vom Kopf und die Finger und Füße waren wie mit einer Luftpumpe aufgeblasen. Auch gegen 22 Uhr hatten wir die 30 Grad Marke noch nicht unterschritten. Unsere Schlafzimmer sind unterm Dach - quasi Sauna zum Nulltarif. Und in der Nacht sollte auch nicht kühler werden. Ich versuchte nun einen alten Hausfrauentrick. Ein nasses Handtuch über einen Stuhl hängen und einen Ventilator dahinter laufen lassen. Dies soll wohl eine Klimaanlage ersetzen. Ich teste es mal heute Nacht und werde berichten.

26.06.2019
Trotz Sportverbots bin ich heute Morgen in mein Fitnessstudio gegangen, um wenigstens die Geräterunde zu absolvieren. Dort habe ich aber nur die Geräte für den Oberkörper gemacht und die Beinpresse weggelassen. Bei der Luft war das auch eine gute Entscheidung - ich schwitze mir so schon einen Wolf und bin froh, wenn ich mich unter der Dusche erholen kann.

Anschließend bin ich nochmal zum Arbeitsamt gefahren. Da meine 78 Wochen Krankengeldbezug bald enden und ich dann ausgesteuert werde, muss ich mich dort melden. Ich hatte die Unterlagen bereits telefonisch angefordert, ausgefüllt und zum Teil beim Arbeitsamt eingereicht. Daher dachte ich, dass ich dort recht schnell bearbeitet werden würde. Als ich gestern zum Arbeitsamt fuhr, waren etwa 20 Personen in der offenen Eingangszone. Ohne System warteten sie alle auf einen Berater und ich stand erst planlos dazwischen. Eine Bekannte kam kurz nach mir rein und schaute ebenfalls sehr entgeistert auf die zahlreichen Menschen. Sie meinte, sie würde mittags wiederkommen, dann sei es erfahrungsgemäß leerer. Ich bin dann auch erstmal nach Hause gefahren, denn bei weit über 30 Grad in einem überfüllten Raum mit vielen Menschen zu warten, war meinem Kreislauf nicht zuträglich. Also fuhr ich heute gegen 12 Uhr hin und siehe da - kein Mensch in der Eingangszone und ich konnte sofort zu der Dame am Empfang gehen. Sie prüfte meinen Ausweis und stellte fest, dass ich ich bin. Sie fragte ein paar Dinge und meinte, ich solle noch kurz warten, bis die zuständige Beraterin mich aufrufen würde. Die Beraterin kam nach zehn Minuten und meinte, es sei eigentlich alles klar und ich bräuchte nicht mehr zum Gespräch rein. Als ich fragte, wo ich die noch fehlenden Unterlagen abgeben könnte, meinte sie beim Empfang. Okay - wieder kurz warten und erneut zu der Dame am Empfang und die Unterlagen abgegeben. Nun warte ich gespannt auf das, was kommt. Ich war diesbezüglich total unerfahren und wusste nicht, was auf mich zukommt.

27.06.2019

Gestern Abend war ich zum Musikabend in der Schule meiner Tochter. Dort haben Solisten am Klavier, Saxophon und Keyboard einige Stücke zum Besten gegeben und anschließend hat die Big Band der Schule einige Stücke gespielt. Meine große Tochter hat in den letzten sechs Wochen bei der Big Band mitgespielt, da dort eine Querflöte fehlte und sie gefragt wurde. Drei weitere Musiker von den Ostemusikanten, bei denen meine Tochter eigentlich fest spielt, haben ebenfalls das Ensemble unterstützt. Es war ein schöner Abend und die Musiker waren total enthusiastisch und begeisternd. Ein wenig Normalität in dem ganzen Chaos der letzten Zeit.

Die letzte Nacht war temperaturtechnisch zum Glück einigermaßen erträglich. Von weit über 30 Grad gingen die Temperaturen gestern auf etwa 20 Grad zurück und auch nachts war es angenehmer.

Mein Knie bzw. mein Bein verfärbte sich immer weiter und schillerte inzwischen wie ein Regenbogen. Zwar waren die Schmerzen auszuhalten, aber Treppensteigen und zu viel Belastung mochte mein lädiertes Knie so gar nicht. Eine Auszeit mit Kühlkissen war also zwischendurch notwendig. Nachmittags hatte ich wieder Krankengymnastik und manuelle Lymphdrainage. Meine Beweglichkeit auf der linken Seite war immer noch nicht wieder so, wie vor der Diagnose und vor der Operation.

Das Doofe war natürlich nun die Bewegungseinschränkung durch meinen Fahrradsturz. So konnte ich kaum meine Übungen machen. Das fehlt mir schon ganz schön. Ich werde am Wochenende versuchen, ein paar Übungen zu machen – wenn ich zu lange warte, dann zieht sich meine Muskulatur wieder zusammen und ich bekomme total Probleme.

30.06.2019

Inzwischen hatte sich mein Knie weiter verfärbt und neue Farbschattierungen taten sich auf. Ein Teil des Blutergusses hatte sich inzwischen bis zum Knöchel runtergearbeitet und ich sah aus, als ob ich unter einen LKW geraten war.

So oft es ging, versuchte ich mein Bein hochzulegen und zu kühlen, aber als zweifache Mutter ist das nicht einfach. Das Wetter spielte immer noch nicht so richtig mit – die letzten Tage waren wieder extrem warm und schwül.

Gestern war ich noch kurz bei einem einjährigen Jubiläum vom »Frauen-Zimmer«, dass ist ein Treffpunkt für Frauen jeden Alters, Konfession und Familienstand. Für diese Institution kümmerte ich mich um die Homepage und Pressearbeit. Als ich dort war, kam eine der beiden Initiatorinnen zu mir und sprach mich auf meinen momentanen Gesundheitszustand an. Sie ist Psychologin und kennt das Krankheitsbild in all seinen Facetten. Sie gab mir den Tipp, auf meinen Körper zu hören. Wenn ich nicht kann oder nicht mag, dann sollte ich darauf hören. Denn mein Körper würde mir schon sagen, was ich schon leisten könnte und was nicht. Gerade die Müdigkeit und die Erschöpfung sei typisch für eine Krebserkrankung. Das Verhalten anderer Mitmenschen gegenüber Krebspatienten ist auch typisch. Ein Gefühlt der Hilflosigkeit gepaart mit der eigenen Angst macht aus anderen unsichere Gesprächspartner. Ich hatte ihr von meinem Erlebnis bei uns im Ort erzählt, als sich niemand zu mir an den Tisch setzten mochte. Sie war auch ganz entsetzt von dem Verhalten meiner Mitmenschen, war sich aber ziemlich sicher, dass es teilweise auf Unsicherheit zurückzuführen ist. Vielleicht hilft mein Buch ja etwas dabei, die Unsicherheit zu nehmen und allen Mut zu machen, auf jemanden zuzugehen, der krank ist – egal woran er erkrankt ist.

01.07.2019

Heute war ein chaotischer Tag. Morgens dachte ich, ich hätte einen ruhigen Tag und könnte in Ruhe die Vorbereitungen für das neue Schuljahr treffen. Schauen, welche Schulbücher und Hefte fehlen und diese bestellen. Dann kam eine Nachricht einer Mutter bezüglich ihres Kindes in der Klasse meiner kleinen Tochter. Gewalt zwischen zwei Schülern. Da durfte ich als Elternvertreterin der Klasse intervenieren und habe fast zwei Stunden am Telefon verbracht, bevor ich zur Krankengymnastik gefahren bin. Dort saß ich dann eine Viertelstunde im Wartezimmer. Nix passierte – also fragte ich am Empfang nach, wo meine Therapeutin sei. Tja, da wurde ich erstaunt angeschaut und es hieß, sie hätte heute gar keine Termine, sondern frei. Irgendwie hatte sie mir den falschen Termin gegeben. Also musste ich unverrichteter Dinge wieder nach Hause. Das war natürlich alles total doof. Ich hatte gerade angefangen, Mittag zu kochen, als der Hilferuf der Mutter kam, bin dann zur Krankengymnastik, ohne was zu essen, und war dann halb zwei wieder Zuhause. Ich wollte dann eigentlich mit meiner kleinen Tochter essen, die um Viertel vor zwei nach Hause kam, aber da klingelte wieder das Telefon und der Klassen-Marathon ging weiter. Gegen 16 Uhr konnte ich dann mit meinem Mann in Ruhe eine Tasse Kaffee trinken und ein Eis essen.

Abends haben wir Elternvertreter uns dann mit den beteiligten Eltern auf neutralem Boden zusammengesetzt, die Situation zwischen den beiden Kindern besprochen und nach Lösungen gesucht. Es war ein sehr konstruktives, aber doch aufwühlendes Gespräch. Ich habe immer so ein kleines Helfersyndrom, besonders wenn Kinder die Leidtragenden sind, dann muss ich mich einsetzen.

02.07.2019

Die Physiotherapeutin meldete sich heute Morgen, um mir mitzuteilen, dass mein Termin heute ist. Also werde ich heute Mittag wieder hinfahren und hoffe, dass es diesmal nicht vergebens ist. Morgen bekommen die Kinder Zeugnisse und die Sommerferien beginnen. Ich bin total stolz auf meine beiden Mädchen. Ihre Zeugnisse sind absolut in Ordnung und obwohl beide ein anstrengendes und belastendes Jahr hinter sich haben, haben die schulische Leistung und ihr Sozialverhalten nicht gelitten.

Ich hoffe, dass nun so langsam Normalität einkehrt. Am Ende der Sommerferien werde ich ausgesteuert und das Arbeitsamt ist dann für mich zuständig. Ob und wie ich arbeiten kann, steht noch in den Sternen.

Jetzt, elf Monate nach Ende der Chemo und zwei Monate nach Ende der Antikörpertherapie bin ich noch nicht so fit, wie ich es gerne wäre. Sowohl körperlich merke ich gewaltige Einschränkungen in der Beweglichkeit, in der Kraft und in der Ausdauer (obwohl ich täglich meine Übungen mache, sowie zum Sport und Yoga gehe) als auch geistig. Oft fehlt mir ein Wort, Fremdwörter sind tief in meinen Synapsen verschwunden und kommen erst auf Aufforderung und tiefem Graben und langem Denken zu Tage. Ich gebe aber die Hoffnung nicht auf, dass es bald besser wird und ich bald wieder arbeiten kann. Meine Chefin signalisiert mir zwischendurch immer wieder, dass ich noch nicht abgeschrieben bin, und sie versucht, mich wieder einzustellen, wenn ich fit genug bin. Das freut mich und gibt mir ein gutes Gefühl.

Doch bis es soweit ist, hieß es GEDULD haben, und das ist nicht einfach für mich. Ich sage immer, als der liebe Gott die Geduld verteilt hat, war ich gerade nicht da. (Da stand ich wohl bei der Schokolade oder am Eistresen an).

Die nächste Zeit wird noch geprägt sein von vielen Kontrollterminen bei den Ärzten, mit Krankengymnastik, Lymphdrainage, Fango, Massage und umfangreichen Übungseinheiten, um wieder fit zu werden. Aber, ich weiß ja wofür – ich möchte meine Kinder aufwachsen sehen und vielleicht eines Tages Oma werden. Das Ziel werde ich nie aus den Augen verlieren.

Auch wenn mein Tagebuch hier endet, so habe ich doch immer noch weiter geschrieben. Wer also wissen, möchte, wie es für mich weitergeht, sei es gesundheitlich, beruflich oder überhaupt, darf gern auf meiner Homepage weiterlesen.

Von meiner Freundin erhielt ich vor einiger Zeit diese Zeilen, die ich als »Mut-Mach-Post« veröffentlichen möchte.

Von Freundschaften und davon, noch keine Zeit zum Sterben zu haben

Ich saß an einem schönen Sonntagnachmittag am Tisch und sah deinen Schutzengel an. Du hattest uns zum Brunch eingeladen. Als Dankeschön, dass wir in schweren Zeiten für dich da gewesen sind. Der Schutzengel sollte auf uns aufpassen. Du erzähltest uns, dass du in dem Jahr ein Tagebuch geführt hast, dass du zu einem Buch umschreiben willst. Ein Buch, das Hoffnung macht. Die Frage, ob wir uns mit einem kleinen Beitrag beteiligen würden, hast du gestellt.

Nachdem der wunderschöne Vormittag zu Ende war, fuhr ich mit einem glücklichen Herz und einem Kopf voller Fragen nach Hause. Mein Kopf hatte die gut verschlossenen Schubladen mit den Erinnerungen aus dem letzten Jahr geöffnet und ich beschloss, den Versuch eines Beitrages zu wagen.

Was ist Freundschaft? Wann bezeichnen wir einen Freund als Freund, Bekannten oder guten Bekannten? Das waren einige der Gedanken, die mit zu vielen anderen Gedanken durcheinanderpurzelten.

Für mich gibt es viele verschiedene Freundschaften. Solche, die schon gefühlt ein ganzes Leben lang existieren. Solche, die neu sind. Solche, die weit weg sind. Menschen, die in mein Herz gehören. Nicht unbedingt, weil man sich so ähnlich ist. Nicht weil man täglich telefoniert. Einfach, weil man sich nahe ist. Nahe auch, wenn man ein Jahr oder länger nichts voneinander gehört hat. Aber man weiß, dass man nach einem Jahr vor der Tür stehen und plauschen kann, als wenn man sich gestern zuletzt gesehen hätte. Leider weiß man erst in schweren Zeiten, wer ein Freund ist und wer doch nur zu den Bekannten zählt.

Die schönsten Freundschaften sind die, die sich beste Freunde nennen. Es sind solche, die immer nah sind. Die einen verstehen, obwohl man so unterschiedlich ist. Die einem ehrlich sagen, wenn was Mist ist. Die für einen da sind, wenn man eine Schulter zum Ausweinen braucht, jemanden, mit dem man tanzen kann oder auch fragt, wenn man einfach nur einen Babysitter sucht.

Und mit so einem Freund und solch einer Alltäglichkeit fing das letzte Jahr an.

Es war also ganz normal, dass Tabby nach der Schule mit zu uns kam. Das Mittagessen war normal. Die Hausaufgaben waren normal. Das Spielen danach war normal. Und dann kam irgendwann die Verwunderung, warum du dich noch nicht gemeldet hast. Ein Arztgang. Ja. Kann länger dauern. Aber komisch war, dass du vorher nicht gesagt hast, zu welchem Arzt du gehst (ich habe auch nicht gefragt, weil ich es da noch nicht komisch fand). Komisch war, dass du dich auch am späteren Nachmittag noch nicht gemeldet hattest. Nicht schlimm. Komisch nur. Und komische Gedanken schossen mir durch den Kopf. Habe ich weggeschüttelt. Manchmal denkt man komische Dinge aus Angst. Darin bin ich recht gut.

Aber dann kam dein Auto auf den Hof. Die Kinder waren oben. Ich habe dir die Haustür aufgemacht und dich angesehen und da war die geballte Angst wieder da. Wir haben es in die Küche geschafft (damit die Kinder nichts merken) und lagen wir uns in den Armen und du hast geweint. So sehr geweint. Mir ist nur noch Krebs, bösartiger Brustkrebs, im Kopf. Der Schock. Der Versuch zu trösten. Und neben der Angst und dem Schock dein Wille zu kämpfen und zu leben. Deine Worte, ich habe noch keine Zeit zu sterben.

Es brauchte Tage und vielleicht sogar Wochen um die Angst zu bekämpfen. Der ständige Gedanke, dass du sterben könntest. Die ständige Wut, warum man den Befund positiv nennt, wenn er doch so negativ ist. Ich habe viel gebetet. Das hilft mir. Der Glaube an Gott. Der Glaube an Heilung. Die Hilfe und Erleichterung, seine Sorgen auf ihn werfen zu können. Gott in Anspruch zu nehmen, dass er helfen mag. »Gott hilf, so das geholfen werden kann. Gott heile, so dass es heile werde.«

Der Versuch, es meinen Kindern zu erklären. Zu erklären, dass du sehr krank bist. Ohne Angst zu machen. Meine Kinder hatten keine Erfahrungen mit der Krankheit Krebs. Meine kleine Tochter hat auch nicht verstanden, wieso »Krebs« schlimm sein kann. Sie ist schließlich auch ein Krebs als Sternzeichen. Ist sie jetzt schlecht? Und wie kommt das Tier in Ute? Einfach waren Fragen, ob das ansteckend ist. Schwieriger die Zusicherung, dass ich - ihre Mama - das nicht bekommen kann.

Dann der Behandlungsplan. Wenn alles gut läuft, könntest du zu Weihnachten gesund sein. Weihnachten? Das war gerade! Wie soll man solch eine Zeit überstehen? Ich weiß noch, dass ich oft versucht habe, tröstende oder aufbauende Worte zu finden. Worte, die Mut machen. Und die sich doch so nichtssagend und leer anfühlen. Die mich daran erinnern, wie hilflos ich mich fühlte.

Jetzt im Nachhinein war das Jahr nicht so lang. Um so länger die traurigen Erinnerungen ...
Die Erinnerung an Tabby, die - wenn du Chemo hattest - nach der Schule mit zu uns kam und mich anlachte als ihre Ersatzmama. Kein Problem, dass war ich gerne für sie. Aber gleichzeitig schrie ich innerlich Gott um Hilfe an, dass du überlebst. Ich würde dich nie ersetzen können. Und doch war für mich klar, dass ich es versuchen würde. Tausend Gedanken schossen immer wieder durch meinen Kopf. Planungen, wie ich den Terminplan deiner Kinder mit dem von meinen Kindern unter einen Hut bekommen könnte. Ob die Kinder im schlimmsten Fall Zuhause wohnen bleiben könnten und nur tagsüber bei mir wären. Und wie mein ältester Freund es ohne dich schaffen könnte. Diese Gedanken habe ich immer wieder weggeschüttelt. Gebetet. Gehofft.

Und zugesehen, wie du immer schwächer wurdest.

Das war das Schlimmste an allem. Jeder, der eine Freundin hat, die Kraft wie ein Elefant hat, die tausend Dinge auf einmal schafft und dabei noch lächelnd ihre Sportübungen macht, wird meine Gefühle verstehen. Jemandem zusehen zu müssen, wie er immer kleiner und kraftloser wird, ist schlimm. Zuzusehen, wie jemand, den eigentlich nichts in die Knie zwingen kann, in die Knie gezwungen wird, ist unerträglich. Man möchte helfen. Etwas tun. Und das Einzige was man tun kann, ist in den Arm zu nehmen. Zu trösten. Mut zu machen.

Und das fühlt sich so schrecklich hilflos an. Nein. Das fühlt sich nicht nur so an. Man ist hilflos! Auch hier hat mir wieder Beten geholfen. Ich gestehe, dass meine Gebete teilweise nicht besonders freundlich waren. Ich habe Gott lautlos angeschrien und gefleht zu helfen, wo ich es doch nicht kann. Die Chemo schien unendlich lang. Die Angst war unendlich lang. Die unbeschreibliche Angst davor, ob die Chemo vielleicht nicht geholfen hat. Das vielleicht eine andere Chemo kommen würde. Und meine eigene riesengroße Angst davor, dass du noch eine Chemo nicht schaffst. Einfach, weil schon jetzt viel zu wenig Elefant übrig war.

Der Moment, an dem deine Nachricht kam, dass die Chemo angeschlagen hat, war ein Befreiungsschlag. In dem Moment habe ich wieder echten Mut gefasst. In dem Moment konnte ich Gott wieder danken. Und ab da wusste ich endlich, dass mein geliebter Elefant es schafft. Heute denke ich oft, dass du es nur geschafft hat, weil du so stark bist. So mutig. Und so unnachgiebig in deiner Einstellung ... dass du einfach keine Zeit zum Sterben hattest und dass die da oben dich noch gar nicht wollen.

Zu diesem Zeitpunkt war das Jahr gerade mal halb vorbei. Das Gute für mich war, zu diesem Zeitpunkt, dass ich davon überzeugt war, dass du nicht sterben wirst, sondern mit mir noch zusammen im Altenheim einen Amarula trinkst!
Aber natürlich hatte die Zeit danach noch viele Tiefschläge. Die Operation. Und dann die Bestrahlung. Die Wunden. Die Schmerzen. Und wieder die Hilflosigkeit. Aber nicht mehr die Angst. Ich habe oft geweint, wenn ich an diese Wunden und die damit verbundenen Schmerzen gedacht habe. Noch heute fangen meine Augen an zu schwimmen. Und doch war das Mutmachen einfacher. Wunden heilen. Schmerzen vergehen. Ich musste nur beten, dass es schneller geht. Einfacher wird. Zum Glück ist Gott belastbar. Und zum Glück weiß er selber, dass ich gerade pullern war, als er Geduld verteilt hat. Und zum Glück konnte ich ihm wieder danken, dass doch noch alles schnell genug ging. Die Reha geklappt hat. Und du wieder mit neuen Kräften und einem Lächeln, dass die Augen erreicht hat, zurückgekommen bist. Zurück in ein Leben als Elefant. Okay. Noch kein ganz großer. Aber der wirst du bald wieder sein.
Denn du bist der Mensch mit dieser Unnachgiebigkeit und der unglaublichen Kraft zu kämpfen ...

Danke Bell, für diese lieben Zeilen.

Nachwort

Ich möchte mein Buch mit ein paar Wünschen und Gedanken beenden.

Dies Buch ist ursprünglich als Gedächtnisstütze und als Puffer für meine Emotionen entstanden. Erst im Laufe der Zeit entwickelte sich die Idee, daraus ein Buch zu machen. Mit diesem Buch möchte ich anderen Mut machen. Sowohl den Patienten, die einen langen und anstrengenden Weg vor sich haben, als auch den Familienangehörigen, Freunden und Nachbarn.

Das Buch ist KEIN medizinischer Ratgeber und ersetzt niemals das Gespräch mit dem Arzt! Alles, was ich niedergeschrieben habe, sind meine Erfahrungen und mein Verständnis für diese Diagnose. Sollte ich etwas falsch vermittelt haben, bitte ich um Entschuldigung und würde mich über einen diesbezüglichen Hinweis sehr freuen.

Wir haben zwar versucht, alle Rechtschreib- und Grammatikfehler zu korrigieren, aber bestimmt nicht alles gefunden. Ich bitte um Entschuldigung und Verständnis für noch vorhandene Fehler.

Meine Bitte an alle ist: Geht offen mit der Erkrankung um. Sprecht den Erkrankten ruhig an - natürlich nicht in unpassenden Momenten wie an der Wursttheke oder auf einer großen Geburtstagsrunde als Unterhaltungsthema. Fragt einfach sensibel an. Eine Frage wie: »Darf ich fragen, wie es dir geht« oder »Darf ich fragen, ob Du krank bist« oder »Wenn du darüber reden magst, würde ich mich freuen und dir gerne beistehen« ist immer angebracht und eröffnet dem Patienten die Möglichkeit, selbst zu entscheiden, ob und wie er antworten möchte. Ein Spruch wie »Du siehst aber gut aus« ist je nach Betonung gleichzusetzen mit »Stell dich nicht so an, du bist doch gar nicht krank« und verletzt einen. Denn der Krebs ist ja nicht im Gesicht, sondern an anderen Stellen im Körper. Meine Antwort war oft: »Cortison zieht die Falten glatt« - denn diese Nebenwirkung von Cortison ist nicht von der Hand zu weisen.

Ein liebes Hilfsangebot erfreut jeden Kranken, egal woran er leidet. Da freut sich jeder über Unterstützung im Garten, eine Gassi-Runde mit dem Hund, über einen Kuchen oder einen Auflauf, einen Gutschein zum Fensterputzen oder Bügeln oder einfach mal eine Aufmunterung wie eine Karte, eine Blume, ein Buch oder ein Besuch auf eine Tasse Tee oder Kaffee.

Für mich waren in den letzten 1,5 Jahre eine Handvoll Herzensfreunde da, die sich auf unterschiedlichste Art und Weise um mich oder um meine Kinder gekümmert haben. Dafür möchte ich mich nochmal ganz herzlich bedanken – ich weiß nicht, ob ich es ohne Euch geschafft hätte.

Wenn es Euch interessiert, wie es mit meiner Familie und mit mir weitergeht, dann schaut doch mal auf meine Homepage **www.mahler-leddin.de**, dort werde ich mein Tagebuch fortsetzen.

Über Rückmeldungen von meinen Leser*innen freue ich mich jetzt schon – und wer das Rätsel des Buchstabensalates aus meiner Zeit in der AHB lösen konnte, darf sich gerne melden.

Es grüßt Euch ganz herzlich Eure
Ute

Selbst getestete Überlebenstricks

Liebe Leserinnen, liebe Leser,
in diesem Anhang möchte ich meine ganz persönlichen Tipps zusammenfassen. Tipps und Tricks, die ich im Jahr meiner Diagnose von den unterschiedlichsten Ärzten, Therapeuten, Bekannten und Betroffenen bekommen habe. Sie sind keine medizinische Empfehlung und ersetzen nicht den Besuch beim Arzt, sondern sind nur wohlgemeinte Erfahrungswerte.

Phase 1 / Chemotherapie

Probleme mit der Speiseröhre oder dem Mundraum: mehrmals am Tag mit Salbeitee gurgeln, auch eingefrorene Ananas kann man gut lutschen, das beruhigt.

Probleme mit der Mundschleimhaut und Speiseröhre – etwas Aloe Max in ein Glas Wasser und dann trinken. Beruhigt die angegriffene Schleimhaut.

Probleme mit dem Zahnfleisch: Zahnpasta von Zendium hilft und ist besonders mild (sehr hilfreicher Tipp meiner Zahnärztin).

Probleme mit brennenden Händen / Füßen: Hautcreme mit Urea – kann auch vom Discounter sein.

Probleme mit Wassereinlagerungen durch Cortison oder durch Hitze – da ich ungerne noch weitere Medikamente (Entwässerungstabletten) nehmen wollte, habe ich mir morgens eine Teekanne mit Brennnesseltee gekocht und den tagsüber – auch kalt – getrunken. Ich bilde mir ein, das es geholfen hat.

Geruchsprobleme: Ich war in dieser Zeit sehr geruchsempfindlich. Um dafür eine kleine Brücke zu bauen, habe ich oft ein Tuch getragen, auf das ich etwas von meinem Lieblingsduft gesprüht habe oder mit meinem Lieblingsweichspüler gespült habe. Bei Bedarf habe ich dann meine Nase ins Tuch gesteckt.

Fragen über Fragen – Damit ich beim Arztbesuch meine Fragen nicht vergesse und mich nicht in Unwichtiges verzettele, habe ich immer meine aktuellen Fragen aufgeschrieben und in meinem Taschenkalender dabeigehabt. Für mich war es immer ein gelber Zettel, der von Arztbesuch zu Arztbesuch ergänzt und entsprechend abgearbeitet wurde. War sehr hilfreich für mich, aber auch für die Ärzte, da man strukturierter seine Fragen stellen kann.

Fahrtkosten – Für die Fahrten zur Chemotherapie und Bestrahlung bekommt man einen Taxischein. Bei meiner Krankenkasse musste ich dies vorher nicht extra genehmigen lassen, es gibt aber Krankenkassen, da muss man das vorher anfragen.

Kosten - Ich habe alles, was mit meiner Erkrankung zu tun hat, aufgelistet. Alle Fahrten zu den Ärzten, Untersuchungen und Medikamente. Dies werde ich bei der Einkommensteuererklärung unter dem Punkt »außergewöhnliche Belastungen« anbringen. Wichtig - alle Belege aufbewahren. Zur Dokumentation habe ich auch meine Terminzettel vom Arzt immer mit abgeheftet, um sie bei Bedarf dem Finanzamt präsentieren zu können.

Information - Das Internet ist voll von Informationen aller Art. Wenn man möchte, kann man bis ins kleinste Detail alles hinterfragen und fühlt sich dann schlauer als der eigene Arzt. Ich habe das nicht gemacht. Ich habe mich bei einer geschlossenen Facebook-Gruppe angemeldet und dort gelesen, wie es anderen Patientinnen in meiner aktuellen Situation geht oder was es für lieb gemeinte Tipps gibt. Ich habe meiner Ärztin voll vertraut und fühlte mich dort sehr gut aufgehoben. Die Ärzte haben definitiv mehr Erfahrung als jede Facebook-Gruppe und medizinisch würde ich mich immer wieder auf sie verlassen. Trotzdem sind einige der dort genannten Tipps sehr hilfreich.

Reden / Austausch - Der eine redet gerne über seine Krankheit, der andere nicht. Ich persönlich habe kein Problem, über meine Krankheit zu reden, bin aber niemand, der andere mit Ängsten und Sorgen belasten möchte. Für mich war es sehr hilfreich, dieses Tagebuch zu schreiben. Fast jeden Abend habe ich mit meinem Laptop auf dem Schoß im Wohnzimmer gesessen und meinem Tagebuch »alles erzählt«. Das Tagebuch hat immer zugehört und nicht widersprochen. Auch wenn man kein Freund von Tagebüchern ist, kann es hilfreich sein, seine Gedanken zwischendurch zu sortieren und niederzuschreiben. Ob nun in der ausführlichen Variante oder nur Stichpunktartig ist dabei total egal.

Bewegung - Auch wenn es schwerfällt - Bewegung muss sein. Ich versuche, mich jeden Tag etwas sportlich zu betätigen. Meinen Schrittzähler habe ich immer im Blick und »10.000« ist das erklärte Tagesziel. Meist schaffe ich es auch - auch manchmal mit extra Überlistung oder einer extra Sporteinheit auf meinem Crosstrainer. Dabei geht es nicht um die Geschwindigkeit, sondern nur darum, überhaupt etwas zu machen. Lieber langsam bewegen als gar nicht bewegen.

Eine gute Ergänzung ist das Yoga. Zum Glück konnte ich ein paar Yoga-Einheiten ohne Vertragsbindung machen und immer dann am Kurs teilnehmen, wenn es mir zeitlich und wettertechnisch (Hitze) möglich war. Hier spielt auch die Entspannung eine große Rolle. Ich bin wahrlich kein »OM«-Mensch, aber einige Atemtechniken beruhigen wirklich und man hat das Gefühl, besser Luft zu bekommen. Es gibt auch tolle Übungen, um den Oberkörper aufzudehnen - eine gute Geschichte für Krebspatienten, die einen Port bekommen und sich dadurch an eine Schonhaltung gewöhnt haben.

Finanzielle Hilfen – Bei der Deutschen Krebsstiftung gibt es Hilfe aus dem Härtefallfond. Ich habe hier keinen Antrag gestellt, da ich dank einer privaten Vorsorge und der finanziellen Situation im Hause kein Härtefall bin.

Private Berufsunfähigkeitsversicherung: die greift, wenn man (Frau) länger als sechs Monate berufsunfähig ist. Hier unterscheidet die Versicherung zwischen krank und berufsunfähig. Bitte mit dem zuständigen Berater oder direkt mit der Versicherung sprechen. Ich habe mich durch die fast 20 Seiten Antragsstellung gequält und alle notwendigen Zeugnisse, Papiere und Bescheinigungen beigebracht. Nun bekomme ich für zehn Monate Leistungen aus meiner privaten Berufsunfähigkeitsversicherung.

Phase AHB (Anschlussheilbehandlung) oder Reha:
Ich packe meinen Koffer ...
Eine Stofftasche oder so, damit man Handtuch, Trinkflasche und seinen Therapieplan immer gut transportieren kann.
   Eine Trinkflasche mit großer Öffnung zum Nachfüllen. Es gibt zwar meistens eine Flasche von der Reha-Einrichtung, aber alle haben die gleiche Trinkflasche. Alternativ einfach ein paar Aufkleber mitnehmen und damit die eigene Flasche kennzeichnen.
   Zettel, Stift und Lektüre
   Wasserkocher, Tee, heiße Zitrone
   Eiweißriegel. Da man viel Sport macht und sich die Muskulatur (hoffentlich) wieder aufbaut, sind Eiweißriegel eine gute Zwischenmahlzeit. Und man vermeidet damit unnötige Heißhungerattacken, die in Form von Kuchen und Torten befriedigt werden.

Allerlei kunterbunte Infos aus der Reha:
Man sollte keine Alufolie über frische Lebensmittel decken. Die Fruchtsäure / Salzsäure reagieren auf das Aluminium, das dann in das Lebensmittel geht.
   Gefahr Schimmelpilze: Lebensmittel, die Schimmelansatz zeigen, sind nur noch bedingt genießbar. Marmelade im Verhältnis 3:1 (Anteil Frucht zu Zucker) sollte weg, im Verhältnis von 2:1 oder 1:1 kann der Schimmel großzügig abgenommen werden.

Gewürze mögen keine Wärme und keine Feuchtigkeit.

Acrylamid – kommt in Chips vor und steht im Verdacht, Krebs auszulösen.

Grillen – Wenn man zum leckeren Grillfleisch Krautsalat oder Joghurt-Zaziki isst, verringert dies die Aufnahme der Verbrennungsprodukte im Körper. Hier sind die Milchsäurebakterien die guten Helfer.

Betacarotin soll vor freien Radikalen schützen

Schutzfaktoren sollen Vitamine A, C, E und Betacarotin sein, sowie sekundäre Pflanzenstoffe, Calcium und Ballaststoffe.

Fettlösliche Vitamine sind A, D, E, K.

Empfohlener Vitamintrunk: Gemüsesaft + Öl + Zitronensaft.

»Bunt ist gesund«.

Sensibilitätstraining für Hände und Füße

Hier kann man vieles aus dem eigenen Haushalt anwenden oder günstig kaufen. Zum Beispiel über verschiedene Oberflächen streichen, alleine eine Raufasertapete hat eine andere Struktur als ein Teppich, Gardinen, Handtücher, Knöpfe, Bürsten, Kämme, Schwämme, Knöpfe oder Münzen. Auch Bodylotion oder Cremes eignen sich sehr gut. Sehr angenehm ist ein Zucker-Öl-Gemisch. Hier ein wenig Zucker in die Hand geben, Haushaltsöl darüber und dann verreiben. Ist super anstrengend und anregend für die Nerven und macht hinterher samtweiche Hände. Das gleiche geht auch gut mit Honig. Eine kleine Menge Honig in die Hand nehmen und verreiben. Mit der Zeit wird der Honig immer fester und es wird schwieriger, die Hände zu lösen. Mit den Kanten von Teelöffeln, Stiften oder verschiedenen Igelbällen und Lockenwicklern kann man ebenfalls gut üben. Auch im Garten lassen sich viele Dinge anfassen, wie Äste, Blätter, Erde, Sand, Kies und ähnliches.

Vortrag Rücken

Ein sehr faszinierender Vortrag in der Rehaklinik Schloss Schönhagen. Auf den Punkt gebracht ist Bewegungsmangel schuld an den meisten Rückenbeschwerden. Wir sitzen zu viel, wir sitzen falsch und wir bewegen uns generell zu wenig. Übergewicht führt ebenfalls zur Rückbildung der Stammmuskeln und zu weiterer Fehlhaltung. Auch wenn es die meisten nicht wahrhaben wollen, Stress kann ebenfalls ein Auslöser für Rückenbeschwerden sein, denn er erhöht den Spannungszustand der Muskulatur. Die Empfehlung aus dem Vortrag: mehr Bewegung in den Alltag einbauen und versuchen, diese auch noch zu variieren. 10.000 Schritte am Tag wären das Optimum, aber jeder sollte klein anfangen, damit er nicht demotiviert wird. Empfehlenswert sind auch die in der Reha erlernten Übungen zwischendurch durchzuführen. Rückenschule, Muskelaufbautraining oder Rehasport können weiterhin helfen, den Rücken zu entlasten.

Vortrag Sport und Bewegung

Hier haben wir viel über unseren inneren Schweinehund gehört. Ja, meiner ist sehr groß, fast schon mutiert, ich habe auch das Gefühl, als ob er mit seiner ganzen Familie bei mir eingezogen ist. Gerade deswegen habe ich hier gut aufgepasst und mir ein paar Tipps notiert, die ich gerne weitergeben möchte. Treppe statt Aufzug oder Rolltreppe, beim Telefonieren stehen oder gehen, öfters mal mit dem Fahrrad fahren, mit Freunden zum Sport verabreden, beim Einkaufen in der hinteren Reihe parken und generell öfters mal einen Spaziergang machen. Bewegung wirkt sich positiv auf unser Herz-Kreislauf-System aus und kann einigen Erkrankungen vorbeugen. Zudem wird es als Stresspuffer, erhöht die Leistungsfähigkeit und macht gute Laune. Also – jede Ausrede ist zwecklos. Runter vom Sofa, ran an den Speck.

Vortrag zum Thema Schlaf

Wir haben mehrere Schlafphasen von ca 90-110 Minuten: den Leichtschlaf, den Tiefschlaf und den Traum- oder REM-Schlaf. Der Schlafbedarf liegt bei über 20-Jährigen bei 7 bis 8 Stunden, Neugeborene hingegen schlafen 16 bis 17 Stunden am Tag. (ohje, ich glaube, meine Kinder waren nie Neugeborene). Schlafstörungen enden meist in einem Kreislauf. Man grübelt über Sorgen, ist unter Spannung, setzt sich selbst unter Druck und weiß genau, dass man nicht zur Ruhe kommt. Die dadurch entstehende Belastungssituation setzt sich Tag für Tag fort und die Spirale dreht sich immer schneller.

Man kann versuchen, aus dem Teufelskreislauf herauszukommen, indem man die Sorgen und Gedanken auf den nächsten Tag schiebt. (Zettel neben dem Bett legen und aufschreiben, was man im Kopf hat und was einen beschäftigt). Empfehlenswert ist auch der Einsatz von verschiedenen Entspannungsübungen, um sich selbst den Druck nehmen. Hier sollte man für seelische Entlastung sorgen. (Leichter gesagt als getan, aber wenn eine Krebserkrankung hinter der Schlafproblematik steht, dann hat man die Möglichkeit, den psychoonkologischen Dienst in Anspruch zu nehmen).

Ein paar gut gemeinte Anregungen für einen besseren Schlaf: Raumtemperatur und Helligkeit anpassen, Fernseher und PC aus dem Schlafzimmer verbannen, auch die Matratze hat irgendwann ausgedient und eine gute Matratze kann für besseren Schlaf sorgen. Das Essen und Alkohol am Abend sollte eingeschränkt werden.

Ein Mittagsschläfchen soll die Leistungsfähigkeit um 35% erhöhen und die Qualität der Entscheidungen sogar um 50%. Bei einigen helfen auch Einschlafrituale und das Denken an schöne Erlebnisse.

Ergotherapie Konzentrationstraining

Für den PC gibt es ein schönes Gedächtnistraining-Programm. Fresh minder. Ist kostenpflichtig, aber vielfältig. Kann man vorher einige Male kostenlos ausprobieren.

Generell tut alles gut, was den Kopf fordert, also alles, was neu ist. Eine neue Sprache, ein neues Instrument, ein neues Hobby. Zudem Gesellschaftsspiele (ich empfehle Rummikub), Gedächtnisspiele (Memory, verliert man hundertprozentig gegen die Kinder), aber auch Kreuzworträtsel, Sudoku, Lesen oder Strategiespiele.

Ernährungsempfehlung bei Mamma-Ca

Körpergewicht versuchen zu normalisieren, Bewegung unterstützt die Gewichtsregulation und wirkt sich positiv auf die Hormonregulation aus, verhindert zudem Entzündungsreaktionen und fördert körperliches und geistiges Wohlbefinden. Endorphine sind Glückshormone, die vielfältige positive und gesunderhaltende Wirkungen im Körper auslösen.

Stichwort »5 am Tag« – täglich 3 Portionen Gemüse und 2 Portionen Obst.

Vitamine haben schützende Wirkung auf Zellen und unterstützen das Immunsystem.

Ballaststoffe aus Vollkornprodukten und Obst/Gemüse wirken sättigend und positiv auf die Hormonregulation.

Phytoöstrogene – Isoflavone der Sojabohne sollen in den europäischen Regionen keine präventive (schützende) Wirkung haben; es wird empfohlen, nicht mehr als 2 Portionen Sojaprodukte pro Tag zu verzehren und nicht als Nahrungsergänzungsmittel aufzunehmen.

Fettauswahl und Fettmenge: Es wird ein sparsamer Umgang mit Fetten empfohlen, um eine Gewichtsreduzierung anzustreben und die Hormonregulation zu optimieren. Hochwertige und ungesättigte Fettsäuren aus Ölen und Fischen sollten bevorzugt werden.

Alkohol – Man empfiehlt einen sehr zurückhaltenden Alkoholkonsum.

Mögliche Nebenwirkungen der Anti-Hormontherapie:

Tamoxifen-Einnahme: Es wird empfohlen, auf Grünen Tee und Johanniskraut zu verzichten.

Exemestan – Einnahme: es wird empfohlen, auf Johanniskraut zu verzichten.

Beschwerden in den Wechseljahren:

Lindernd sollen folgende Tipps sein: Getränke und Gerichte bei Zimmertemperatur einnehmen, ausreichend trinken, Salbeitee trinken, regelmäßiger Sport, Kleidung im Zwiebellook, kühlendes Körpergel oder Körperspray.

Verstärkend sind scharfe Speisen, Gewürze wie Chili, Holunderblütentee, Alkohol, Ingwer, Kaffee und Erkältungsmittel auf Naturbasis.

Ernährung bei Schlafstörungen

Lindernd sollen folgende Tipps sein: kleine und mild gewürzte Abendmahlzeit, etwa drei Stunden vor dem Schlafengehen einnehmen, Rohkost und Salate nur in kleinen Mengen. Teemischungen aus Passionsblume, Melisse und Hopfen, alkoholfreies Bier, warme Milch, Banane und Honig, feste Schlafzeiten, Entspannungsmethoden und moderate Bewegung am Abend.

Verstärkend sollen Vitamin C-reiches Gemüse und Obst sein, Kaffee nach 14 Uhr, Mittagsschlaf und Sport nach 18 Uhr.

Tipps gegen Wassereinlagerungen: Salzarme Ernährung, natriumarmes Mineralwasser, kaliumreiche Ernährung (Obst, Gemüse, Vollkornprodukte, Reistag), Brennnesseltee, Bewegung.

Krankheit und Arbeit

Nach dem Behandlungsmarathon und der anschließenden AHB (Anschlussheilbehandlung) steht uns Krebspatienten eine stufenweise Wiedereingliederung zu. Das Ziel ist, uns langsam schrittweise an volle Arbeitsbelastung heranzuführen und den Übergang zur vollen Berufstätigkeit zu erleichtern. Aktuelle Informationen dazu bekommt man beim Sozialdienst in der Reha oder beim Servicetelefon der Deutschen Rentenversicherung unter 0800 - 10 00 48 00. Da jeder Patient individuell zu behandeln ist, möchte ich hier keine Fallbeispiele nennen, die niemanden weiterhelfen.

Schwerbehinderung

Ziel: gleichberechtigte Teilhabe an der Gesellschaft!

Krebspatienten dürfen, egal welche Diagnose dahintersteckt, beim Versorgungsamt einen Antrag auf Nachteilsausgleich stellen. Je nach Schwere und Dauer der Erkrankung kann es einen Grad der Behinderung (GdB) von 50 bis 100 geben. Das bedeutet einen Kündigungsschutz, Freistellung von Mehrarbeit, Rücksicht bei Schichtarbeit, steuerliche Entlastung und ab einem Gdb von 50 auch eine Woche mehr Urlaub. Der Arbeitgeber kann über das Integrationsamt Unterstützung beantragen, zum Beispiel für die Anpassung des Arbeitsplatzes u.ä. Auch hier kann der Sozialdienst in der Reha, das Entlassmanagement im Krankenhaus oder auch die Krebsberatung bei der Onkologie weiterhelfen. Den Antrag so früh wie möglich stellen, um die eigenen Rechte zu wahren. Zudem hat man durch die Diagnose Krebs zusätzliche Kosten zu tragen, die man durch den Steuerfreibetrag etwas auffangen kann. Es gibt noch weitere Nachteilsausgleiche, die wichtig sein können, wie z.b. Schutz bei Wohnungskündigung, vorgezogene Inanspruchnahme der Rente, Stundenermäßigung bei Lehrern und Beamten, KFZ-Finanzierungshilfe für Berufstätige, Ermäßigungen bei einigen Automobilclubs und bei der Bahn-Card, Eintrittsermäßigungen bei öffentlichen Veranstaltungen (einfach mal fragen, auch wenn es nicht ausgeschildert ist) und vieles mehr.

Brustkrebs-Seminar

Hier habe ich meine Notizen zu dem sehr informativen Brustkrebsseminar aus der Reha aufgeschrieben.

Chemotherapie – darf man sich so vorstellen, als wenn mit dem Hammer auf alle Zellen im Körper gehauen wird, egal ob es die »guten oder bösen Zellen« sind. Krebszellen können sich nach derzeitigem Stand der Wissenschaft nicht selbst reparieren. Die guten Zellen hingegen schon.

Ob eine Chemotherapie zum Einsatz kommt, ist abhängig von der Zellteilung. Hier ist der KI67-Wert ausschlaggebend.

Nach einer Chemotherapie kann es noch bis zu sechs Monaten zu Seh- und Hörstörungen kommen. Die Gabe von Taxanen kann Gedächtnis- und Konzentrationsprobleme, periphere Neuropathien an Händen und Füßen zur Folge haben. (Repolarisierte Nerven – werden sozusagen umgepolt).

Antihormonelle Behandlung – ist extrem unbeliebt, kann aber lebensrettend sein! Jeder sollte für sich abwägen, ob die Nebenwirkung oder die lebensrettende Wirkung überwiegt.

Im Gewebe werden ein Leben lang weibliche Hormone gebildet, daher ist eine antihormonelle Behandlung bei einem hormonabhängigen Krebs notwendig. Es gibt zwei Gruppen von antihormoneller Behandlung.

Tamoxifen: ist das bestuntersuchte Medikament der Welt, blockiert das Östrogen in der Brust, sollte immer zur gleichen Tageszeit eingenommen und nach Möglichkeit nicht vergessen werden. Das Tamoxifen ist wie ein Bautrupp anzusehen, der das Hormon zu Endoxifen umwandelt. Wer Tamoxifen nimmt, sollte KEIN Johanniskraut und wenig grünen Tee zu sich nehmen. Nebenwirkungen können sein: Hitzewallungen, Schlafstörungen, Gewichtszunahme, Gelenkbeschwerden, erhöhtes Thromboserisiko, Neigung zu Blutungen (alle sechs Monate Ultraschall der Gebärmutter einplanen). Vor der ersten Einnahme wird eine Kontrolle beim Augenarzt empfohlen.

Aromatasehemmer: Sorgt dafür, dass kein Hormon / Östrogen mehr gebildet wird, kann sich ungünstig auf die Knochendichte auswirken, daher mehr bewegen, Knochendichtemessung wird empfohlen.

Nachsorge: monatliche Selbstuntersuchung, Tastuntersuchung, alle drei Monate zum Frauenarzt und einmal im Jahr Mammographie und Ultraschall.

Weitere Tipps sowie Informationen aus meiner Rehazeit September/Oktober 2019 sind in meinem online-Tagebuch auf www.mahler-leddin.de zu lesen.

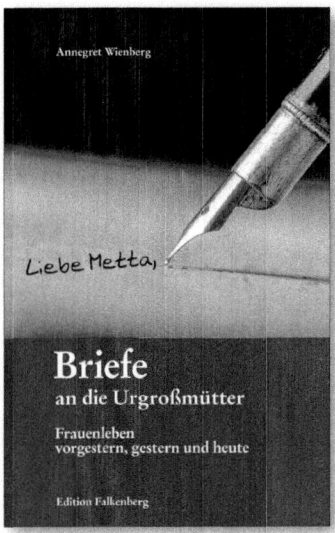

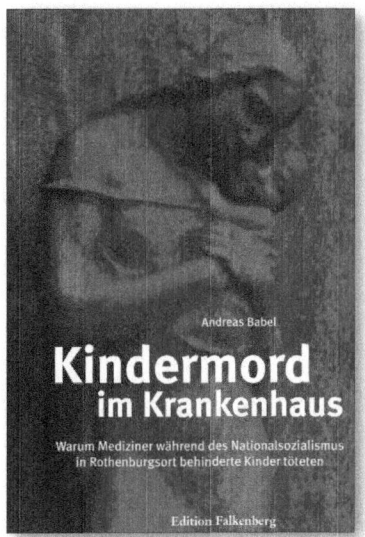

Annegret Wienberg
Briefe an die Urgroßmütter

**Frauenleben
vorgestern, gestern und heute**

124 Seiten
Taschenbuch, Format 14 x 22 cm
10,90 Euro
ISBN 978-3-95494-189-6

»Es ist die unbequeme Wahrheit für uns Frauen, Sophie: nur die Namen derer, die unbequem waren, sind bis heute erhalten geblieben. Die angepassten, so wie du und ich, werden bald von der Geschichte vergessen sein.« So reflektiert Annegret Wienberg in Briefen an die längst verstorbenen Urgroßmütter der Familie: Briefe an Frauen, die einer »mobilen« Generation angehörten, einer Generation, die ihren Geburtsort verließ, um Armut und Katastrophen zu entgehen, die auf der Suche war nach einem besseren Leben. Was prägte ein Frauenleben vor 100 Jahren? Was haben wir Frauen der Gegenwart von den Frauen der Vergangenheit gelernt, was haben wir über Bord geworfen? Was ist es wert, übernommen zu werden, was ist es wert, verworfen zu werden?

Andreas Babel
Kindermord im Krankenhaus

**Warum Mediziner während
des Nationalsozialismus
in Rothenburgsort behinderte Kinder
töteten**

2., überarbeitete u. erweiterte Auflage
224 Seiten, 92 Abbildungen
Taschenbuch, Format 16,5 x 23,5 cm
16,90 Euro
ISBN 978-3-95494-057-8

Mit Helene Sonnemann nahm die Recherche ihren Anfang, sie war während der NS-Zeit an Morden im Hamburger Kinderkrankenhaus Rothenburgsort (KKR) beteiligt, wo sie eigenhändig zwölf behinderte Kinder tötete. Es folgten weitere Ärztinnen, die während der NS-Zeit am KKR gearbeitet hatten: Elf von ihnen wurden zu Mörderinnen, vier verweigerten die Mitwirkung an dem Tötungsprogramm. Nach dem Krieg setzten sie alle ihre Laufbahn fort, als sei nichts gewesen. Dieses Buch zeigt, zu welchen Taten Menschen fähig sind und wie die Nachfahren mit deren »ganzer Lebensgeschichte« umgehen.

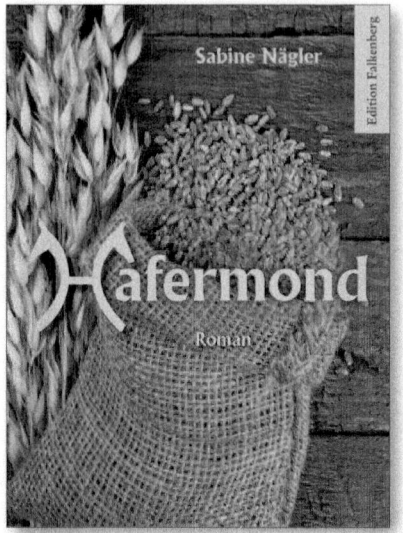

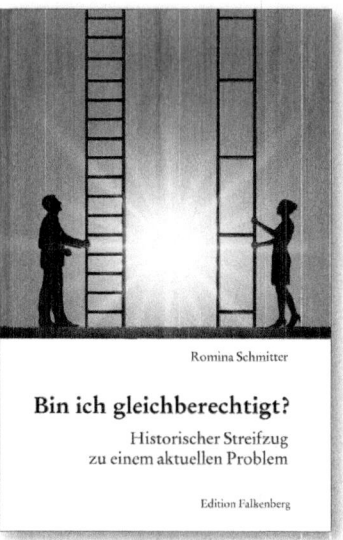

Sabine Nägler
Hafermond

Roman
Taschenbuch, Format 14 x 19 cm, 9,90 Euro
ISBN 978-3-95494-188-9

Geschieden, zu alt, zu dick und nun noch arbeitslos. Anja findet es reicht und ist gerne bereit, den Kopf in den Sand zu stecken. Aber da hat sie die Rechnung ohne ihre beste Freundin Bea gemacht. Mit ihrer selbstbewussten Art, setzt sie alles daran, Anja schnellstmöglich aus dem düsteren Loch zu holen. Dabei stellt sich heraus, dass auch die überaus taffe und furchtlose Bea ihre geheimen Ängste hat. Früher begabte Dressurreiterin, hat sie nach einem schweren Reitunfall dem Reitsport den Rücken gekehrt. Anja beschließt herauszufinden, was es mit der Magie der Pferde auf sich hat und beginnt reiten zu lernen. Nachdem die Pferde mit ihrem, seit Jahrhunderten bestehenden Zauber, Anja völlig in ihren Bann gezogen haben, ist auch Bea endlich bereit sich ihrer größten Furcht zu stellen.

Niemals hätte Anja sich vorstellen können, dass sich ihr Leben, nach all den kleinen und größeren Katastrophen, noch einmal so wunderschön anfühlen würde. Und Bea findet nicht nur zu den Pferden zurück, sondern entdeckt, dass die Zukunft etwas bereit hält, woran sie nicht mehr geglaubt hat. Denn die Liebe wartet gleich hinter der nächsten Stalltür ...

Romina Schmitter
Bin ich gleichberechtigt?

**Historischer Streifzug
zu einem aktuellen Problem**
176 Seiten, 49 Abbildungen
Taschenbuch, Format 14 x 22 cm
14,90 Euro
ISBN 978-3-95494-150-6

Vor allem der Hartnäckigkeit der sozialdemokratischen Juristin Dr. Elisabeth Selbert ist es zu verdanken, dass das Grundgesetz der Bundesrepublik den Artikel 3,2 enthält: »Männer und Frauen sind gleichberechtigt.« Aber wie ist es um diese Gleichberechtigung bestellt?

Die Autorin und Frauenrechtlerin beschäftigt sich mit dem Thema Gleichberechtigung, blickt zurück auf Geschlechtsvormundschaft und Ehevogtei, untersucht das Frauenwahlrecht, schaut auf die Mütter des Grundgesetzes und beleuchtet die Quotendebatte. Sie legt damit einen historischen Streifzug zu einem Problem vor, das im 21. Jahrhundert aktueller nicht sein könnte.